(KEINE) MENSCHLICHKEIT IN DER TIERMEDIZIN

Dirk Schrader

„Ethics is knowing the difference
between what you have a right
to do and what is right to do.“

- Potter Stewart
Supreme Court Justice

(KEINE) MENSCHLICHKEIT IN DER TIERMEDIZIN

Dirk Schrader

Jim Humble Verlag
Postfach 1120
6040 KC Roermond
Niederlanden

www.jimhumbleverlag.com

1. Auflage: Februar 2017
2. Auflage: Juni 2017
3. Auflage: November 2017
4. Auflage: Oktober 2019
5. Aulage: Januar 2021
6. Auflage: Dezember 2021
7. Auflage: August 2022
8. Auflage: August 2023
9. Auflage: Januar 2025

ISBN: 978-9088-79-1-604

Cover: Irene Repp
Bearbeitung: Leo Koehof

INHALT

Vorwort 9
Einleitung 11
Codex eines ehrbaren Tierarztes 11

I. Erinnerungen eines Hamburger Tierarztes 14
Der Beginn einer wunderbaren Freundschaft 14
Besuch von Professor Lukas Felix Müller in Hamburg 15
Hickhack mit der Besatzung der Tierärztekammer Hamburg 16
Fortbildungen in Hamburg 18
Wissenschaft anders 21
Elias Salim 22
Die Epiduralkathetertherapie 23
Verweise 26
1. In memoriam Julius Hackethal und Vernon Coleman 26
2. Tierärztliches Institut für angewandte Kleintiermedizin 27

2. Die Gehörgangsentzündung (Otitis externa) des Hundes und der Katze 30
Die Hüftgelenkdysplasie (HD) der Hunde 32
Der Kreuzbandriß des Hundes 35
Begegnung mit der „englischen“ Chirurgie 37

3. Die „Fünfte Freiheit“ 41
Krieg der Tierärzte 41
Französische Bulldogge und Mops und Co 44
Edgar Verheyen 45
Was soll die Brachycephalen Chirurgie kosten? 47
Telefonat mit dem Chef einer tierärztlichen Bildungsstätte 47

4. Der „Gefahrenhund“ – Eine Hamburger Erfindung 50
Günther Jauch 51
Hamburger Abendblatt 52
Veterinäramt Wandsbek 52
Der Tierheimchef 54
Verweise 55
1. Staatsanwaltschaft, Politiker und andere 55

5. Ein Leben im Käfig der Futtermittelindustrie 58
Impferitis in Deutschland 62
Die große Angst vor Darmparasiten, Flöhen und Zecken 63
Hamburger Abendblatt als Zündfunke für einen Tierärztekrieg 64
Verweise 65
1. Keine Angst vorm Selbermachen 65
2. Ja wie denn nun - Wie ernähre ich Hund und Katze selber? 66
3. Die Sache mit den Schutzimpfungen 68
4. Die Sache mit der Wurmkur 69
5. Journalismus 71

6. Die Entdeckung des Zauberstabes 74
Tierversuche 79
Erfolgreich bei der Therapie von MRSA-Infektionen 80
Natriumhydrogenkarbonat (früher Natriumbikarbonat) 81
Bakterien aus Japan (EM Technologie) 82
Kolloidales Silber 83
Das Molekül mit den zwei Sauerstoffatomen (ClO_2 – Chlordioxid) 84
Die Eigenbehandlung 85
Weitere „Menschenversuche" 86
Verweise 86
1. Europäische Kommission - Brüssel, den 19.6.2013 K(2013)3960 86

7. Ein geisteskrankes System 89
Pastor Thies Hagge, Hamburg-Jenfeld 89
Pastorin Andrea Weigt, Hamburg-Rahlstedt 90
Hagenbecks Tierpark, Dr. Michael Flügger 90
Chefredaktion des Stern, Christian Krug 90
Der Spiegel 90
Aydan Özogus 90
Verweise 93
1. Ordnungsverfügung: 25 Juli 2014 94
2. Stellungnahme - Aktenzeichen: 9 K 908/16 99
3. AZ 9 K 908/16 Schrader vs. Freie und Hansestadt Hamburg 113
4. Bescheid der Verhandlung 113
5. Impfung im Alter? Nein Danke! 114

8. Einsatz von Molekül X 117
Heilung statt Amputation 117
Infektiöse Polyneuritis – die unheimliche Junghunderkrankung 118

Rückkehr der Hundestaupe 119
Zum Thema Paralytischer Ileus 120
Heilung einer fortgeschrittenen Botulismus-Infektion beim Hund 122

9. Unheilbar war Gestern 124
Fall 1 124
Fall 2 124
Bado 124
Franjo 126
Trixie 126
Benny 127

10. H5N8 und die Hamburger Gesundheitsbehörde 128

11. Besuch aus … 131
… Hannover – Chirurgie des Kreuzbandrisses beim Hund 131
… Hülsede – Zum Thema Megacolon der Katze 133
… Fürth 134
… Wien 135
… München 136
… Rüsselsheim 137
… Geldern am Niederrhein 138
… Hamburg-Bergedorf – oder „Fünfzehn Minuten“ 139
… Offenheim bei Mainz 140
… Duisburg 142
… Lüneburg – Zum Thema Analfissuren 143
… Salzhausen 144
… Salzhausen 2. Teil 145

12. Noch mehr Fallbeispiele 148
Megacolon der Katze 148
Infektion mit Giardien (Giardiose) 149
Zum Thema Kreuzbandriß des Hundes 150
Hilfe! Mein Hund kann nicht mehr laufen! 152

13. Was noch? 155
Neue Wege zur erfolgreichen Behandlung von Immunerkrankungen 155
Eine Chance für die HNO-Medizin bei Hund und Katze 157
Präventive Chirurgie 158
Blutegel in der Veterinärmedizin 160

Zum Thema Trockenes Auge des Hundes ... 161
Zum Thema Katzenschnupfen ... 162
Zur Narkose von Hunden, Katzen und Heimtieren ... 163

14. Djihad in der Welt der Veterinärmedizin ... 172

15. Danke Herr Schrader ... 172

Nachwort ... 172

Anhang I nie wieder zum Tierarzt
Arthrosetherapie – vernünftig, effektvoll, preiswert ... 179
Borsäure ... 179
DMSO ... 179
Arthridonum H ... 180
Keine Zecken, keine Flöhe ... 180
Kein Märchen – Über Chlordioxid ... 181
Herstellung von Chlordioxid für die innere Anwendung ... 183
Herstellung von Chlordioxid für die äußerliche Anwendung ... 184

Anhang II
Staatsanwaltliche Entscheidung in Kroatien bezüglich MMS ... 185

Anhang III
Ernährung unserer Hunde ... 189

Boni - „MMS – Gift oder Medizin?"
Vortrag von Teresa Forcades i Vila, Spirit of Health Kongress 2015 ... 196

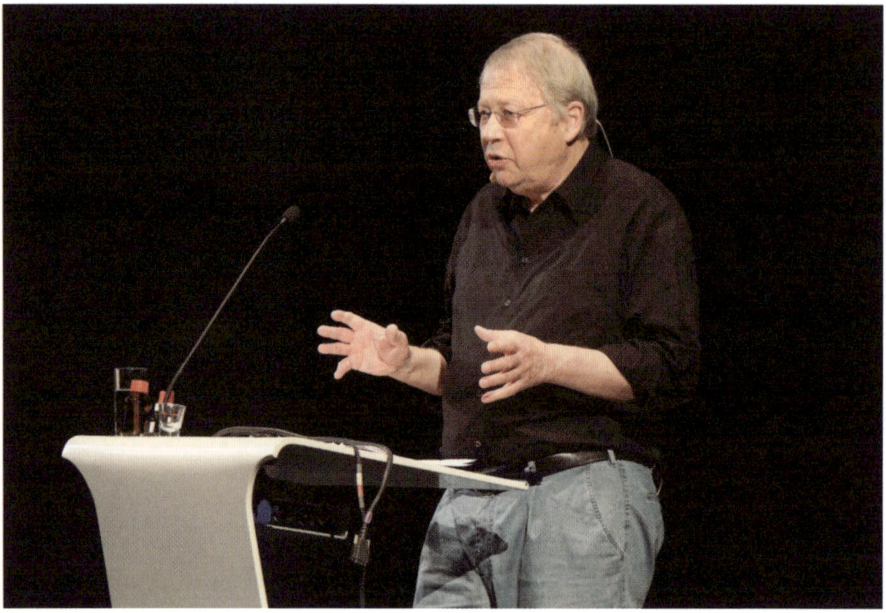

Dirk Schrader beim Vortrag Spirit of Health 2015 in Kassel

VORWORT

Liebe Leser, Interessierte und Tierfreunde, das vor Ihnen liegende Buch „(Keine) Menschlichkeit in der Tiermedizin“ wurde zusammengestellt aus Texten, die – neben vielen anderen – ebenfalls zu finden sind auf der Internetseite von Dirk Schrader: www.kritische-tiermedizin.de

Dirk Schrader, Tierarzt aus Hamburg, zeigt nicht nur auf was mit Chlordioxid (Molekül X, wie er es nennt) und anderen nicht konventionellen Heilmethoden in der Tierpraxis erreicht werden kann, sondern auch die Missstände, die durch Gesetze, Behörden, Lobbyisten, Pharmazeuten und nicht zuletzt auch durch Tierärzte selbst, zu ihrem eigenen Vorteil aufrecht erhalten werden.

Mit seiner „Menschlichkeit“ hatte Dirk Schrader schon früh in seiner tierärztlichen Karriere erste Auseinandersetzungen mit Kollegen und Behörden. Doch statt Menschhörigkeit, bevorzugte Herr Schrader menschliche Vernunft einzusetzen, und ging eigene Wege.

Schraders Tierärztliches Institut für angewandte Kleintiermedizin ist heute ein Familienunternehmen, in dem seine beiden Söhne und eine Schwiegertochter, – noch – unter seiner Leitung und Fürsorge, Kleintiere betreuen.

Tiere haben heutzutage die gleichen Krankheiten wie Menschen und werden auf gleiche Art und Weise behandelt wie Menschen. Angefangen bei der Nahrungsindustrie, nach Schrader Krankmacher Nr. 1, Pharmaindustrie, und Tierpraxen, sind alle nur von ein und derselben Philosophie besessen. Macht, Geld und Habgier.

Dirk Schrader hatte immer schon ein offenes Ohr für Neuigkeiten und organisierte eigene internationale Fortbildungen für Tierärzte in seiner Praxis. Genauso fußten bei ihm alternative Heilmethoden, wenn sie für seine Patienten hilfreich waren. Sein größter Kampf galt jedoch dem Einsatz von Chlordioxid bei schwersten Infektionen. Durch eigene Erfahrungen überzeugt, ließ Dirk Schrader sich auch hier nicht aus dem Feld schlagen, als Behörden ihm verboten „das Molekül X“ einzusetzen.

Doch da, wo es um Leben und Tot geht, zieht Herr Schrader es vor, sich auf die Seite des Patienten zu stellen und trotzt auch hier dem Behördenapparat mit Durchsetzungskraft und einem gescheiten Rechtsanwalt.

Seine Erfahrungen bezüglich Chlordioxid im Rechtsstreit, die in diesem Buch mit aufgenommen wurden, sind ebenfalls von großem Wert für Kollegen und andere Therapeuten die diese Substanz in ihrer Praxis einsetzen, oder einsetzen wollen. Denn nichts wird in den Medien schlimmer verunglimpft als Jim Humbles MMS, oder wie es heute genannt wird, Chlordioxid.

Wie Sie schon schnell beim Lesen bemerken werden, ist dieses Buch kein Ratgeber für Tierfreunde im üblichen Sinne, sondern eine mutige Lektüre für mündige Tierbesitzer, die jedoch bei keinem Tierhalter und ebenso in keiner tierärztlichen Praxis, fehlen darf.

Als Herr Schrader mir das o.k. gab, seine Texte in Buchform zu veröffentlichen, war ich sehr dankbar, denn die Fülle an Informationen und Erfahrungen auf seiner Internetseite sollten für ein breites Publikum, ja eigentlich für jeden deutschsprachigen Tierarzt, Tiertherapeuten und Tierliebhaber eine Pflichtlektüre sein.

Was Dirk Schrader jedoch an der Öffentlichkeit bringt, gilt nicht nur für die Veterinärmedizin, sondern ist ebenfalls repräsentativ für die Humanmedizin.

Herausgeber Leo Koehof

EINLEITUNG

Codex eines ehrbaren Tierarztes

Tierärztliche Leistungen, Tierbehandlungen in einer Praxis, ambulant oder stationär, haben in Deutschland keine Norm, keinen Standard der Qualität. Die Preisgestaltungen sind oft abenteuerlich und dem Wunschdenken der Tierärzte überlassen. Dazu gehört die bewusste Inkaufnahme von Höchstpreisen durch die Tierärztekammern: Tierärzte können zwischen dem einfachen und dem dreifachen Satz der Gebührenordnung für Tierärzte (GOT) wählen, was Begehrlichkeiten weckt. Die Neigung, Höchstpreise bzw. „Mondpreise" zu berechnen setzt sich durch und führt zur Verunsicherung großer Bevölkerungskreise. Schwellenangst und Misstrauen breiten sich aus.

Der Wunsch der Tierhalter, ihre Haustiere gut und bestmöglich tierärztlich versorgen zu lassen, war ursprünglich Anlass für eine Gesetzgebung der Tierärztekammern: Tierärztliche Einrichtungen dürfen sich Tierärztliche Klinik nennen, wenn sie mindestens drei Tierärzte und drei Tierarzthelferinnen vollzeitig beschäftigen. Abgesehen davon, müssen ein septischer und ein aseptischer OP, ein funktionstüchtiges Labor und eine Tierstation vorhanden sein. Von Qualitätskontrolle ist nicht die Rede. Diese gut gemeinte Gesetzgebung führte in den vergangenen zehn Jahren aber nicht zu einer Anhebung der Qualität tierärztlicher Leistung, sondern einzig zu einer Kostenexplosion – besonders im Bereich der Chirurgie.

Ein besonderes Kapitel stellt die Notfallchirurgie und die Versorgung vergifteter und traumatisierter Patienten dar: Wo werden z.B. Tiere mit einem Lungenriss, mit einer gebrochene Wirbelsäule, einer Gelenkzerstörung oder einem komplizierter Knochenbruch fachgerecht behandelt? Wo werden vergiftete, schwerstkranke infektiöse Tiere oder „Schock"-Patienten fachgerecht „rund um die Uhr" kompetent betreut?

Wie ist das mit den Kosten für eine intensive Behandlung? Wird man durch die anschließende tierärztliche Kostenrechnung „Pleite" gehen? Wie wird in einer tierärztlichen Einrichtung mit Menschen umgegangen, die in Armut leben?

Um dem Dilemma der Ungereimtheiten, der Unklarheiten und den Ängsten der Tierhalter entgegenzutreten, haben wir den Codex eines ehrbaren Tierarztes ins Leben gerufen:

Dieser verpflichtet Tierärzte, insbesondere auf dem Gebiet der Chirurgie, zur wahrheitsgemäßen Einschätzung ihrer Möglichkeiten. Sie bieten chirurgische Eingriffe nur dann an, wenn sie auch routinemäßig beherrscht werden. Sie richten sich in ihren Kostenaufstellungen nach den untersten Sätzen der GOT. Sie bieten ihre Leistungen auch Menschen an, die in Armut leben.

Der Codex ist keine tierärztliche Verpflichtung oder ein Schwur wie zum Beispiel der Eid des Hippokrates. Jeder Tierarzt ist frei seinen eigenen Gebührensatz nach der Gebührenverordnung für Tierärzte zu bestimmen.

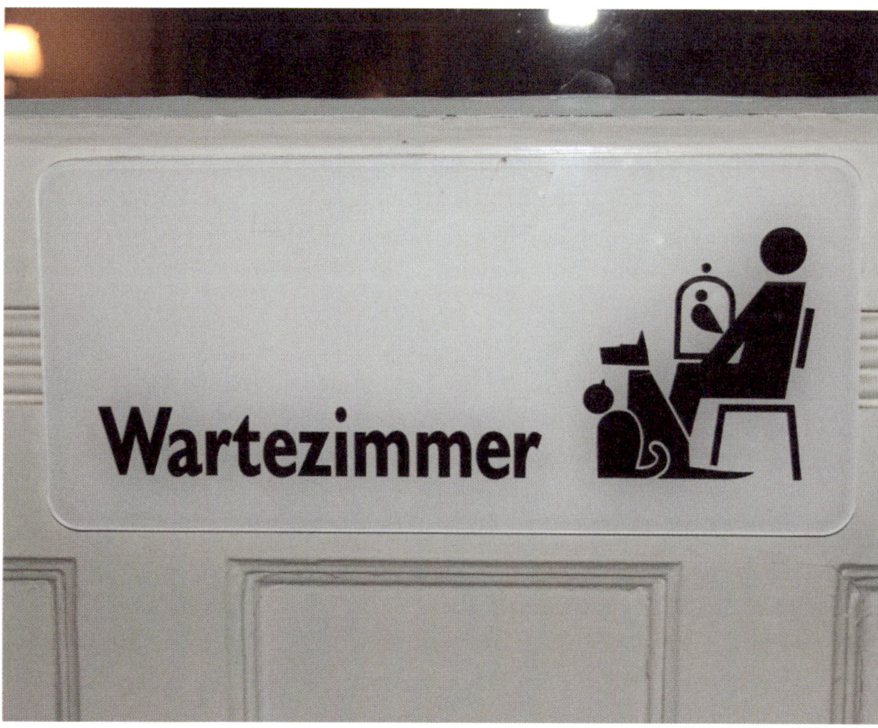
Wartezimmer

I. ERINNERUNGEN EINES HAMBURGER TIERARZTES

Mehr als 40 Jahre tierärztlicher Tätigkeit in Hamburg haben mir außer der Ausübung eines wirklich anstrengenden aber erfüllenden und schönen Berufs gezeigt, dass sich unser Berufsstand in einem „Sinkflug" befindet: Vom moralischen Verfall bis hin zum moralischen Konkurs. Ich kann mich den Worten von Julius Hackethal und Vernon Coleman (1) nur anschließen. In der deutschen Tiermedizin herrschen eben diese Zustände.

Der Beginn einer wunderbaren Freundschaft

Die Auseinandersetzungen mit Kollegen und der Tierärztekammer Hamburg begannen prompt nach meiner Niederlassung als Tierarzt im Jahr 1973. Damals „herrschte" ein Tierärztekammerpräsident in Hamburg, der eine Niederlassung nicht dulden wollte. Er war der irrigen Meinung, dass man als Tierarzt vor seiner Niederlassung gefälligst die Tierärztekammer zu fragen und zu bitten hätte... Schon damals wollte man in dem kleinen Käfig Hamburg Konkurrenz untereinander unmöglich machen.

Das Problem war, dass sich damals 26 Tierärzte die „Pfründe Kleintierpraxis" untereinander teilten. Die meisten von ihnen hatten ein „zweites Standbein" auf dem Schlachthof Hamburg. Man kannte sich.

Neben schriftlichem Hickhack ergab es sich dann, dass ein Amtstierarzt in einem Hundepflegesalon in der Nähe meine Visitenkarten vorfand: Das war total verboten und als Werbung sogar strafbar.

Dummerweise hatte ich diese Visitenkarten dort aber nicht hingelegt. Sie waren ja auch für jedermann in meinen Warteräumen zugänglich.

Unser Kammerpräsident wollte aber unbedingt gegen Schrader vorgehen und bestellte ihn zur Vernehmung in seine Palasträume, damals in der Lagerstraße neben dem Schlachthof.

Es war ein hässlicher Rotklinkerbau, den die Engländer vergessen hatten zu bombardieren. Ich betrat den Amtsraum des „Herrschers", der hinter einem großen Schreibtisch residierte. Dieser Schreibtisch stand auf einem etwa 15 cm hohen Podest, sodass El Presidente auf seine Besucher heruntersehen konnte...

Sehr schnell ergab sich ein Disput über das Auslegen der Visitenkarten. Ich versuchte dem Herrscher klarzumachen, dass ich nicht gegen das Werbeverbot für Tierärzte verstoßen hatte. Das war ihm aber egal, er wollte unbedingt „ein Exempel statuieren".

Was sollte ich machen? Ich stand auf, nahm den Besucherstuhl in die Hand, hob ihn etwas hoch und sagte: „Herr Präsident, Sie sind ein Arschloch". Der Stuhl krachte auf den Boden und zerbrach. Ich sagte „Oh!", ging aus dem Raum – und knallte die Tür zu.

Das war der Beginn einer wunderbaren Freundschaft.

Besuch von Professor Lukas Felix Müller in Hamburg

Lukas Felix Müller leitete zu meiner Studienzeit in Berlin die Kleintierklinik der Freien Universität in der Bitterstraße in Berlin-Dahlem.

Oft hatte ich Gelegenheit ihm bei Operationen zu assistieren. Diese Operationen fanden teilweise auch in der Nacht statt. Lukas Felix Müller war ein überaus anständiger und begabter Tierarzt. Es war sein Ziel, Studenten die Höhen des tierärztlichen Berufs zu zeigen. Ich hätte mich ihm damals glatt anvertraut, um die Eiger Nordwand zu erklimmen.

Bei einem dieser Nachteinsätze, die er sich mit seinen professoralen Kolleginnen und Kollegen teilte, sprach er beiläufig über den Neid und die moralischen Verwerfungen in unserem Berufsstand. Er hatte während seiner Karriere bis zum Chairman der Kleintiermedizin in Berlin wohl so einige Erfahrungen gesammelt.

Zwei Jahre nach meiner Niederlassung als Tierarzt in Hamburg-Rahlstedt stand sein Besuch an. Ich hatte die wirklich als groß empfundene Ehre, ihn zu einer Versammlung der „Hamburgischen Tierärzteschaft" im berühmten Hotel Atlantik zu begleiten. Man hatte ihn eingeladen, über die tierärztliche Praxis und gewisse Inhalte u.a. die Chirurgie einen Vortrag zu halten. Dort sprach er offen und ohne schwülstige Redensarten, wie man sie so oft zu solchen Begebenheiten hören konnte.

Als er über seinen Einsatz als Notdiensttierarzt an der Uni Berlin sprach, gab er offen zu, dass ihn zu solchen Einsätzen auch während der Nacht stets eine gewisse Angst begleitete.

Der Saal, bis zum letzten Platz mit Tierärztinnen und Tierärzten gefüllt, lachte. Die Menschen lachten und lachten ihn aus.

Mir wurde beinahe schlecht, denn die Lächerlichkeit, die sich im Saal verbreitet hatte, empfand ich als schändlich und unfair. Offenbar konnten die versammelten Hamburger Tierärzte und Tierärztinnen „meinen" Professor nicht verstehen. Eines seiner mehrfach gehörten Leitsprüche war ja immer gewesen „Nur wer ewig strebend sich bemüht, den können wir erretten" (Stammt aus dem Chor der Engel in Goethes Faust I).

Nach seinem dann doch vollendeten Vortrag begleitete ich Lukas Felix Müller in sein Hotelzimmer, das man ihm spendiert hatte. Er sagte: „Nach Hamburg werde ich nie wieder kommen".

Lukas Felix Müller ist nie wieder nach Hamburg gekommen. Das Gelächter der „Hamburgischen Tierärzte" klingt bis heute in meinen Ohren. Es hatte den Klang von widerlicher Arroganz und maßloser Dummheit.

Hickhack mit der Besatzung der Tierärztekammer Hamburg

Meine Praxis in Rahlstedt forderte Einsatz. Stets waren die Warteräume voll. Nicht selten gab es Beschwerden bei der Tierärztekammer Hamburg. Ich hatte die Pflicht auf die großenteils völlig verblödeten Eingaben zu antworten. Manche Tierhalter beschwerten sich über meine „Umgangsformen" und kamen aber Gott sei Dank nicht wieder. Ganz offensichtlich verwechselten mich diese Leute mit einem Autoverkäufer, der gefälligst liebedienerisch herumzuschleimen hatte. Zu solchen Höchstleistungen der Verkaufsindustrie hatte ich jedoch keine Zeit und auch keine Lust. Problematisch wurde es, wenn Operationen durchgeführt worden waren, die den Vorstellungen mancher Tierhalter nicht genügten. Sie hatten meist den völlig irrigen Anspruch, einen Hund oder eine Katze „zur Reparatur" abgegeben zu haben, etwa wie ein kaputtes Bügeleisen.

Diese Leute gingen dann zu einem anderen Tierarzt. Es ergaben sich gelegentlich ganz merkwürdige Rückmeldungen, die nicht mit dem Berufsgesetz vereinbar waren. Unfaire Bemerkungen, geschürt von eigenen Existenzängsten, geschürt von dieser besonderen Form des Neids, waren Ursache für Zerwürfnisse, die manche Tierhalter veranlassten, ihr Heil in anderen Praxen zu suchen.

Irgendwann ist mir aufgefallen, dass sich die Kollegen im geographischen Umfeld über mich austauschten. Bei solchen Treffen sprach man aber offensichtlich auch gern über die Preise, die man gemeinschaftlich den Kunden „servieren" wollten. Im Klartext: Man errichtete so genannte Kartelle, um in Preisabsprache Tierhaltern das Geld aus der Tasche zu ziehen. Der Organisator solcher Preisabsprachen war ein Tierarzt aus Harburg, der über einen längeren Zeitraum auch den Posten des Kammervizepräsidenten innehatte.

Diese Preistreibereien in Hamburger Tierarztpraxen konnte ich nicht mitmachen. Ekel befiel mich und ich zeigte diesen „Mr. Vicepresident" bei der Kartellbehörde an. Das Ergebnis? Null! Aber Hass und Ablehnung – ohne Grenzen.

In Anbetracht der Tatsache, dass meine Sprechstunde immer gerappelt voll war, war mir das zunächst ziemlich egal. Ich glaubte weiterhin an die „Kollegialität", die es geboten hatte, fair und ehrlich seinen Beruf auszuüben. Gleichwohl spürte ich immer wieder, dass meine Entscheidung, tierärztliche Leistung zum einfachen Satz der Gebührenordnung zu erbringen, bei den Kolleginnen und Kollegen nicht gut ankam. Schrader wurde offenkundig zum Ärgernis.

Über die Jahre ergaben sich dennoch „Freundschaften" mit einigen Hamburger Tierärzten. Man traf sich mehrfach. Es waren Tierärzte aus Volksdorf, Barmbek und Winterhude. Wir kamen gemeinsam zu dem Entschluss, in Hamburg einen leistungsfähigen Notdienst einzurichten, der einem in Not geratenen Patienten „rund um die Uhr" kompetente Hilfe anbieten sollte. Das Projekt „Tierärztlicher Notdienst Hamburger Tierkliniken" startete und traf im gleichen Moment auf Hass und Ablehnung der Tierärztekammer Hamburg, die es für sinnvoll gehalten hatte, selbst einen Notdienst zu organisieren: Für die Millionenstadt Hamburg wurde für die Nacht ein einziger Tierarzt eingeteilt, der über die Rufnummer 43 43 79 benannt wurde. Ein wirklich „großartiger" Beschluss des damaligen Tierärztekammerpräsidenten H. Das Notdiensttelefon der Tierärztekammer Hamburg ist noch heute in Betrieb und bringt jede Nacht ungezählte Tierhalter an den Rand der Verzweiflung: zig Kilometer Entfernung. Wenn Hilfe – irrsinnig teuer. Oft keine Hilfe – wegen Inkompetenz. Alles in allem eine einzige Katastrophe für die „Weltstadt Hamburg", unwürdig und ganz offensichtlich allein dafür organisiert viel Geld zu machen.

„Freund H." hat es so ausgedrückt: „Es ist ein Geschenk an alle Hamburger Tierärzte". Er betrachtete es als – sein Baby.

Der Tierärztliche Notdienst Hamburger Tierkliniken hielt sich kaum ein Jahr. Der Grund war, dass der damalige Vizepräsident, jener Kollege aus Harburg, alles daran setzte diesen Notdienst unmöglich zu machen. Auf einer Kammerversammlung meldete er sich wortgewaltig und beschimpfte mich: „Wenn Sie so weitermachen, werden wir Ihnen die Zulassung entziehen!"

Die beteiligten Kollegen bekamen wohl Angst und zogen sich zurück. Ich habe seitdem keine Kammerversammlung mehr besucht.

Fortbildungen in Hamburg

Das unfreundliche „Miteinander" mit den Tierärzten Hamburgs war mir reichlich egal. Tierhalter hatten erkannt, dass meine Praxis und mein tierärztliches Tun im „Preis-Leistungsverhältnis" stimmten. Das brachten viele Kunden auch unverhohlen zum Ausdruck. Sie berichteten auch von verbalen Angriffen auf meine Person. Die Ursache hierfür waren ganz offensichtlich „Einflüsterungen freundlicher Kollegen", besonders jener im unmittelbaren Umfeld.

Die Tierärztegemeinschaft, die den Tierärztlichen Notdienst Hamburger Tierkliniken organisiert hatten und dem Hass der Tierärzteschaft ausgesetzt waren, die Kollegen aus Barmbek, Winterhude und Volksdorf hatten inzwischen die Idee, Fortbildungen auf dem Sektor der Chirurgie durchzuführen. Sie gründeten unter meiner Ägide die Hamburger Fortbildungstage (2). Notwendigerweise eingeschläferte Hunde sammelten wir in Gefriertruhen, um sie für praktische Anwendungen wieder aufzutauen.

Wir hatten erkannt, dass gerade die Gelenkchirurgie in Hamburg ein Kapitel war, das nur sehr wenige Tierärzte beherrschen konnten. Der Bedarf war offensichtlich: Seit den ersten Veranstaltungen 1999 meldeten sich hunderte Tierärzte.

Der Platz in unserem Hause war aber begrenzt, sodass wir nur 60 Tierärzte und Tierärztinnen pro Fortbildung zulassen konnten. Sie bezahlten einen sehr geringen und kollegialen, einen so genannten „non-profit" Obolus" und waren selig, endlich gezeigt zu bekommen, wie man am Schultergelenk, am Ellenbogengelenk, am Kniegelenk, am Hüftgelenk und an der Wirbelsäule Misslichkeiten bei Hunden und Katzen beseitigen konnte. Professoren aus Hannover, Aachen und Utrecht hielten Vorträge und zeigten, wie es eben sinnvoll ist, den hochmotivierten Kolleginnen und Kollegen die Vorgehensweisen.

Bis heute kommen interessierte Tierärzte und Tierärztinnen nach Hamburg und nehmen an Wochenenden an Kursen teil, um für sie bislang unbekannte Methoden zu erfahren und zu erarbeiten.

Von unseren Fortbildungen hatte auch die Tierärzteschaft in Israel „Wind bekommen". Und der bisherige Präsident der Deutsch-Israelischen Tierärztegesellschaft fragte mich, ob ich bereit sei, den Vorsitz dieser Vereinigung zu übernehmen. Ich hatte nichts dagegen und fühlte mich geehrt. Es war die Zeit, in der Hüftgelenkimplantationen in unserem Hause in höchstens einer Stunde erfolgreich durchgeführt wurden, worauf ich – zugegeben – ziemlich stolz war.

Es kamen viele Tierärzte aus Israel nach Hamburg. Und zusammen mit meiner Frau Ulrike besuchte ich oftmals das Land am Jordan. Und tatsächlich kam ich auf die Idee, das Jahr 2000 auf der Terrasse des King David Hotels in Jerusalem zusammen mit ihr zu begrüßen.

Es folgten eine Reihe von Fortbildungsveranstaltungen in Israel. Nachdem Professor Werner Küpper und seine Assistentin Silvia Kinzel uns in Hamburg gezeigt hatten, wie man mit einem einfachen Eingriff die Schmerzen einer Coxarthrose beim Hund und bei der Katze beseitigen konnte, fühlten wir uns „reif", diese Erkenntnis, das Know-how, nach Israel zu transportieren: Die Denervation des Hüftgelenks nach Küpper und Kinzel.

Die Resonanz war riesig: Fast alle Tierärzte Israels nahmen an den von Eyal Nachmias organisierten Fortbildungen teil. Es kam zu Ausbrüchen des Glücksgefühls, zu Verbrüderungen, zu Freundschaftsbeweisen.

Der Präsident der Deutsch-Israelischen Tierärztegesellschaft Dirk Schrader machte keinen Hehl aus seiner Verbundenheit mit den Israelis.

Sehr spät und zu spät sollte ich erkennen, dass die Hebräische Universität meinen Aktivitäten nicht freundlich gegenüber stand. Keiner der Professoren dieser anerkannten Bildungsstätte war zu den Fortbildungen erschienen. Ich durfte mir anhören, dass man dort lieber Hüftgelenke einsetzt. Man war „not amused" und „not interested".

Eyal Nachmias organisierte noch einige Fortbildungen mit Silvia Kinzel und mir, plötzlich kam es aber zu einem „AUS!"

In einem Radiointerview des Senders Radio Hamburg wurde ich als Präsident der Deutsch-Israelischen Tierärztegesellschaft zu den Ursachen der stark zunehmenden Gelenkerkrankungen bei Hunden und Katzen befragt. Ich gab meiner Überzeugung Ausdruck, dass dieses Elend unmittelbar mit den Fertignahrungen der Industrie in Zusammenhang gebracht werden muss.

Das hörte auch mein lieber „Freund-Kollege“ aus Barmbek. Er rief mich vor Wut schäumend an: „Wie kannst Du so etwas sagen? Ich verkaufe das doch!“ Unsere „Freundschaft“ war schlagartig beendet, als ich ihm entgegnete: „Wie blöd und verkommen muss man eigentlich sein, um so etwas von sich zu geben?“

Zur gleichen Zeit hatte ich als Präsident der Deutsch-Israelischen Tierärztegesellschaft einen offenen Brief an den Hamburger Bürgermeister geschrieben. In diesem Schreiben brachte ich zum Ausdruck, dass das Vorhaben des Senats, gewisse Hunderassen als „gefährlich“ katalogisieren zu müssen, blanker Blödsinn und dass das entsprechende Gesetz mit allen Folgen für viele Tierhalter unwissenschaftlich, undemokratisch und schändlich sei.

Dieses Schreiben erreichte auch die Mitglieder der Deutsch-Israelischen Tierärztegesellschaft. Man legt mir unverblümt nahe, den Vorsitz sofort niederzulegen. Ich tat es nur zu gerne.

Die Kontakte nach Israel blieben auf den Import des hochwirksamen Arthrosemittels Arthridor beschränkt. Ich hatte dieses Pulver dort kennengelernt und „wie ein Weltmeister“ importiert. Es war eine Besonderheit: sehr preiswert und höchst wirksam. Daneben importierte ich auch Derma Coat und Herbaderm, beides sehr wirksame Mittel gegen Hautentzündungen.

Und dann besuchte mich der Behörden-Tierarzt Dr. T. Der wollte wissen, was es mit dem Arthridor, Derma Coat und Herbaderm „auf sich habe“. Drei Wochen später ließ der Zoll alle drei Produkte nicht mehr durch. Das unverständliche Argument: „Illegaler Import von Arzneimitteln in die EU“.

Was blieb mir übrig? Auf Arthridor wollte und konnte ich nicht verzichten. Das Know-how, d.h. Herstellung und die Galenik musste ich klauen – forthin produzieren wir Arthridonum H in Hamburg – zum Segen arthrosekranker Lebewesen.

Dr. T. sorgte dafür, dass mir ein Bußgeldbescheid über mehrere tausend Euro ins Haus flatterte. Seit meinem Widerspruch mit der Begründung: „Der Zoll habe seinerzeit alle Produkte geprüft und ins Land gelassen“, habe ich in der Sache nichts mehr von diesem Herrn gehört – auch nichts von einem Bußgeld.

Wissenschaft anders

Die medizinischen Herausforderungen in meiner Praxis nahmen zu. Mehrfach in der Woche musste ich Kniegelenke mit zerstörtem Kreuzband operieren. Schultergelenkserkrankungen des jungen Hundes landeten häufiger auf dem OP-Tisch. Ellenbogengelenkserkrankungen ebenso – und dann die stetige Zahl an Denervationen des Hüftgelenks nach Küpper. Die Zahl der notwendigen Eingriffe vermochte ich neben der Sprechstunde nicht mehr allein bewältigen. Meine Söhne Rudolf-Philipp und Steven studierten noch. Ein fähiger Partner musste her.

Es war der Associated Professor der Universität Assiut in Ägypten. Ein ungemein redegewandter und auch chirurgisch geschickter Tierarzt namens Hassan. Die Partnerschaft währte nicht mal drei Jahre. Aber in dieser Zeit hatte ich Gelegenheit viele Innovationen in die tierärztliche Praxis einzubringen.

Abgesehen von der Selbstverständlichkeit der Colon-Resektion beim Mega-Colon der Katze, konnte ich mich an den Chirurgie-Techniken des Australiers Bruce Christie orientieren. Der kam mehrfach nach Hamburg und erzählte uns, wie man es besser machen sollte. Seither wird bei uns die Chirurgie der Kehlkopflähmung des Hundes sehr erfolgreich durchgeführt.

Unter der Ägide von „Uncle Bruce" wurden weiterhin Fortbildungsveranstaltungen in Sachen Chirurgie durchgeführt. Schwerkranke Hunde mit fortgeschrittener Perinealhernie konnten erfolgreicher operiert werden.

Der Radiologe der Universität Utrecht, Pim Wolvekamp, gehörte zu der Equipe der Lehrer, die bei uns ein- und ausgingen. Seine Ansichten zur Durchführung radiologischer Untersuchungen – besonders bei Wirbelsäulenerkrankungen – brachten uns auf den Weg zu besserer Leistung. Seither führen wir völlig problemlos jede Myelographie, Epidurographie und Flußepidurographie durch. Die ungemein präzise Erkennung und Lokalisierung von Bandscheibenvorfällen machte den Entschluss leichter einen Patienten mit Lähmungen zu operieren. Ein CT oder ein MRT brauchten wir nicht.

Früher wurde ein Wirbelkörper aufgefräst. Schon lange benutzen wir völlig gefahrlos spezielle Bohrer, nämlich solche, wie sie bei Schlaganfällen in der Humanmedizin Verwendung finden.

Es gibt noch einen anderen Lehrer, der hier nicht vergessen werden darf: Itamar Tsur aus Jerusalem, eng befreundet mit „Uncle Bruce“. Bei vielen Fortbildungen, an denen inzwischen auch meine Söhne Rudi und Steven teilnahmen, war er zugegen und coachte sehr begabt unsere jungen Tierärzte. Von ihm übernahmen wir die Technik der kontrastmittelgestützten Angiographie, besonders in Fällen des Verdachts auf Bizeps-Sehnen-Entzündung.

„Uncle Itamar“ war auch der Mann, mit dem wir die Technik der Helica-Endoprothese für hüftgelenkkranke Hunde erarbeiteten und zur Routine machten. „Uncle Bruce“ und „Uncle Itamar“ waren das Tutoren-Team, das wirklich „frischen Wind“ in unsere OP-Räume brachte: die Chirurgie des Brachycephalen Syndroms, die Chirurgie des Trachealkollapses und nicht zuletzt war es „Uncle Itamar“, der uns auf den Weg zur Spinalkathetertherapie brachte. Und das kam so:

Elias Salim

Elias Salim, seines Zeichens Neurochirurg mit eigener Praxis in Hamburg-Rahlstedt, ist ein überaus erfolgreicher Therapeut bei Bandscheiberkrankungen des Menschen. Er entwickelte die Epiduralkathetertherapie nach Salim.

Er war sehr stolz auf das, was er erreicht hatte: Seine Praxis war immer brechend voll. Irgendwann lud er meine Frau Ulrike und mich ein zu einem Symposion über seine Arbeit als Neurochirurg. Er demonstrierte vor Hamburger Orthopäden seine Methode der Katheteranwendung bei Bandscheibenerkrankungen. Und er überzeugte mich, dass seine Methode eine gute Alternative zu der üblichen Wirbelsäulenchirurgie war.

Elias ist Palästinenser mit einem israelischen Pass. Itamar und er verstanden sich sehr gut. Das Ergebnis: Die Epiduralkathetertherapie nach Salim konnten wir mit einigen Hürden nahtlos auf die Tiermedizin übertragen: An einem Wochenende trafen wir uns alle in unserer Praxis, wo auch ein radiologischer Scanner stand. Anwesend waren Elias, Itamar, Ifat Meshulam meine Schwiegertochter, Steven, Rudi und ich. Es war die Frage zu klären, wie ein Salimkatheter problemlos in dem Epiduralraum eines Hundes zu platzieren sei. Ich konnte mit ansehen, wie der Führungstrokar von Ifat perfekt in die Wirbelsäule eines Hundes gelangte. Fortan hatten wir bei Einsatz des Epiduralkatheters den Meshulamwinkel zu beachten.

Die Epiduralkathetertherapie

Immer mehr Hunde und auch Katzen wurden mit Wirbelsäulenschmerzen und Lähmungen in unserer Praxis vorgestellt. Die Besitzer waren meist in Panik, denn sie fürchteten, dass eine Operation durchgeführt werden müsste. Und es kam immer wieder zum Ausdruck, dass eine ihnen vorgeschlagene Operation in anderen tierärztlichen Einrichtungen viele tausend Euro kosten würde, was sie finanziell völlig überforderte.

Die Ergebnisse des Einsatzes dieser Therapie waren verblüffend: 80 % aller operationswürdigen Fälle brauchten nicht operiert werden. Binnen einer Woche waren die Schmerzpatienten völlig schmerzfrei. Gelähmte Hunde konnten wieder fröhlich laufen. Die Kosten von 300 bis 400 Euro wurden von den Tierhaltern problemlos akzeptiert. Den Besitzern zeigten wir, wie sie mit gewissen Salzlösungen und medikamentösen Ergänzungen, meist physiologische Kochsalzlösungen und Lipotalon, täglich den Wirbelkanal ihres Hundes zuhause spülen konnten.

Das Ergebnis: Aus ganz Deutschland, aus Österreich und der Schweiz kamen nun Wirbelsäulenpatienten zu uns, die von ihrem Tierarzt oder anderen tierärztlichen Einrichtungen in Angst und Schrecken versetzt worden waren. Stets sollten OPs mehrere tausend Euro kosten, wobei die Aussichten generell bei 30 % Erfolg anzusetzen waren.

Wir hatten und haben stets Mühe mit diesem Schreckensszenario umzugehen: Für eine OP, so wie sie fachgerecht in allen tierärztlichen Einrichtungen mit Kompetenz durchgeführt wird, benötigen wir maximal 30 Minuten. Aus diesem Grunde haben wir die Kosten bei 360 Euro gedeckelt. Zusätzlich waren aber ca. 100 Euro für eine verantwortbare und steuerbare Narkose einzusetzen. In unserem Hause haben Tierbesitzer für einen Wirbelsäuleneingriff, wenn er denn nötig war, zu keiner Zeit mehr als circa 500 Euro bezahlt.

Hundebesitzer tauschen sich untereinander aus. So machte der Einsatz des Epiduralkatheters in Mitteleuropa „die Runde". Dazu gehörte natürlich auch die Diskussion über die tatsächlichen Kosten bei uns in Hamburg, und es kam, wie es kommen musste: In der Kollegenschaft stießen wir auf eisige Ablehnung. Tierhalter berichteten immer wieder von verbalen Angriffen auf meine Person bzw. auf unsere Praxis. Dabei war klar, dass die „werten" Kollegen die Methodik und die Erfolge des Salim-Katheters gar nicht kannten.

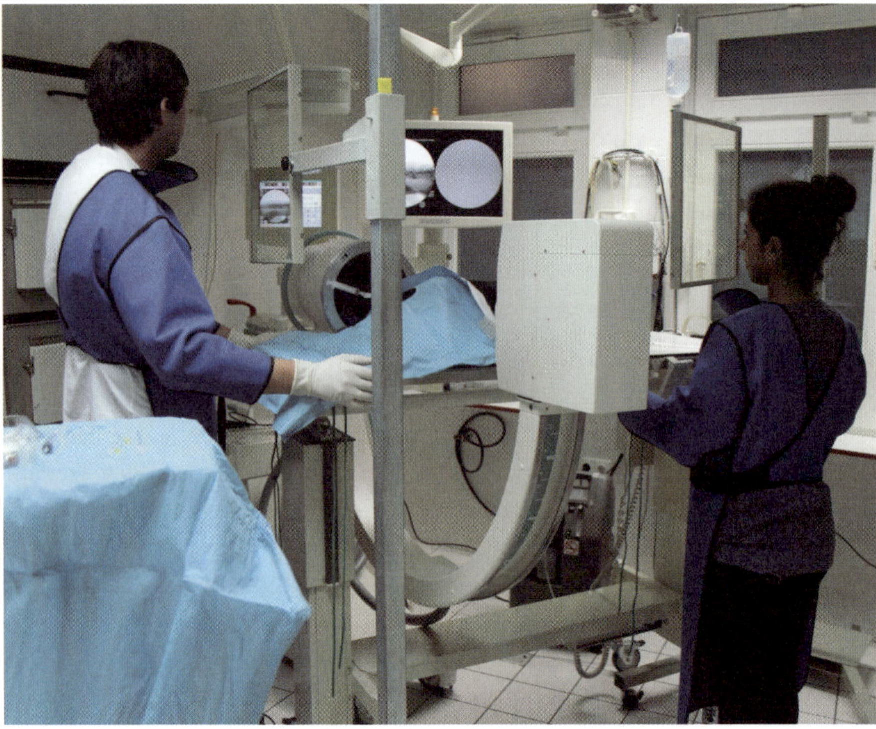

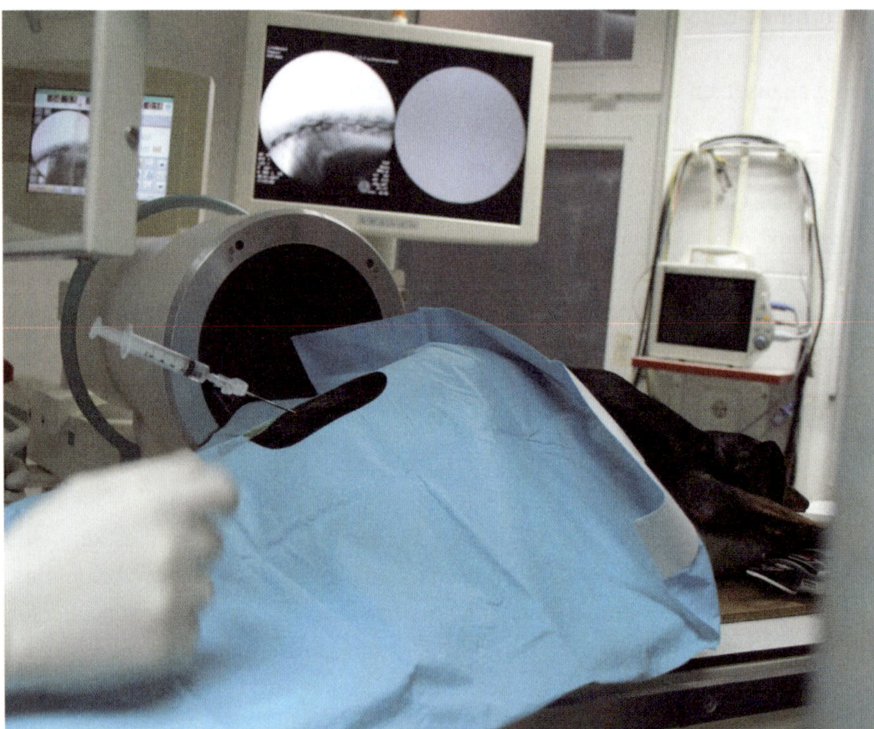

Eine Besonderheit fiel auf: Nachdem ich auch aus der Tierärztlichen Hochschule Hannover viel Negatives über unsere Kathetertherapie von irritierten Tierhaltern wahrnehmen konnte, rief ich die Leiterin der Kleintierklinik der Hochschule, Frau A. T. an. Ich fragte sie, warum man in der TiHo den Spinalkatheter nicht als Option bei Bandscheibenerkrankungen einsetzt. Ihre Antwort war lapidar: „Ich kenne das".

Natürlich insistierte ich und sie wiederholte sich lauter: „Ich kenne das!". Und: „Sie wollen wohl wissen, was ich davon halte? Nichts!"

Ich war „geplättet". Sie hatte eingeräumt, niemals den Spinalkatheter selbst angewendet zu haben, brüstete sich jedoch mit der Feststellung. „Ich kenne das". Sie hatte lediglich den Vortrag von Salim auf einem Schmerzsymposion in München als Zuhörer wahrgenommen.

Freundschaften waren auf der Ebene nicht zu machen. Immer wieder wurde die „Kathetertherapie in Hamburg" von niedergelassenen Tierärzten von München bis Lüneburg, von Dortmund bis Leipzig als „Quatsch", als „Hokus Pokus" und als „wissenschaftlich unhaltbar" bezeichnet. Das Interessante: Keiner von diesen Kollegen konnte die Methode Salim kennen. Für diese Leute hatte die Erde eine Scheibe zu bleiben.

Unser Trost: Tierhalter sind keine dummen Menschen. Hetze von Kollegen fällt in den meisten Fällen auf sie selbst zurück. Das beweist sich unter anderem in folgendem Fall: Der Vizepräsident der Tierärztekammer Hamburg, ein gewisser v. M., hetzt regelmäßig vor seinen Kunden über mich oder über unsere Praxis. Mit dem Erfolg, dass sehr viele Tierhalter seines Klientels quer durch Hamburg fahren, um ihre Tiere in Hamburg-Rahlstedt behandeln zu lassen.

Ich habe ihm zweimal geschrieben, dass er doch bitte §8 des Berufsgesetzes beachten solle, andernfalls ich ihn von unserem Rechtsanwalt „durchnehmen" lassen würde.

Solche Leute antworten aber nicht.

Inzwischen steht in unserer Praxis die zweite Generation eines radiologischen Scanners. Es handelt sich um ein Wunderwerk der Technik mit den Optionen, Untersuchungen anzustellen, die weit über das hinausgehen, was ein CT ermöglicht.

Mein Sohn Rudolf-Philipp benutzt dieses Gerät wie Lang Lang einen Konzertflügel: Wirklich virtuos. Und ich bin glücklich darüber, dass er die Regeln des Strahlenschutzes perfekt einhält. Schließlich hat er sich bereit erklärt, für den Fall meines Ausscheidens als Partner, meine Rente mitzufinanzieren. Er weiß sehr genau, welche Gefahren bei einer radiologischen Untersuchung lauern. Die Strahlenbelastung kann problematisch sein, obwohl sie 2,5 tausendfach niedriger ist als bei einem CT.

Mein Sohn Steven hat sich der Chirurgie der Augen, des Brachycephalensyndroms und besonders der Chirurgie von Kehlkopflähmungen angenommen. Er beherrscht die Techniken perfekt und nutzt Geräte, die ich gar nicht anfassen würde – sie haben zu vielen Tasten und Knöpfe –, soll er es machen. Ich bin´s zufrieden.

Gleichwohl kämpfen wir alle zusammen auf dem Sektor der Gelenk- und Knochenchirurgie. Besonders auch in Fällen von notwendigen Wirbelsäulen OPs: Es stellt sich immer wieder die Frage: „Kann ein Tierarzt wirklich alles machen?“ Es dürften Universalgenies sein, die „alles“ können. Und – die Entwicklung der Tiermedizin zeigt deutlich, dass eine Spezialisierung in vielen Bereichen dringend geboten ist, um Höchstleistungen zu erzielen.

Verweise

1. In memoriam Julius Hackethal und Vernon Coleman

Dr. Julius Hackethal, Deutschlands berühmtester und mutigster Chirurg, in einem Interview in der illustrierten Zeitschrift Quick, 1978, Nr. 25:

„Jeder Arzt, der genügend nachdenkt, muss spätestens wenige Tage nach seiner staatlichen Bestallung die Amoralität und Illegalität erkennen, mit denen der Medizinerberuf zum großen Teil ausgeübt wird...

Der Patient riskiert – jedenfalls auf den Durchschnitt aller Krankheiten bezogen – weniger, wenn er den Ärzten fernbleibt...

Der Moralverfall unter den Medizinern hat inzwischen extreme Formen angenommen. In der Ärzteschaft hat sich eine Medizin-Mafia entwickelt. Um die Privilegien zu erhalten und zu vermehren, schreckt man sogar vor Handlungen nicht zurück, die in den Strafgesetzbüchern aller zivilisierten Länder mit Strafen bedroht sind...

Die Hauptverantwortlichen unter den Medizinern sind die Wissenschaftsfunk tionäre und die Standesfunktionäre...

Es gibt viele Beweise dafür, dass die Mediziner ihr Geschäft im Grund nach den Regeln der sizilianischen Mafia betreiben.“

Einige Zeilen, die der britischer Arzt und Kolumnist mehrerer Zeitungen, Dr. Vernon Coleman, im Jahr 1975 zu Papier brachte, scheinen einen würdigen Abschluss dieses Kapitels über das Ärztesyndikat zu bilden:
„So, wie die Dinge heute liegen, beherrscht die Arzneimittelindustrie den Beruf des Mediziners. Die Ärzte werden von der Pharmaindustrie herumbugsiert, eingeschüchtert und bestochen. Sie haben ohne Zweifel die Kontrolle über den eigenen Beruf verloren und müssen daher für alle Unglücksfälle und Fehler geradestehen, die eintreten, wenn sie die falschen Medikamente verschreiben. Es wäre nicht gerecht, einfach die Pharmaunternehmen, deren einziges Ziel es ja ist, Gewinne zu erwirtschaften, zu beschuldigen, es ermangele ihnen an starken ethischen Motiven. Die Verantwortung muss ganz klar dem Ärztestand angelastet werden, der gegenwärtig, da eine Industrie ihn auf die Stufe von Befehlsempfängern und Händlern herabwürdigt, kaum noch beanspruchen kann, als ein selbständiger Berufszweig angesehen zu werden."

2. Tierärztliches Institut für angewandte Kleintiermedizin

In unserem Institut besteht die Möglichkeit an Wochenenden unter der Leitung erfahrener Tierärzte an Seminaren für die chirurgische Fortbildung in Form eines chirurgischen Praktikums in kleinen Gruppen teilzunehmen. Hier können Sie zusammen mit Dozenten und Tutoren erfolgreiche Methoden der Chirurgie erarbeiten, um sie in Ihrer Praxis umzusetzen.

Seminare für die tierärztliche Fortbildung zum Thema orthopädische Erkrankungen bei Hunden und Katzen:

Modul I

Diagnostik und Chirurgie der Osteochondrosis dissecans (OCD)
Diagnostik und Chirurgie der Schultergelenksluxation
Diagnostik und Chirurgie der Bizepssehnentendinitis

Modul II

Diagnostik und Chirurgie des frakturierten Proc. anconaeus (FPA)
Diagnostik und Chirurgie des frakturierten Proc. coronoideus (FPC)
Diagnostik und Chirurgie der Ellenbogengelenksdysplasie (ED)

Modul III

Diagnostik und Chirurgie der Kreuzbänderruptur/Seitenbänderruptur:
OTT und Laterale Fixation
Tibial Plateau Levelling Osteotomy (TPLO)
Cranial Wedge Closing Osteotomy (CWCO)

Modul IV
Hüftgelenksluxation: Toggle Pin
Dorsale Denervation des Hüftgelenks
Ventrale Denervation (PIN)
Femurkopfresektion
Endoprothese Helica

Modul V
Laminektomie, Hemilaminektomie, Minilaminektomie
Chirurgie des Wobbler-Syndroms
Longitudinale Intervertebralverblockung
Perkutane Nukleotomie/Transiliale Nukleotomie
Anwendung des Periduralkatheters
Perkutane Lasernukleotomie, Perkutane Chemonukleolyse

Modul VI
Phacoemulsification und Linsenimplantation
Transpositition des Ductus parotideus

Modul VII
Chirurgie der Kehlkopflähmung des Hundes
Chirurgie des Kehlkopfkollapses und
Chirurgie des Brachcephalensyndroms unter
Anwendung der Hochfrequenzchirurgie
Chirurgie der Ventilnasen unter
Anwendung des Diodenlasers

Modul VIII
Chirurgie der Perinealhernie des Hundes
Chirurgie des Chylothorax nach Prof. Bruce Christie, Melbourne

Modul IX
Endoprothese Knie

Modul X
Anwendung eines Stents bei Trachealkollaps

Information und Anmeldung: www.Hamburger-Fortbildungstage.de

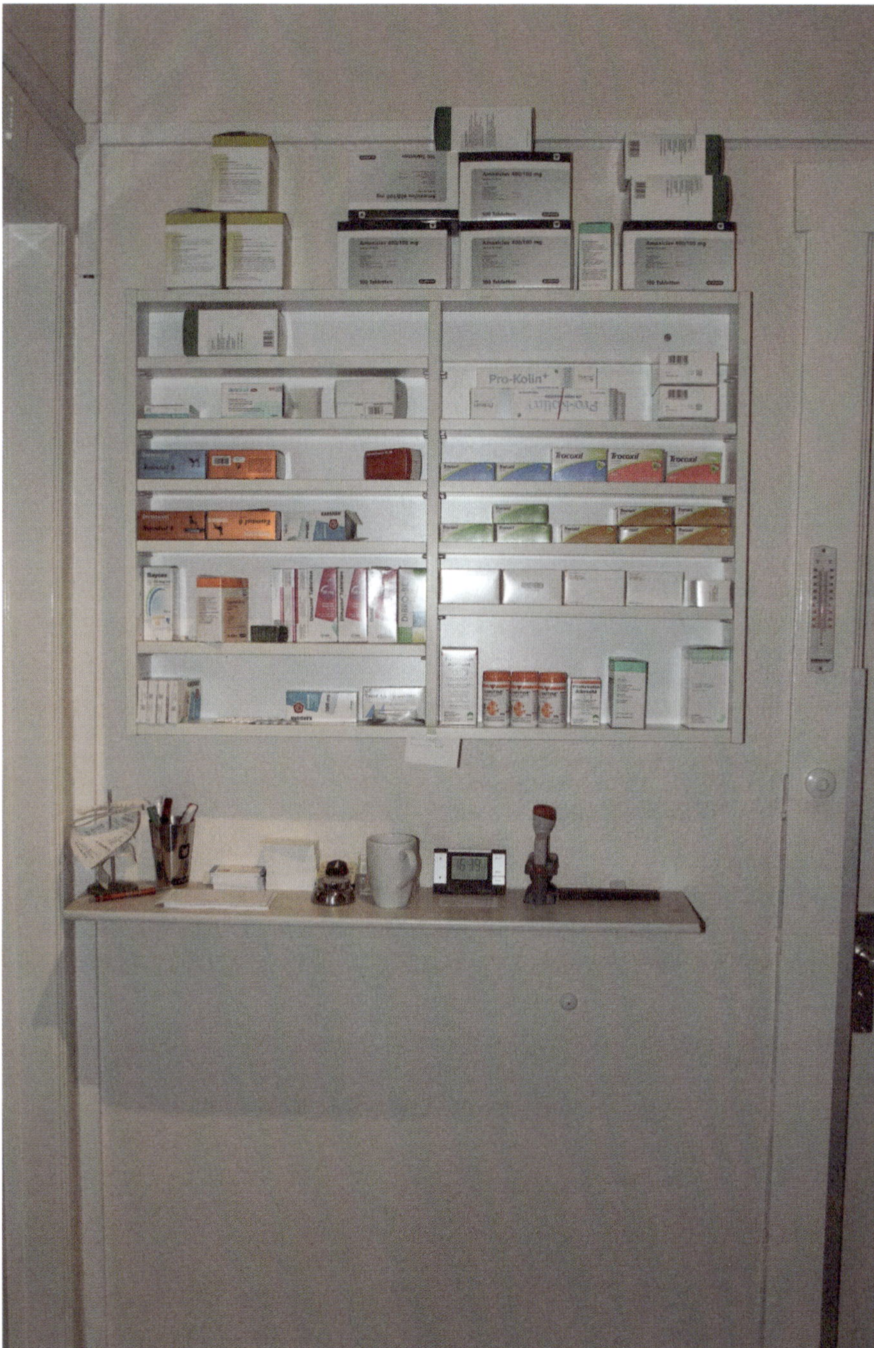
Pro-Kolin+
Trocoxil
Trocoxil
Trocoxil

2. DIE GEHÖRGANGSENTZÜNDUNG (OTITIS EXTERNA) DES HUNDES UND DER KATZE

Seit meiner Studienzeit und auch als Tierarzt in Berlin und Hamburg habe ich Kenntnis von einer wirklich furchtbaren Erkrankung des Hundes und auch der Katze, an der sich Ge-ne-ra-tio-nen von Tierärzten abgearbeitet haben und dies auch weiter ungebremst tun.

Es ist die chronische Entzündung des äußeren Gehörganges, oft laienhaft als „Ohrzwang" bezeichnet. Viele Hunde und Katzen leiden daran, tonnenweise werden in Deutschland Salben in deren Ohren verbracht – die Erfolge sind leider nicht so berückend. Selbst wenn der Tierhalter kurzzeitig eine Besserung wahrnimmt – das Kratzen und Jucken an den Ohren kommt wieder –, besonders in der warmen Jahreszeit. Die tierärztlichen Kosten? Für Tierärzte scheint dieses Krankheitsbild die „eierlegende Wollmilchsau" zu sein.

Die Ursachen liegen zweifelsfrei in einer Infektion mit Bakterien und Pilzen. Langfristig entwickeln sich im Gehörgang Wucherungen. Es ist aber die „gottgewollte" Enge des Gehörgangs oder besser gesagt, die Minderbelüftung durch unvorteilhafte Knorpelwindung im Gehörgang, die aus den Gehörgängen „Treibhäuser" macht, in denen „alles" wächst.

Der ungarische Tierarzt Thomasz David schrieb darüber in seinen Büchern, die in englischer Sprache um die Welt gingen. Er postulierte die konsequente Spaltung des vertikalen Gehörgangs bis hinunter zum horizontalen Rest. Auf seinen Zeichnungen war zu sehen, wie letztlich der kranke Gehörgang zu einer Fläche wurde, die wunderbar leicht mit Medikamenten zu behandeln war. Das Problem der Minderbelüftung bestand fortan nicht mehr.

Ich habe seit mehr als dreißig Jahren diese Methode zur Anwendung gebracht und musste immer wieder staunen: Die so operierten Hunde und Katzen konnten ohne Entzündungsschmerz weiterleben.

Es gibt in Deutschland allerdings auch die Operation nach Zepp, wobei der Gehörgang etwas verkürzt wird. Für diese Methode konnte ich mich nicht erwärmen, da ich oftmals so operierte Patienten sah, die trotz allem an Gehörgangsentzündungen litten.

Was mich wunderte: In Hamburg wurden Ohrentzündungen auch bei langjähriger Verschlimmerung und Qual des jeweiligen Tieres immer nur mit Salben behandelt. Niemand mochte diese Tiere chirurgisch von ihren Qualen befreien. Man kannte die Methodik nicht, obwohl die Chirurgie des vertikalen Gehörgangs in der Gebührenordnung für Tierärzte (GOT) aufgeführt war. Auch operierte Tiere nach Zepp habe ich nie gesehen. Leider ist das heute noch so.

Mein Sohn und Partner, Rudolf-Philipp machte sein Examen als Tierarzt in Leipzig und berichtete von seiner Prüfung in Chirurgie. Er sollte an einem toten Hund eine „Otitis-Operation" durchführen. Was er machte? Die zuständige Professorin sagte zu ihm: „Das ist aber nicht die Methode nach Zepp". Rudi entgegnete ihr: „Mein Vater macht das so. Der sagt, dass Zepp Scheiße ist."

Rudi fiel durch und durfte seine Prüfung nach einem halben Jahr wiederholen.

Von Kunden hörte ich gelegentlich, dass meine Nachbarkollegen und – Kolleginnen meinem Ansinnen langjährig bestehende Ohrentzündungen zu operieren, kritisch gegenüberstanden. „Der operiert ja gern", hieß es. Sie wenden lieber Salben an.

Das musste auch ein Herr erfahren, der in der Nachbarschaft wohnte. Er hatte mir stolz seinen jungen Labrador vorgestellt. Die Ohren waren wirklich stark entzündet, das Hineinschauen bis zum Trommelfell war unmöglich. Ich sagte ihm, dass der Hund lange leiden müsste, wenn er die Ohren nicht operieren ließe. Der wirklich sympathische Nachbar ist nie wieder gekommen. Eine Kollegin hatte ihn „vereinnahmt", als er deswegen eine zweite Meinung haben wollte. Oftmals sah ich ihn mit seinem Hund, der stets mit gesenktem Kopf einhertrottelte. Und irgendwann sah ich ihn nicht mehr.

Zufällig traf ich ihn dann doch und fragte, was mit seinem Hund sei, und er entgegnete, dass er ihn habe einschläfern lassen. Die Ohrentzündung habe Formen angenommen, die ein Weiterleben unmöglich machten. Der Hund hatte mehr als acht Jahre unter entsetzlichen Qualen gelitten. Unzählige Besuche bei der Tierärztin, unzählige Tuben Salbe haben ihn ein Vermögen gekostet.

Ein Besucher aus Schottland, der Professor Hamish Denny, wunderte sich laut über diese Art der Veterinärmedizin in Hamburg: „It´s better for the vets, they´ll make more profit." Hamish gehört zu den Lehrern für Veterinärchirurgie, die niemals ein Blatt vor den Mund nehmen.

Wie bitte? Heißt das, dass das Herumgemache mit Ohrensalben ohne den Hinweis auf eine erfolgreiche Operation allein dazu dienen kann, den Tierärztinnen und Tierärzten die Taschen zu füllen? Heißt das, dass diese Leute wohl wissen, dass ihre Behandlung nichts nützt und sie das jahrelange Leid um des Gewinnes willen akzeptieren?

Igittigitt.

Die Hüftgelenkdysplasie (HD) der Hunde

Schon Jahrzehnte vor dem Millennium war eines klar: Die Zahl der hüftkranken Hunde nahm als Steilkurve zu und durchbricht – ähnlich des Dax – alle Rekorde. Besonders Hunde über 20 kg Körpergewicht fielen auf: Gesunde Hunde – gab´s die überhaupt noch? Heute noch weniger als schon im alten Jahrtausend.

Wer einen größeren Hund sein eigen nennt und glaubt, dass dieser gesund sei, sollte von seinem Tierarzt eine Röntgenaufnahme der Hüfte anfertigen lassen. Das macht Sinn, wenn der Hund zwei Jahre alt ist. Gesunde Hüftgelenke sind wie 5 oder 6 Richtige im Lotto. Aber es ist offensichtlich: Wachstumsstörungen zeigen sich auch an den Ellenbogengelenken, den Schultergelenken, den Kniegelenken und den Seitengelenken der Wirbel. Hier gilt eines als sicher: Wenn der Hund noch „am Wachsen" ist, können chemische Einflüsse, insbesondere mit hormoneller Aktivität dazu führen, dass Kopf und Pfanne eines jeden Gelenks, die in dieser Zeit aufeinander zuwachsen, dieses eben nicht tun. Also entsteht ein physiologisch ungünstig weiter Gelenkspalt, im Ellenbogengelenk hält der Radius im Wachstum nicht Schritt mit der Ulna, im Kniegelenk entstehen Flächen, die nicht hundertprozentig zueinanderpassen und so weiter.

Und dann? Schmerzhafte Knorpelentzündungen sind die Folge bis hin zur völligen Gelenkzerstörung. Im Kniegelenk kommt es gar zu Meniskusabriss, Kreuzbandriss und weiter zur Osteoarthrose.

Es gibt Hundevereine, führend ist der Verein für Deutsche Schäferhunde, die der Auffassung sind, dass durch Zuchtwahl das Problem der Gelenkserkrankungen in den Griff zu bekommen ist. Teilweise haben diese Selektionen in der Hundevermehrung auch Erfolg. Aber eben nur teilweise. Es gibt bzw. es gab „Zuchtlinien", die tatsächlich hüftgesunde Hunde hervorbringen bzw. hervorbrachten. Es dominiert die Auffassung, dass Hüftgelenkdysplasie eine Folge genetischer Störungen ist. Intakte Gene können aber Schaden nehmen. Die Ursachen sind vielfältig: Neben chemischen Einwirkungen über die Nahrung werden auch physikalische Einflüsse aus der Umwelt z.B. radioaktive Stoffe zunehmend als schädigend diskutiert. Diese nehmen sicher zu. Für den Menschen ist das in Mitteleuropa bislang unmerklich. Im Wildtierbereich, besonders bei den Greifvögeln wächst aber die Zahl genetisch Gestörter stetig. Abgesehen von Unfruchtbarkeit werden Missbildungen in hoher Zahl wahrgenommen. Dasselbe im Fischereibereich.

Allein die Kurzlebigkeit dieser armen Geschöpfe hält sie aus dem Wahrnehmungsspektrum für den Menschen heraus.

Zurück zur Hüftgelenkdysplasie. In den 80er Jahren des vorigen Jahrhunderts erkannten die geschäftstüchtigen Amerikaner, dass mit der Implantation eines künstlichen Hüftgelenks richtig viel „Kohle“ zu machen war. Die Firma Bio-Medtrix beeindruckte mit Implantaten, die einzementiert wurden. Auch französische und deutsche Firmen beteiligten sich an dem Run auf das große Geld. Das Problem: die Implantate verloren ziemlich schnell ihre Stabilität im Knochen. Der Hund geht mit einem künstlichen Hüftgelenk eben anders um als der Mensch.

Findige Ingenieure priesen alle möglich Tricks zur Stabilisierung künstlicher Hüftgelenke an. Eine Innovation hat sich dann doch durchgesetzt: Die Helica Endoprothese der Firma InnoplantVet aus Hannover. Diese „Hüfte“ wird „geschraubt“, also nicht einzementiert, und sie hält wirklich lange. Eine gute Sache. Für viele Hundehalter mit mehreren tausend Euro aber zu teuer. Wer sein Geld in einer Helica Endoprothese anlegen will, muss sicher sein, dass der Operateur eine ausreichende Erfahrung hat. Das hat er aber nur, wenn er ständig diese OP durchführt und sich selbst und die Hundebesitzer nicht belügt. Ich habe viele Röntgenbilder von implantierten Hüftprothesen gesehen, die wegen falscher Einbauwinkel gar nicht halten konnten. Der Operateur bzw. die Operateure sollen den verzweifelten Hundebesitzern uniso stets gesagt haben, sie würden derartige OPs mehrfach in der Woche durchführen. ….Nana, wer´s glaubt.

Wir haben uns von der Endoprothetik fast vollständig zurückgezogen. Die Helica Endoprothese wird in unserer Praxis nur noch an Sonntagen eingesetzt. Und das ist ziemlich selten. Das sagen wir den interessierten Hundebesitzern auch und verweisen darauf, dass es sicherlich Kollegen gibt, die diese OP häufiger durchführen. Aber wir kennen die nicht. Das ist wirklich blöd. Ich bin überzeugt: Wenn derartige Eingriffe vorgenommen werden sollen, dann wäre die erste Adresse eine tierärztliche Bildungsstätte. Davon gibt es viele in Deutschland.

Die Problematik der „Hüftendoprothese Hund“ begleitet unsere Praxis seit langem. Die Skepsis gegenüber vielen Industrieprodukten dieser Art war nur zu berechtigt.

Was sollte ein Tierarzt tun, der erkennt, dass „eine neue Hüfte“ eher eine hochriskante OP und darüber hinaus sozial völlig unverträglich war?

Abgesehen von der Hüftkopfresektion, die höchstens bei kleinen Hunden und Katzen als vernünftig einzustufen war, erschien die Idee von Professor Werner Küpper und seiner Assistentin Dr. Silvia Kinzel aus Aachen bahnbrechend – geradezu eine Erlösung! Sie postulierten die konsequente Schmerzfreistellung des Hüftgelenks durch einen minimalen so genannten „Schlüssellocheingriff“. Wenn das stimmte, was da verlautbart wurde, dann war das die Lösung, nach der wir in unseren Träumen suchten.

Werner Küpper und Sivia Kinzel kamen nach Hamburg-Rahlstedt und zeigten uns, wie das „geht“. Wir haben das viele Male geübt, aber anders, als es Werner Küpper vortrug. Der Mann hatte ungewöhnlich kräftige Hände. Er nahm einen „scharfen Löffel“ und zog eine Rinne um das Hüftgelenk. Ich habe das an „aufgetauten Hunden“ vielmals probiert und glaubte, mir brechen die Finger ab. Das war die Geburt einer Instrumental-Erfindung: Die uns bekannten kurzen Rosenkopffräsen, mehrfach bezogen von der Firma Eickemeyer in Tuttlingen, ließ ich von Thomas Butsch, dem Juniorchef der HEBU-medical, ebenfalls in Tuttlingen, verlängern.

Diese Langschaftfräsen passen durch ein Führungsrohr, welches ganz präzise zum Hüftgelenk geführt werden kann, ohne gewebliche Verletzungen hervorzurufen. Eine Hüftgelenkdenervation dauert bei uns höchstens 10 Minuten. Der Einsatz der verlängerten Rosenkopffräse schafft eine nachhaltige Schmerzfreiheit. Lebenslang. Erwiesen.

Als in Hamburg-Rahlstedt eine chirurgische Fortbildung angesagt war, deren Themen auch im Deutschen Tierärzteblatt Veröffentlichung fanden, rief mich ein Tierarzt namens Müller aus dem Rheinland an: „Wissen Sie, dass Werner Küpper ein Betrüger ist?“ schnauzte er. Ich war überrascht und hörte durchs Telefon Hass und Neid, jene kranke Wortbildung, die mir bei hysterischen, sich selbst überschätzenden Tierärzten in Hamburg nicht unbekannt war.

Professor Werner Küpper war kein Betrüger. Ungezählte Jahre führen wir seine Methode durch, mit besten Ergebnissen. Tragischerweise wurde sein Leben bei einem Motorradunfall ausgelöscht. Irgendwann rief mich seine Witwe an. Sie hatte auf unserer Webseite „Kritische-Tiermedizin.de“ etwas über ihren Mann gelesen: Hommage an Professor Werner Küpper. Frau Küpper weinte am Telefon und berichtete davon, wie sehr ihr Mann von dem „Berufsstand der Tierärzte“ angefeindet worden war. Ich hatte davon gehört und wahrgenommen, dass jener Müller aus dem Rheinland ganz offensichtlich die „treibende Kraft“ war. In allen tierärztlichen Bildungsstätten hielt man das Forschungsergebnis der Denervation nach Küpper für Scharlatanerie. Alle Professoren der tierärztlichen Bildungsstätten, Fachleute für Anatomie und Physiologie, standen dem Postulat von Küpper ablehnend gegenüber. Und unser Kollege Müller im Rheinland? Er war der „große und erfolgreiche Chirurg“, der seine lukrative Methode der Beckenschwenkosteotomie gefährdet sah.

Frau Küpper brachte dann zum Ausdruck, wie sehr sich das Leben ihrer Familie durch diese Anfeindungen verdunkelt hatte, und ich schaute zum wiederholten Mal in einen Abgrund. In den Abgrund von Neid und Dummheit.

Diese maßlose Dummheit nehme ich gelegentlich immer wieder wahr. Junge Tierärztinnen und Tierärzte, die niemals die Methode Küpper angewendet haben, erdreisten sich, verunsicherten Tierhaltern zu erklären, dass dieser Eingriff nicht nachhaltig sei. Eine Tierärztin aus dem Raum Lüneburg behauptet, die Denervation nach Küpper sei Scheiße. Sie schickt ihre Kunden zu Kollegen, die Endoprothesen einsetzen.

Irgendwann telefonierte ich mit Silvia Kinzel und berichtete ihr davon. Sie sagte: „Wenn die Methode Scheiße wäre, würden die tierärztlichen Bildungsstätten in Gießen und Hannover sie nicht anwenden. Inzwischen tun sie es.“ Offenbar ganz im Stillen. Na, Gott sei Dank und Halleluja. Gleichwohl: Die Denervation des Hüftgelenks ist in keinem Lehrbuch für Chirurgie zu finden. Großartig dargestellt ist jedoch die Hüftendoprothetik.

Der Kreuzbandriß des Hundes

Seit den 70er Jahren konnten Hunde, die einen Kreuzbandriss aufwiesen, durch einen operativen Eingriff versorgt werden. Der Finne Paatsaama postulierte eine Bohrung in den Oberschenkelknochen, durch den ein körpereigener Faszienstreifen geführt wurde. Dieser Faszienstreifen wurde dann durch eine weitere Bohrung im Unterschenkelknochen geführt und an der Knochenhaut vernäht. Er konnte das gerissene vordere Kreuzband ersetzen. Und richtig: ein großer Teil der so operierten Hunde konnten wieder „normal“ gehen, ohne eine Lahmheit zu zeigen. Die Operateure an den tierärztlichen Bildungsstätten waren sich aber nicht sicher, ob dieses Konstrukt einer Belastung wie Beugen des Gelenks standhalten würde und verurteilten den Patienten, drei Wochen mit einer Schiene herumzulaufen. Eine elende Quälerei. Manche Hunde hatten nach drei Wochen keine ausreichende Muskulatur mehr und konnten deshalb das Bein nie wieder benutzen.

An der Freien Universität Berlin entstand ein Streit über das Für und Wider solcher Schienen. Es war der schon erwähnte Professor Lukas Felix Müller, der sich gegen den Einsatz einer derartigen Schiene aussprach. Er erinnerte daran, dass auch in deutschen Krankenhäusern Menschen lagen, die nach einer Gelenkoperation und einem Streckverband nie wieder laufen konnten. Es war immer wieder der Grund zu hören: eine fortschreitenden Muskelatrophie macht eine normale Nutzung der Gliedmaße unmöglich.

Den Rat von Lukas Felix Müller habe ich umgesetzt und stieß sofort auf die massive Kritik von Kollegen, die sich für die größten Chirurgen aller Zeiten hielten. Es war der schon erwähnte Mr. Vizepräsident aus Harburg und ein wirklich engagierter Kollege in Hamburg-Fuhlsbüttel. Beide hielten lange an der „Methode Schiene" fest. Erst als an der tierärztlichen Hochschule Hannover empfohlen wurde, eine ähnliche Operation ohne Bohrungen durchzuführen und keine Schiene mehr einzusetzen, kam es zu einem langsamen Umdenken. Man folgte widerwillig der Empfehlung einer westdeutschen Hochschule. Allmählich setzte sich dann auch in diesen Gehirnen der Gedanke durch, dass eine frühe Mobilisierung des Beines weit besser sei, als die enge Einbandagierung und Schienung. Es hat aber Jahre gedauert. Jahre, die eine schlimme Zeit für viele knieoperierte Hunde in Hamburg bedeuteten.

Beide erwähnten Kollegen wetterten und schmähten meinen Standpunkt vor Kunden und in der Tierärztekammer Hamburg. Von Miteinander und Kollegialität, von kollegialem Austausch konnte keine Rede sein. Eine schwierige Zeit.

In den 80er Jahren setzte sich nun die Operationsmethode aus Hannover durch: OTT, was heißt: Over The Top. Wer die „erfunden" hat, ist bis heute nicht klar. Fest stand, dass mehr als 80 Prozent aller operierten Hunde wieder laufen konnte. Eine wirklich gute Aussicht. Die physiotherapeutische Betreuung der Patienten kam in Gang. Mehr und mehr konnte man von Tierphysiotherapeuten hören. Die einen beeindruckten ihre Kunden mit einem Unterwasserlaufband, die anderen wählten die, wie mir scheint, vernünftigere Methode der manuellen Therapie.

Begegnung mit der „englischen“ Chirurgie

Der gedankliche Austausch mit Hochschullehrern aus anderen Ländern überzeugte mich, dass die „Laterale Fixation“ in Fällen von Kreuzbandriss auch sehr vernünftig war. Diese Auffassung vertrat auch der schon genannte Hamish Denny aus Schottland. Er meint, dass die Ursache für die meisten Kreuzbandrisse nicht etwa das berühmte „Mauseloch“ war, in das der Hund getreten war. Untersuchungen der Universität Edinburgh hatten ergeben, dass seit 1970 gemeldete Kreuzbandrisse im gesamten Großraum United Kingdom Entzündungen zur Ursache hatten, wobei sich meist eine Arthose im fortgeschrittenen Zustand zeigte.

Das Auftreten von Kreuzbandrissen (und natürlich auch von Meniskusentzündungen und -zerstörungen hatte eine Ursache: Seit Mitte der 60er Jahre wurden Hunde in ganz England vorwiegend mit Fertignahrung aus Dosen und Tüten ernährt.

Die Hersteller von Hunde- und Katzennahrung schweigen. Ihre Umsätze stiegen bis heute gigantisch. In Deutschland ernähren mehr als 80 % aller Hundehalter ihre „Lieblinge“ mit Fertignahrung. Die Zahl der gelenkkranken Tiere stieg ebenso – gigantisch.

Es war nun die Frage, was an der Lateralen Fixation besser sein konnte als bei der OTT.

Der Faszienstreifen als Bandersatz bei der OTT riss nicht selten irgendwann durch. Ursache? Fortschreitende Entzündung.

Bei der Laterale Fixation konnte das nicht passieren, denn das Implantat war ein kräftiger Nylonfaden bis 1,15 mm stark. Der konnte zwar auch reißen, aber der Vorteil war: Ein Bandersatz war möglich, ohne das Gelenk wieder öffnen zu müssen.

Die mühselig erarbeiteten Forschungsergebnisse, an denen auch Edinburgh beteiligt war, zeigten signifikant bessere Ergebnisse bei der LF – auch bei sehr schweren Tieren.

In vielen Fortbildungsveranstaltungen in Hamburg-Rahlstedt wurden hunderten Tierärztinnen und Tierärzten die LF gezeigt. Obwohl diese Methode im englischen Sprachraum „das Übliche“ darstellt, konnte sie sich in Deutschland nicht so recht etablieren. Der Grund ist, dass die (un)komplizierte Fadenführung und der Knoten zweier Nylonfadenenden ganz offensichtlich den Intellekt deutscher Chirurgen überfordert.

Da waren die „Neuigkeiten" aus Amerika schon als einfacher anzusehen: Die TPLO, Tibia Plateau Lewelling Osteotomy, eine knochenchirurgische Maßnahme mit hochpreisigem Instrumentarium wurde von diversen cleveren Firmen angeboten. Versprochen war eine exorbitante Gewinnmarge für die Chirurgen. Es folgte eine weitere knochenchirurgische Neuigkeit, die TTA, Tibia Tuberositas Advancement. Die Implantate und das Instrumentarium sicherten den Herstellerfirmen satte Gewinne, natürlich auch den „überzeugten Chirurgen".

Die Kosten für derartige Eingriffe schnellten in die Höhe. Untersuchungen diverser Universitäten zeigten jedoch, dass die Ergebnisse im Vergleich mit der LF gleich waren: 87% der operierten Tiere konnten wieder laufen.

Bruce Christie, Tierarzt und Professor an der Universität Melbourne zeigte uns seine Variante: die CWCO, Cranial Wedge Closing Osteotomy. Der Eingriff mit üblichem Instrumentarium, allerdings auch knochenchirurgisch, hatten den gleichen Effekt wie die TPLO und die TTA, es handelt sich in allen drei Fällen um die Nutzung des geraden Kniescheibenbandes zur Stabilisierung der Kniefunktion. Man benötigt allerdings kein superteures Instrumentarium und kein superteures Implantat.

So haben wir uns entschlossen, die LF, die Laterale Fixation, als Standardmaßnahme beizubehalten und bieten sie weiter für circa 500 Euro an. TPLO und TTA werden mit weit über tausend Euro angeboten. Die Preise liegen im Drei- bis Vierfachen einer LF in Hamburg-Rahlstedt.

Und was heißt das nun?

Alle TPLO- oder TTA- Anbieter sind sauer auf den Anbieter der LF!

Kürzlich konnte ich vernehmen, dass eine Tierärztin aus Stade mehrere hundert Euro Vergütung von einem TTA-Anbieter erhält, wenn sie ihm ihre Kunden überweist.

Es scheint eine nicht unübliche Praxis zu sein. Der neoliberale Geist schlägt auch in der Veterinärchirurgie Purzelbäume.

Das heißt aber auch, Tierhalter haben keine Wahl: Sie müssen hohe Summen aufbringen, um ihren Hund operieren zu lassen. Sehr viele sind völlig überfordert, setzen sich ins Auto und fahren nach Hamburg. Diese Form des Tierarzt-Tourismus hat etwas Tragisches an sich: Immer mehr Tierhalter werden durch den Konsens unter Chirurgen um ihr Erspartes gebracht. Der Berufstand teilt mit Macht die Bevölkerung in arm und reich. Es ist die hässliche Fratze eines völlig falsch verstandenen Kapitalismus: Noam Chomsky nennt das „die fünfte Freiheit", die Lizenz zum Rauben und Plündern.

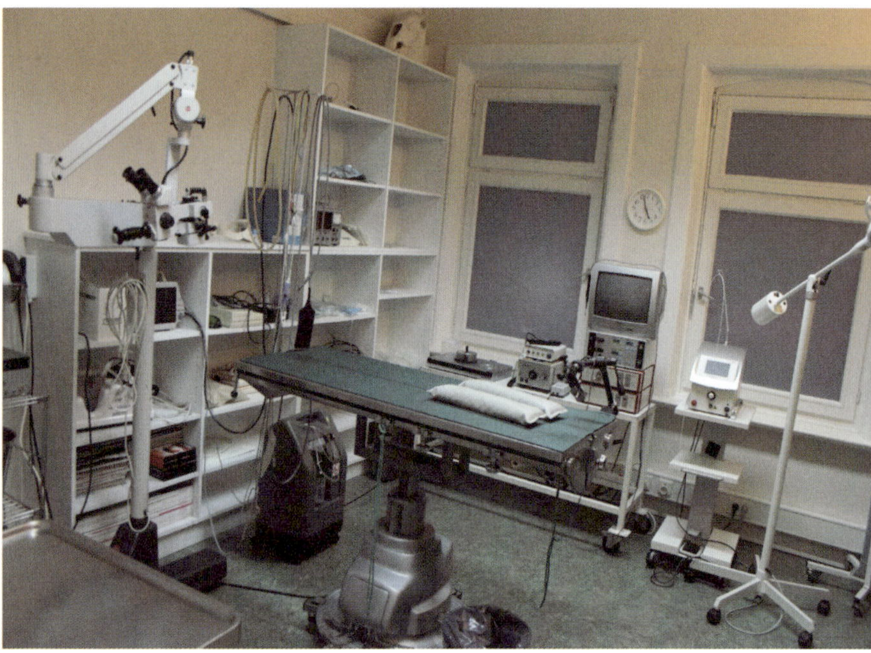

3. DIE „FÜNFTE FREIHEIT“

Der Amerikaner Noam Chomsky begleitet mein Leben seit meiner Studienzeit in Berlin. Er schrieb und sprach gegen den verbrecherischen Vietnamkrieg der USA – mit Erfolg. Seine politischen Schriften überzeugen durch Klarheit des Geistes und brillante Ehrlichkeit. Vor einigen Jahren wollte er, über die Allenby-Brücke von Jordanien kommend, nach Israel einreisen. Man hat ihn nicht ins Land gelassen.

Chomsky geißelt den Neoliberalismus und seine Auswüchse. Er nennt ihn „Die Fünfte Freiheit“, die Freiheit zu rauben und zu plündern. Ich nenne ihn die Lizenz zum Rauben und Plündern. Denn in der Welt der Tiermedizin herrscht die GOT, die Gebührenordnung für Tierärzte, die es Tierärzten erlaubt „nach gusto“ zu nehmen (was sie kriegen können).

Dieses Machwerk alter Männer zum Schutz und zur Gedeihlichkeit eines ganzen Berufsstandes wurde in den 80er Jahren festgelegt und vom Bundestag abgesegnet, sozusagen in Beton gegossen.

Heute, im Jahr 2015, versucht die Administration in Brüssel, die sich auf den Pfad der Deregulierung begeben hat, berufsständische Privilegien zu schleifen. Man darf gespannt sein, in welchem Jahrzehnt des 21ten Jahrhunderts dies möglich wird. Die Widerstände der „Berufsständischen“ sind nicht zu unterschätzen.

Krieg der Tierärzte

Die 70er und 80er Jahre in Hamburg bezeichne ich als die ruhige Zeit. Mein Großvater Georg Evers Senior spielte bis ins hohe Alter von 94 Jahren Violine. Er liebte die Konzerte von Felix Mendelsson-Bartholdy. Im zuzuhören, wie er seine Violine spielte, war immer ein Moment des grenzenlosen Respekts vor dem menschlichen Können. Er spielte so perfekt, dass mir die Tränen ins Gesicht schossen, wenn er hingebungsvoll und sehr genau den Partituren folgte.

Großvater Evers schrieb viele Briefe, er schrieb seine Tagebücher in einer Schrift, die ich als „künstlerisch wertvoll“ bezeichne, so konnte nur ein Mensch schreiben, der der Welt der Wissenschaft und der Welt der Musik zugetan war. Sein „erlernter Beruf“ war Diplomingenieur für das Maschinenbauwesen. In jungen Jahren „durfte“ er vor U-Boot-Besatzungen der Kaiserlichen Marine Vorträge halten. Er verlor zweimal – nach dem I. Weltkrieg und nach dem II.

Weltkrieg – sein Vermögen. Eine seiner oft gehörten Bemerkungen war: „Bescheiden steht uns doch so gut“. Er liebte es, falsches Deutsch zu sprechen, um sein „Gegenüber“ auf die Probe zu stellen.

„Bescheiden steht uns doch so gut“ kann man in unserer Praxis tatsächlich irgendwo lesen und natürlich auch den wundervollen Spruch der S. Fischer-Verlags: „Lesen gefährdet die Dummheit“. Schon seit der „Begründung“ der GOT empfand ich es als völlig ausreichend für tierärztliche Leistung den einfachen Satz in Rechnung zu stellen. Das ist in unserer Praxis auch heute noch so. Standardleistungen wie Schutzimpfungen, Kastrationen von Katern, Katzen, Rüden und Hündinnen basieren auf dem einfache Satz der GOT.

Irgendwann erhielt ich einen Brief der Hamburger Tierärztekammer, in dem mir vorgeworfen wurde Igel kostenlos behandelt zu haben. Eine Kundin hatte sich bei der Kammer beschwert, dass eine Kollegin in Hamburg eine zweistellige Summe für eine Igelbehandlung gefordert hatte, mit dem Nebensatz: „Bei Schrader ist so eine Behandlung kostenlos“. Es drohte ein berufsgerichtliches Verfahren mit einem ähnlichen Ausgang wie bei einer Kollegin in Niedersachsen, die 5000 Euro Bußgeld bezahlen musste, weil sie Kater- und Katzenkastrationen „zu billig“ angeboten hatte. Wir haben unsere „Standardleistungen“ überprüft. Wir mussten die Preise um 7 bis 9 Euro anheben, um nicht im Fokus der Tierärztekammerbesatzung zu bleiben.

Den Vorwurf der kostenlosen Igelbehandlung konnte ich mit den Worten abwehren: „Das stimmt gar nicht.“ Wir überlassen unserem Hamburger Tierschutzverein die Bezahlung von tierärztlichen Leistungen, wenn es um Wildtiere geht. www.asmn-hamburg.de

Die Stimmung unter Hamburgs Tierärztinnen und Tierärzten war mies und ist es bis heute: Was passiert, wenn einer unter ihnen Standardleistungen zu Preisen anbietet, die mindestens 50 % unter den ihrigen liegen?

Besuchen Sie mal eine tierärztliche Praxis in Hamburg und erwähnen Sie den Namen Schrader. Wenn die jeweilige Tierärztin oder der jeweilige Tierarzt nicht schmale Lippen oder Pickel im Gesicht bekommt, können Sie sicher sein, dass die meisten von ihnen etwas „Abwertendes“ über mich bzw. unsere Praxis von sich geben und mal so nebenbei eine Straftat begehen, die mindestens zivilrechtlich zu ahnden wäre.

Ein Kollege aus Bramfeld setzte eine sehr niederträchtige Behauptung in die Welt. Er erzählte Kundinnen, in unserer Praxis würde Hunden ohne vernünftigen Grund die Milz entfernt. Was passiert dann in den Gehirnen von Doofen? Die tragen das weiter.

Mehrere von diesen wirklich extrem schlichten Personen mussten per Gerichtsurteil viele tausend Euro für Prozesskosten und Schmerzensgeld berappen. Aber dieses Problem der Verunglimpfung geht inzwischen über die Grenzen Hamburgs hinaus. In den tierärztlichen Bildungsstätten in Hannover, Berlin und Leipzig, gibt es junge Kollegen, die sich kraft ihrer Position als „Uni-Tierarzt" negativ über unsere Arbeit bezüglich der Spinalkathetertherapie vor Kunden auslassen: Sie beschimpfen die verunsicherten Tierhalter, wie sie dazu kämen, ihrem Hund einen Spinalkatheter einpflanzen zu lassen.

Zwar haben Sie selbst von dieser Therapie nicht die geringste Ahnung, meinen aber wohl, dass sie „nix" sein könne, da sie ja nicht in den Büchern der Veterinärmedizin zu finden sei.

Kunden mit „Bandscheibenpatienten" berichten überdies, dass in tierärztlichen Kliniken, die nach dem CT ihren Patienten eine OP anbieten, die Kathetertherapie in Hamburg als „Blödsinn" und „Betrug" bezeichnet wird. Was diese Tierärzte aber nicht wahrnehmen, ist, dass viele Tierhalter gerade wegen dieser unflätigen Hetze zu uns nach Hamburg kommen. Es ist wirklich „lustig".

Die bereits erwähnte Kollegin aus Stade versuchte eine Kundin, die einen schwer atmungsgestörten Mops vorgestellt hatte, davon abzubringen nach Hamburg zu fahren, um ihn bei uns operieren zu lassen. Auf die Frage warum, antwortete sie: „Die Ergebnisse sind nicht gut". Die Kundin kam genau deshalb zu uns. Steven hat die Nasenlöcher geweitet, das Gaumensegel gekürzt, die Stimmtaschen entfernt – und das zu einem Satz von circa 500 Euro. Die Lieblingsadresse der Stader Kollegin im Hamburger Umfeld wollte dafür 2500 Euro haben.

Man stelle sich einmal vor: Diese freundliche Kollegin war vor ihrer Niederlassung in Stade als Teilzeit-Tierärztin in einer Tierklinik in Niedersachsen tätig und hatte sich vor einiger Zeit bei uns zeigen lassen, wie man Blutkonserven herstellt. Sie soll einen guten Betrag überwiesen bekommen, wenn sie solche Patienten (und natürlich auch andere) an eine bestimmte tierärztliche Einrichtung überweist. Ob das stimmt? Jedenfalls behauptet das eine „nette Kollegin" von ihr, mit der sie „zusammengearbeitet" hatte. Es ist nicht zu fassen!

In diesem Zusammenhang stellt sich die Frage, ob man Kolleginnen oder Kollegen überhaupt noch zeigen soll, wie dieser oder jener Eingriff vonstatten zu gehen hat.

Französische Bulldogge und Mops und Co

Vor mehr als 10 Jahren besuchte mich der allen wohlbekannte Herr Vicco von Bülow, auch als Loriot bekannt. Ganz nebenbei, sagte er und wies auf zwei atemgestörte Möpse, die deswegen operiert werden sollten: „Wenn ich in Starnberg mit meinen Hunden spazieren gehe und zehn solcher Hunde sehe, dann können neun von denen nicht richtig atmen."

Wohlgemerkt: das war vor mehr als zehn Jahren. Inzwischen hat sich die Population von Mops und Co., insbesondere die der Französischen Bulldoggen so vervielfacht, dass von einer Lawine atemgestörter Tiere zu sprechen ist. Bis heute. Diese Tiere leiden an zu engen Nasenlöchern, an einem zu langen Gaumensegel, an Ausbuchtungen der Stimmtaschen im Kehlkopf, an Kehlkopfkollaps und last not least an Luftröhrenkollaps und teilweise wirklich schweren Herzschäden, die eine OP zu einem hochriskanten Unternehmen werden lassen. Gottseidank werden die meisten Tiere im Alter von 1 bis 2 Jahren vorgestellt. Sind sie aber deutlich über 3 Jahre alt, wird's gefährlich. So kennen wir Fälle, die trotz aller Fürsorge plötzlich aufhörten zu atmen.

Das ist wirklich selten, aber es schockt dann doch gewaltig. Wenn es so war, so konnten wir bei aller Trauer auf Verständnis des Tierhalters zurückblicken. Es gibt jedoch auch solche, die dieses von uns nicht mehr zu steuernde Unglück in hemmungslose Aggression umwandeln. Sie bepöbeln uns im Internet, machen uns für das Ableben Ihres Lieblings verantwortlich, verlieren auch das geringste Maß an Anstand und überschreiten die roten Linien des Zivil- und Strafrechts.

In jedem dieser Fälle spielen Einflüsterungen von „lieben Kollegen" eine entscheidende Rolle. Dabei merken diese Leute in ihrer Beschränktheit nicht, dass sie rücksichtslos instrumentalisiert werden:

Fall 1

Eine englische Bulldogge wurde (allerdings wegen eines Kreuzbandrisses) operiert. Der Hund wurde nicht richtig wach und war noch zwei Tage nach der OP sehr müde. Wir befürchteten das Schlimmste: Eine Embolie oder ein schweres Herzproblem schien die Ursache zu sein.

Die Angst der Besitzer und das sich schnell anbahnende Misstrauen führten dazu, dass sie den Hund abholten und zu einem Nachbarkollegen brachten. Das Ergebnis: Der Hund starb dort nach einer Woche wegen einer offensichtlichen Lungenembolie. Den geschockten Besitzern erklärte der „liebe Kollege", dass wir mit der Narkose etwas falsch gemacht haben müssen.

Was löste das bei den ziemlich beschränkten Leuten aus? Eine Hassorgie, die sich im Internet entlud und die Staatsanwaltschaft auf den Plan rief.

Wir sind dem „lieben Kollegen" sehr dankbar, denn seine Einflüsterungen offenbaren eine Verkommenheit unter den Tierärztinnen und Tierärzten, die nun auch ein Zivilgericht beschäftigt.

Fall 2

Eine Kundin aus Niedersachsen brachte einen schwer atemgestörten Hund, einen Französischen Bulldog von 5 Jahren, zur Brachycephalen OP in unsere Praxis. Sie wollte das Tier an eine andere Person vermitteln. Nach einer schwierigen OP mit folgender notwendigen Öffnung der Luftröhre, konnten wir nach zwei Stunden davon ausgehen, dass er überleben wird. Der kleine Hund verstarb aber plötzlich – vermutlich an Herzversagen.

Was passierte? Die „freundliche Kundin" initiierte eine Hassorgie im Internet, die sehr schnell von unbedarften „Freunden" aufgesogen wurde. Inzwischen liegt der Fall bei der Staatsanwaltschaft und ein Zivilgericht darf entscheiden, ob das, was sie machte, „freie Meinungsäußerung" ist, oder nicht.

Sie hat zwar ihre Äußerungen im Internet inzwischen gelöscht, andere Dumpfbacken haben sich ihrer Hetze jedoch angenommen und überschreiten die roten Linien des Zivil- und Strafrechts. Unser Rechtsanwalt Michael Rockel freut sich auf die neuen Prozesse.

Edgar Verheyen

Edgar Verheyen ist Reporter der Chefredaktion des SFR, Süd-West-Rundfunks (Fernsehen). Er rief mich an, und fragte, ob er in unserer Praxis einen Film drehen könne. Er hatte vom „Gebaren" deutscher Tierärzte in Sachen Profitmaximierung gehört. Ich hatte nichts dagegen. Der Film „Tierärzte und das liebe Geld" lief im Sommer und entfesselte eine E-Mail-Schlacht, die Edgar Verheyen nicht erwartet hatte. Es erging ihm ebenso wie mir. Er bekam viele zustimmende Mails, aber auch Empörung zu spüren, die meist von Tierärzten stammte. Ein junger Tierarzt im Angestelltenverhältnis formulierte in einer Mail an mich „Sie sind eine Schande für den Berufsstand“. Er hatte da wohl vieles missverstanden und ich antwortete ihm, er solle mal zur Kenntnis nehmen, dass ich unseren Berufsstand für einen der kriminellsten überhaupt halte. Wahrscheinlich hat die Ohrfeige „gesessen“. Denn weitere Korrespondenz kam nicht zustande.

Fall 3

Die wenige Monate alte französische Bulldogge schnarchte. Ihr „Frauchen“ und „Herrchen“ konnten nicht schlafen und brachten den zauberhaften kleinen Hund zu uns nach Hamburg. Sie hatten von einer tierärztlichen Einrichtung außerhalb Hamburgs einen Kostenvoranschlag von mehreren tausend Euro bekommen und waren entsetzt. Steven riet ihnen von einem Eingriff wegen des geringen Alters ab, weitete jedoch die Nasenlöcher.

Edgar Verheyen konnte diese OP fernsehtechnisch aufnehmen und in den Film „Tierärzte und das liebe Geld“ integrieren. Man kann diesen Film auf unserer Webseite www.kritische-tiermedizin.de anklicken.

„Frauchen und Herrchen“ brachten den Kleinen nach ein paar Wochen wieder: Er atmete immer noch geräuschvoll. Steven kürzte das Gaumensegel, wie es geboten war. Der kleine Hund verließ die Praxis in gutem Zustand.

Ganz plötzlich „krachte“ es vernehmlich. Der kleine Hund wurde in einer tierärztlichen Einrichtung außerhalb Hamburgs eingeschläfert. Der Grund war, dass dort der zuständige Tierarzt das Tier nach weiterem Eingriff und wohl auch nach einem zweiten Eingriff „nicht retten konnte“. Ganz offensichtlich hatte er den aufgebrachten Tierhaltern signalisiert, dass die „Hamburger“ da was falsch gemacht hätten.

Was passierte? Der Besitzer, ein durchaus als vernünftig zu bezeichnender Bodybilder, lief mental Amok und versteifte sich darauf, dass die „Hamburger“ seinen kleinen Hund auf dem Gewissen haben mussten. Er konnte nicht wahrnehmen, dass der Tierarzt in Niedersachsen seinen Hund chirurgisch „versaubeutelt“ hatte, denn der war plötzlich der „Gute“. Er war ja auch viel teurer, also musste er „besser“ sein als „die Hamburger“.

Sein Hass entlud sich im Internet. Die Staatsanwaltschaft und ein Zivilgericht können sich nun mit seinen Äußerungen beschäftigen.

Und unser Tierarzt in seiner schnieken Tierklinik in Niedersachsen? Er hatte genau das gemacht, was ein „ertappter Dieb" ruft, wenn er gestellt wird: „Haltet den Dieb!" Sein unmoralisches Handeln wird ihn wohl nicht beschäftigen, hat er von unserem Bodybilder doch weit über tausend Euro kassieren können.

Was soll die Brachycephalen Chirurgie kosten?

Die Kosten für eine – auch komplexe – Brachycephalen OP haben wir mit circa 500 Euro veranschlagt. Diese Summe erscheint uns ausreichend und ist bei der Vielzahl solcher Eingriffe als fair zu bezeichnen. Sie beinhaltet Nasenweitung, Gaumensegelkürzung und ggf. Stimmtaschenentfernung. Die Dauer eines solchen Eingriffs beträgt etwa eine halbe Stunde. Lasergestützte Choanenchirurgie machen die OP etwas teurer.

Telefonat mit dem Chef einer tierärztlichen Bildungsstätte

Ich hatte davon gehört, dass in einer tierärztlichen Bildungsstätte eine derartige OP zwei- bis dreitausend Euro kosten solle, mochte es erst nicht glauben, aber es war tatsächlich so. Man konnte es auf der betreffenden Webseite nachlesen. Etwas lästerlich äußerte ich mich darüber auf unserer Webseite kritische-tiermedizin.de

„... nachdem sich unser Schluckauf gelegt hatte, stellen wir fest, dass eine derartige OP bei uns höchstens ein Drittel kostet."

Der „Oberingenieur für das Brachycephalenwesen" rief mich an und schnaubte vor Wut. Er wäre noch niemals so beleidigt worden, tönte er, und: Das sei unkollegial!

Ich sagte ihm dass das zwar unkollegial sei, was ich auch so sähe, aber es sei keine Beleidigung. Er brüllte weiter: „Das ist eine Beleidigung!" und ich entgegnete: „Es ist unkollegial, ja gut, aber was Sie machen ist nicht unsozial sondern asozial!" und legte auf. Freundschaft auf ewig! Ich spürte den Windhauch des Fehdehandschuhs.

Die Preisgestaltung dieser tierärztlichen Bildungsstätte machte in Deutschland die Runde. Viele Halter von Mops und Co. gingen zu unserem Oberingenieur. Viele Halter von Mops und Co. kamen nach Hamburg. Die Diskussion über die Diskrepanz zwischen unserer und jener Preisgestaltung schwappte durch das Internet. Man konnte nachlesen: „Was billig ist, ist selten gut", meinte so ein verblödeter Hundehalter, der die deutsche Schriftsprache nicht beherrschte. Offensichtlich waren aber die Halter von Mops und Co. nicht verblödet. Sie folgten ihrem Instinkt und kamen und kommen bis heute in großer Zahl nach Hamburg.

Das macht uns Mut und erfüllt auch meine Söhne mit Zuversicht. Trotz dieser „kollegialen Anfeindung". Sie haben die Notwendigkeit der fairen Rechnungslegung erkannt. Sehr viele Hundehalter hätten sonst nicht ihrem Mops oder French Bully ein freies Atmen verschaffen können und könnten dies auch heute nicht.

Das Problem: Immer mehr Tierärzte hatten erkannt, dass man mit der Brachycephalenchirurgie richtig viel Kohle machen konnte. Erfahrung hatten sie zwar keine, aber sie legten die Kosten fest: 1500 bis 1750 Euro, also immerhin noch preiswerter als in ... na sagen wir: beim Oberingenieur.

Und nun raten Sie mal, was passiert, wenn immer mehr Tierärzte als Trittbrettfahrer auftreten, sie 1500 bis 1750 Euro berechnen, und in Hamburg kostet so etwas schlanke 500?

Richtig! Richtig gute Stimmung!

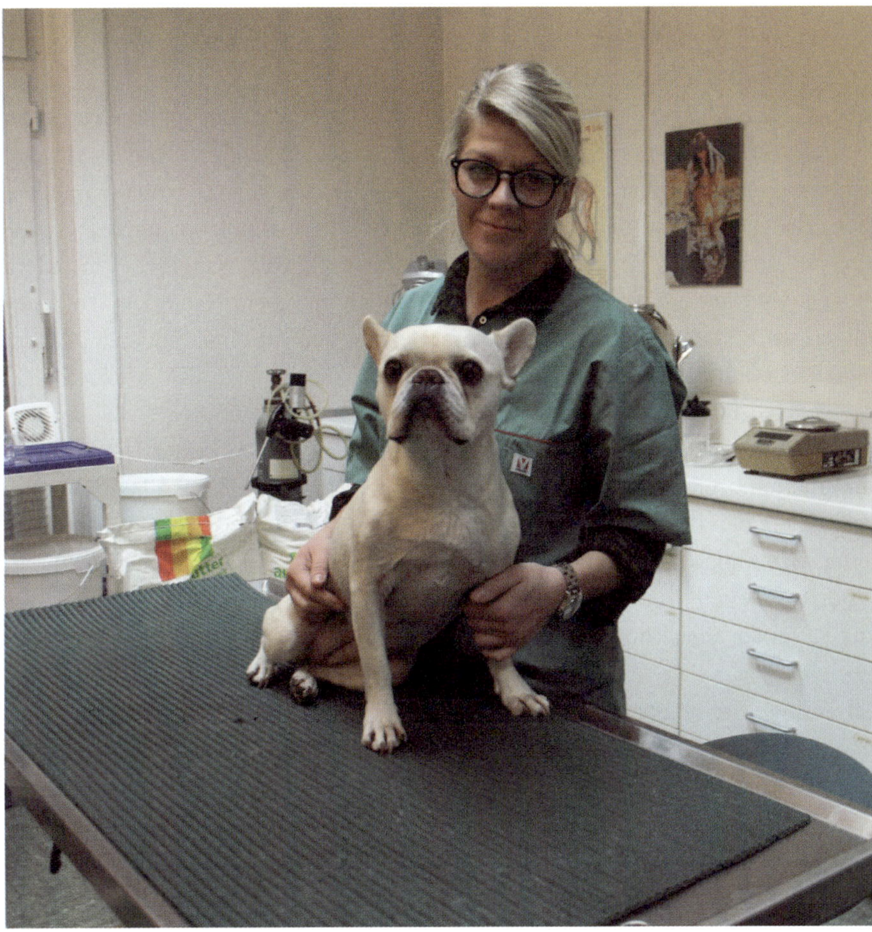

4. DER „GEFAHRENHUND“ – EINE HAMBURGER ERFINDUNG

Zum „Neuen Jahrtausend“ gab es in Hamburg viel Aufregung: Ein kleiner Junge wurde von zwei Staffordshire Terriern in Harburg angegriffen und kam zu Tode. Eine wirklich fürchterliche Sache.

Der Halter dieser beiden verwilderten Tiere war im Harburger Veterinäramt lange bekannt. Es hatte viele Beschwerden gegeben wegen ihres „Angriffsverhaltens“. Die Menschen fühlten sich bedroht. Der Halter: ein sozial Gestrandeter, ließ seine Tiere immer wieder frei laufen und verstand nicht, dass sie verwahrlosten. Beide zusammen brachten ihr natürliches Angriffsverhalten gegenüber „Beute“ voll zur Geltung. Das Harburger Veterinäramt war untätig geblieben. Die rechtzeitige Beschlagnahme der Tiere hätte das Unglück verhindern können. Es wäre lange schon gesetzlich möglich gewesen. Nach dem Tode des Jungen wurde der Leiter des Veterinäramtes Harburg in einen anderen Zuständigkeitsbereich versetzt und – befördert.

Die Hamburger Medien „kochten“. Politiker aller Parteien in der Bürgerschaft formulierten grenzenlose Abneigung gegenüber Hunden die aussahen, wie diejenigen, die den kleinen Jungen töteten. Pitbulls und American Staffordshire und deren Mischlinge landeten im Focus einer Verfolgungs- und Beschlagnahmehysterie, befeuert von dem damals herrschenden Wahlkampf. Jede Partei wollte „die Partei der Sicherheit für den Bürger“ sein.

Vernünftige Stellungnahmen von Fachleuten der Veterinärmedizin und der Tierschutzverbände nützten nichts: Der „gefährliche Hund“ war entdeckt worden und sollte mit allen nur möglichen Methoden aus dem Stadtbild „gekämmt“ werden.

Massenhaft wurden derartige Tiere ihren Besitzern weggenommen und in das Tierheim in der Süderstraße in Hamburg-Horn verfrachtet. Hier entschied ein selbsternannter Fachmann namens Poggendorf über ihr weiteres Schicksal. Er war „der Mann der Behörde“. Ihm überließ man getrost die Drecksarbeit: Ungezählte Tiere wurden von ihm „verschwunden“.

Den „gesetzlichen Hintergrund“ erarbeitete im Auftrag des Senats und der Bürgerschaft die Behörde für Gesundheit und Verbraucherschutz. Ihr Leiter: ein Tierarzt.

Sehr schnell hatte sich herumgesprochen, dass ein anderer Tierarzt keinen Hehl aus seiner Abneigung gegenüber den rassistischen, unwissenschaftlichen und überaus dummen „Gefahrenhundeverordnungen“ machte.

Die Webseite www.kritische-tiermedizin.de entstand mit der Absicht, die Ungeheuerlichkeiten der Ausgrenzung gewisser Hunderassen und deren Mischlinge nicht in Vergessenheit geraten zu lassen. Die erste Datei heißt: „Hamburger Politik gegen Hunde“.

Täglich kamen verzweifelte Hundebesitzer in unsere Praxis. Sie suchten Hilfe, denn ihr Gefährte lief Gefahr beschlagnahmt zu werden. Viele suchten Rat, weil er gerade beschlagnahmt worden war und in einem Käfig in der Süderstraße einem unklaren Ende entgegen dämmerte.

Was soll man als Tierarzt tun, wenn die „Wände der Praxis nass wurden“ von den Tränen Verzweifelter? Mitgefühl, was heute Empathie heißt? Das reichte nicht. In unserer Praxis wurde der „Boxer-Labrador“ erfunden. Noch nie in der Geschichte hatte es in einer Stadt so viele Boxer-Labradore gegeben. In der Behörde für Gesundheit und Verbraucherschutz „kochte“ es. Da wagte es doch so ein Wicht, sich den behördlichen Anordnungen entgegenzustellen!

Zwischenzeitig hatte ich den „Kollegen Behördenleiter“ angerufen. Das Gespräch war kurz: „Was Sie da für eine Scheiße machen, das wissen Sie doch wohl selber?!“ hielt ich ihm vor. Seine Antwort: „Herr Schrader, Sie haben ja Recht. Aber was soll ich machen? Ich muss doch das tun, was mein Dienstherr mir befiehlt“. Meine endgültige Kriegserklärung kam prompt: „ Es tut mir leid, aber genau das hat Adolf Eichmann in Jerusalem auch gesagt!“ Ende Telefongespräch. Ich hatte vergessen noch zu sagen ... “ bevor man ihn aufhängte.“

Günther Jauch

Ein Pärchen saß morgens mit einem großen Mischlingshund im Wartezimmer. Auf kurze Nachfrage, was sie wünschen, war klar: Sie benötigten von mir eine Rasseeinschätzung zur Vorlage irgendwo... „Ja, klar, es ist ja, wie wir alle sehen können, ein Boxer-Labrador, natürlich!“ In Zeitdruck ob der wartenden OPs bat ich sie nach „vorne“ an den Thresen; ganz plötzlich wurde der junge Mann laut und pöbelig: „Wie ich es wagen könne, so schnell ein derartiges Zertifikat ausstellen zu wollen“ und so weiter. Er war von RTL gesandt, um mich mit versteckter Kamera „zu überführen“.

Meinem Argument, „ich gäbe nur meiner freien Meinung Ausdruck“ mochte er nicht folgen. Er hatte seine Bilder und mir schwante Fürchterliches.

Abends sandte ich an RTL ein Fax und begründete mein Verhalten. Das Ergebnis: Günther Jauch lud mich zu einer Fernsehaufzeichnung nach Köln ein. Dort vertrat ich meinen Standpunkt als Tierarzt, der eine rassisch bedingte Gefährlichkeit des Hundes für Unsinn hält und sich gefälligst vor die Opfer einer blödsinnigen Politik zu stellen habe. Dies auch mit der Begründung, „ den Boden des geltenden Rechts nicht verlassen zu haben“.

Hamburger Abendblatt

An einem Sonnabend im Juni schlug meine Frau Ulrike morgens beim Frühstück das Hamburger Abendblatt auf: „Tierarzt stellt falsche Zeugnisse für Kampfhunde aus“ prangte es über die ganze erste Seite.

Der Vorsitzende des Deutschen Kinderschutzbundes heizte ein: Approbationsentzug für einen potentiellen Kindermörder... Die Tierärztekammerpräsidentin S. geiferte, man wolle ermitteln, ob ich mich etwaiger Berufsverfehlungen schuldig gemacht habe… Ein SPD-Heini von der Firma „Wir wollen die Wahl gewinnen“, forderte ebenfalls dreist den Entzug meiner Approbation... der Oberstaatsanwalt wollte ermitteln... Ach du meine Güte...

Zu keiner Zeit danach konnte man im Hamburger Abendblatt lesen, dass die Vorwürfe gegen mich völliger Quatsch waren. Es gab keine Entschuldigung. Meine Richtigstellung wurde nicht abgedruckt. (1)

Den gesamten Medienzirkus habe ich in der Datei Hamburger Politik gegen Hunde, siehe www.kritische-Tiermedizin.de kommentiert und beschrieben.

Was blieb: Es gab keinen Kunden, der mir nicht zu meinem „Mut“ gratulierte. Insofern habe ich dem Hamburger Abendblatt und seinen Zeilenhonorarjägern zu danken. Meine Praxis hat in der folgenden Zeit nicht daran gelitten, dass weniger Patienten kamen – im Gegenteil.

Veterinäramt Wandsbek

Zuständig für die Beschlagnahme „gefährlicher Hunde“ im Bezirk Wandsbek war das dort etablierte Veterinäramt. Der Leiter, ein vernünftiger Mann und Tierarzt, versuchte nach Kräften unsinnige Härten gegenüber Hundebesitzern zu vermeiden. Ein regelmäßiger Telefonkontakt schaffte eine Aura der Ruhe im Bereich Hamburg Rahlstedt. In den übrigen Bezirksämtern ging es dagegen gnadenlos zu. Eine Ausnahme: Im Bezirksamt Mitte hatte eine wirklich vernünftige Kollegin das Zepter in der Hand. Es ging dort – aber nur kurz – ziemlich fair und den Tieren und ihren Besitzern zugewandt zu. Man legte ihr nahe, ihren Posten zu verlassen, was sie dann auch dankbar tat.

Der „härteste aller Harten“ ist Leiter des Veterinäramtes Altona. Er verfolgt bis heute Hundebesitzer und deren Hunde gnadenlos und mit allen denkbaren Paragraphen des „Hamburgischen Gefahrenhundegesetzes“. Er ist der Mann, der den Tod des kleinen Jungen in Harburg nicht verhindert hat. Eine Versetzung vom Veterinäramt Harburg ins Veterinäramt Altona hatte ihn aus der „Schusslinie“ genommen. Oft hat er sich darum beworben Tierärztekammerpräsident zu werden.

Dem nunmehr in Pension gegangenen Leiter des Veterinäramtes Wandsbek rechne ich hoch an, dass er in seinem „Job“ anständig geblieben ist. Er ist mir auch nicht gram geworden, als ich ihn und seinen Trupp aus der Praxis gejagt habe mit den Worten: „Runter vom Hof!“ Sie waren im Wartezimmer aufgelaufen, um einen Mischling „abzuholen“, dem ich Asyl gewährt hatte. Mit Hilfe von Rechtsanwalt Michael Rockel hat der Besitzer schließlich den folgenden Prozess gewonnen und konnte seinen Hund behalten.

Derartige Prozesse gab es viele in Hamburg. Und es gibt sie noch und immer wieder, obwohl in Ländern wie Niedersachsen und Schleswig-Holstein ein Umdenken stattgefunden hat. Dort wird die Gefährlichkeit von Rassen nicht unterstellt. Die Menschen dort leben ohne diesen wirklich empörend widerlichen Verfolgungsdruck durch Hamburger Behörden.

Noch einmal: Was soll ein Tierarzt tun, der mit dem Kummer von Haltern konfrontiert wird, denen der Hund „weggenommen“ werden soll? Verfolgte zu schützen, heißt nicht, Rechtsbruch zu begehen zum Schaden Dritter, es heißt, das Vernünftige zu tun. Den Auftrag zu erfüllen, Leben zu erhalten – auch gegen den erklärten Willen einer machtorientierten Politikerkaste und deren Gehilfen in der Behörde für Gesundheit und Verbraucherschutz.

Bisher ungeklärte Fragen: Was passiert mit Tieren, die beschlagnahmt wurden und in dem „Heim“ in der Süderstraße landeten? Wo bleiben die schließlich? Wie heißt der Tierarzt, der im Auftrag der Behörde für Gesundheit und Verbraucherschutz weiterhin und ungebremst „nicht zu vermittelnde“ Tiere tötet?

Der Tierheimchef

W. P. war – so lange ich denken kann –, der Leiter der sich „Hamburger Tierschutzverein" nennenden Organisation in der Süderstraße in Hamburg-Horn. Kennenlernen konnte ich ihn als einen sympathischen, ungewöhnlich redegewandten und durchsetzungsbegabten Menschen. Wir hatten immer wieder telefonischen Kontakt. Einmal rief er mich am Sonntagmorgen an und bat mich einen großen Hund einzuschläfern, der ganz offensichtlich eine große Gefahr für Menschen darstellte.

Niemand traute sich an das Tier heran. Und – ich durfte den Umstehenden und W. P. zeigen, wie man fachgerecht einen gefährlichen Hund einschläfert. Immer wieder kam er auf diese Begebenheit zurück und betonte, dass er mir das „hoch anrechnet". Im Laufe der Zeit entstand eine gewisse Vertrautheit. In unserer Praxis wurden in seinem Auftrag etliche Katzen kastriert und auch mal sehr alte und kranke Hunde eingeschläfert, denen nach dem Tierschutzgesetz ein faires Ende zustand.

Die Jagd der Behörden auf Staffordshire Terrier, Pitbulls und Co. führte dann offenbar zu einer Überfüllung der Käfige in der Süderstraße. Inszenierte Shows für das NDR-Fernsehen sollten den verblüfften Zuschauern vorführen, mit welch großartigen „wissenschaftlichen Analysen" gefährliche von ungefährlichen Tieren zu unterscheiden waren. „Wesenstests", von eilfertigen Tierärzten ersonnen, wurden an gestressten Tieren ausprobiert. Eine Kynologin der Kieler Uni, die sich ihren Namen mit Untersuchungen an Wölfen gemacht hatte, avancierte zum Superstar der Wissenden. W. P. war mitten unter ihnen und durfte seinen neuen Freunden aus der Hamburger Politik und den ihn umwerbenden Medien immer wieder die Hände schütteln. Dabei hatte er sich einen Trick ausgedacht: Wer einen bissigen „saugefährlichen" Hund sehen wollte, dem konnte er helfen. Bevor die Kamera installiert war, schlug er mit einem Metallteil immer wieder an die Käfige der Probanden. Vor den NDR-Kameras fletschten die genervten Tiere dann die Zähne. Beeindruckende Filme machten auf diese Weise der Bevölkerung klar, wie recht der Senat und die Behörden mit den neuen Hundeverordnungen taten – zur Sicherheit der Bevölkerung.

Gelegentlich brachten die grünen Autos dieses „Tierschutzvereins" auf Geheiß von W. P. Hunde in unsere Praxis. Er erklärte mir, dass sie nicht vermittelbar seien und er wolle ihnen die lebenslange Käfighaltung ersparen. Ich folgte seinen Bitten im Glauben, dass er wohl wisse, wovon er spricht. Als dann junge Hunde zu uns gebracht wurden, war schlagartig klar, dass das Ansinnen des

Leiters dieses Vereins eine Selektion darstellte, die mit dem Tierschutzgesetz nicht vereinbar war.

Beobachtungen von engagierten Tierfreunden offenbarten, dass Hunde auf sein Geheiß getötet werden sollten, um weiterem „Nachschub“ aus den Aktionen der Beschlagnahme Platz zu schaffen. Für jeden dort aufgenommenen Hund gab es richtiges Geld von der Stadt Hamburg. Also „Kohle ohne Ende“.

Ich zeigte ihn an wegen des Verdachts der strafbaren Handlung im Sinne des Tierschutzgesetzes. Zu keiner Zeit ergab sich irgendeine Antwort der Hamburger Staatsanwaltschaft. Das hing wohl damit zusammen, dass nahezu zeitgleich auch den angepasstesten Medien klar wurde, dass W. P. mit dem ihm anvertrauten Geld aus Spenden und den Nachlässen an „seinen“ Verein nicht ordnungsgemäß umgegangen war.

Vergehen gehen das Tierschutzgesetz? Kein öffentliches Interesse ! Nö.

Der Prozess gegen W. P. fand unter Ausschluss der Öffentlichkeit statt. Seine politischen Freunde im Rathaus mochten nicht mit hineingezogen werden. Es wäre für sie ziemlich sicher sehr peinlich geworden. Schwamm ´drüber! In der Süderstraße hatte eine Ära der schamlosen Bereicherung ihr schnelles Ende gefunden.

Die Ära der Willkür dagegen ist noch lange nicht zu Ende: Die behördlichen Drangsalierungen vieler Hundehalter basieren weiterhin noch auf der völlig idiotischen Annahme, dass bestimmte Hunderassen als gefährlich einzustufen sind.

Tjö.

Verweise

1. Staatsanwaltschaft, Politiker und andere

Die Hamburger Staatsanwaltschaft hat es nach fast einem Jahr erkannt: meine „Rassebeurteilungen“ von Mischlingen – auch wenn es sich verdachtsweise um American Staffordshire-Terrier gehandelt haben könnte – sind nicht strafbar – jedenfalls heute nicht.

Das beruhigt mich, denn ich hatte befürchtet, dass die Justiz von populistischen Claqeuren des Stern TV oder des Hamburger Abendblattes unterwandert sei.

Die paranoide Hysterie, welche sich in den Medien ausbreitete, als Günter Jauch

versucht hatte die Einschaltquoten von RTL mit Betrug und unseriösen Reportagen über Hunde zu heben, veranlasste Hamburger Politiker sich in geradezu unappetitlicher Weise über meine Person herzumachen, um sich in der Öffentlichkeit zu „profilieren“. Da gab es plötzlich einen „Tierschutzexperten“ der SPD, der öffentlich verkündete, man sollte mir die Approbation entziehen und auch solche von der anderen Couleur, die sich mit Forderungen nach Untersuchungen von Rassebestimmungen wichtig machten.
Es kam zu einer erschütternden Selbstdarstellungsorgie eines Vertreters des Kinderschutzbundes, die an Dummheit nicht zu überbieten war – die Tierärztekammerpräsidentin in Hamburg hatte nichts Eiligeres zu tun, als der ratlosen Öffentlichkeit eine berufsrechtliche Untersuchung meines Handelns anzubieten. Und ein Vertreter der Tierärztlichen Hochschule Hannover zeigte öffentlich seine Verbundenheit mit der Polit-Kaste, indem er mir vorwarf, bei Rot über die Kreuzung gehen zu wollen.
Mein Gott, was ist in diesem Land an Feigheit, an Ruchlosigkeit und karriereorientiertem Buckeln möglich?! Grauenhaft!
Aber – das alles hat dazu geführt, dass meine Klinik bis heute stetig mehr von hilfesuchenden Tierhaltern aufgesucht wird. Und genau das macht mir Mut und zeigt, wie Menschen, die sich Tieren verbunden fühlen, denken. Sie entlarven mit Sinnesschärfe unseriöse TV-Spots, unseriöse Politiker und deren Speichellecker.

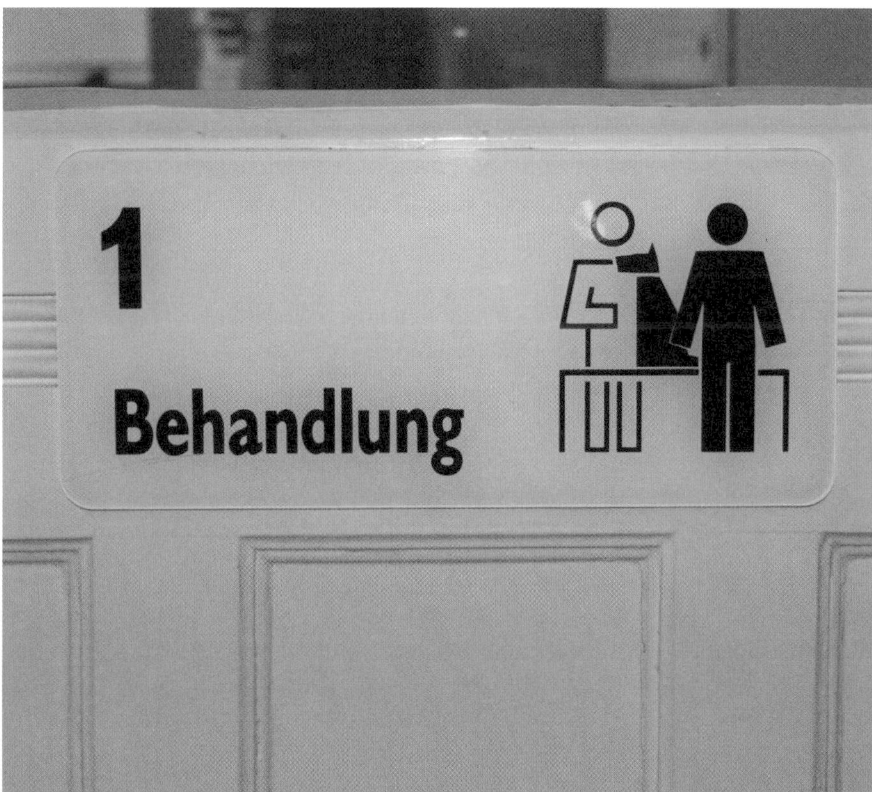
1
Behandlung

5. EIN LEBEN IM KÄFIG DER FUTTERMITTELINDUSTRIE

Seit 1973 vergingen 20 oder fast 30 Jahre, in denen tierärztliche Therapien stets nach Vorschrift – gemeint sind die Vorgaben der Schulmedizin in hunderten von Büchern und Schriften – in unserer Praxis Anwendung fanden. Durchaus mit guten Resultaten, wofür ich meinen Dank an „die Wissenschaft" aussprechen möchte. Neben Phytotherapien und dem weiten Feld der Homöopathie gab es und gibt es nichts, was fehlt: Sogar Akupunktur war ein faszinierendes Lehrthema, was immer wieder spontan zu entsprechenden Anwendungen führte – und ist es geblieben.

In diesen Jahren vervielfältigten sich jedoch die Krankheitsbilder in der Tierheilkunde für Hunde und Katzen. Die Therapie von Durchfällen avancierte zum „Renner Nummer 1". Gleich danach kam „Renner Nummer 2": Hautentzündungen, mit vermeintlich infektiöser Ursache oder – was eher der Fall war – als Ergebnis von Unverträglichkeiten der Nahrung und des häuslichen Klimas. Die tierärztliche Praxis entwickelte sich täglich neu zur „Booming City", was heißen mag: von 80 Patienten am Tag waren mindestens 50 % solche mit Hautkrankheiten und Durchfällen – mit und ohne Fieber.

Daneben wuchs die Zahl der orthopädischen Erkrankungen: Hüftgelenksarthrose, Kreuzbandriss, Bandscheibenerkrankungen. Eine gewaltige Herausforderung an einen „kämpferisch" eingestellten Tierarzt. Bei immer jüngeren Patienten gesellte sich die Diagnose „Krebs" hinzu.

Die tierärztliche Praxis entwickelte sich zum „Kampfplatz" – jedenfalls bei uns.

Das große „Problem mit den Unverträglichkeiten": Woher kam es?

Bei genauerem Hinsehen war sehr schnell klar: Das, was die meisten Tierhalter ihren Haustieren als „Essen" servieren, ist in Tüten und Dosen hübsch verpackter Megaschrott, ein mit chemischer Keule schmackhaft und haltbar gemachter Abfall der Tierkörperschlachtung, voller Wirkstoffe, die einzeln oder in Interaktion zielgerade das Immunsystem des Opfers platt machen und dem Krebs vollen Schub garantieren.

Erschütternd war und ist immer wieder, was Tierhalter auf die Frage antworten: „Was geben Sie ihrem Hund /Ihrer Katze zu essen? „Trockenfutter und auch Nassfutter!", was ganz klar bedeutet: die Leute wissen gar nicht, was sie ihrem

„Liebling“ mit dem Industriefutter antun. Die meisten von ihnen glauben an den Satz: „Das Teuerste ist das Beste.“ Eine Tragik-Komödie, die den deutschen Tierärzten volle Praxen garantiert.

Erzählen Sie mal einem Hunde- oder Katzenhalter, wie er seinen „Liebling“ ernähren sollte... Eine schier unlösbare Aufgabe für Tierärzte. Viele Menschen ernähren sich ja selbst unvernünftig. Offenbar hatten sie alle keine Mutter oder Großmutter, die ihnen den Wert sauberer sinnvoller Ernährung erklärt hat. Das Tragik-Komische gipfelte in einer Begegnung mit einer „frisch gebackenen Hundehalterin“, der ich nahe bringe wollte, dass sie Dauergast beim Tierarzt sein würde, wenn sie ihren Hund weiter mit Industriefutter ernährte. Auf meine Frage, ob es sie überhaupt interessiere, was ich sage, antwortete sie kurz und knapp mit „nein“. Tjö. Die Frau ist Gott sei Dank nicht wiedergekommen. Aber der Abgrund von Ignoranz und furchtbarer Dummheit schaut mich weiterhin nahezu täglich an.

Aus dieser Unerträglichkeit entwickelte sich mein Entschluss, alles Notwendige einer sinnvollen Tierernährung aufzuschreiben, es den Tierhaltern in die Hand zu drücken mit den lapidaren Worten: „Lies mal.“ Ich hatte keine Lust mehr Vorträge zu halten, die auf stumpfe Sinne trafen.

Daraus wurde aber nichts. Urplötzlich erschien das Buch von Professor Meyer (Tierärztliche Hochschule Hannover) mit dem vielversprechenden Titel: „Ernährung der Hunde und Katzen“.

Na, endlich! Dachte ich und las es durch. Das Ergebnis war niederschmetternd. Der „Ernährungs-Meyer“ hatte es geschafft, ein Buch zu schreiben, das weder für Tierärzte geschweige denn für interessierte Laien lesbar war. Seine Ausführungen über Milligramm, ppm (part per million), I.E. (Internationale Einheiten), Prozente, et cetera und trallala, waren nicht in klare Anweisungen umzusetzen. Was dabei herauskam? Das, was wir immer schon wussten: „Ein Hund oder eine Katze ist auch nur ein Mensch.“ Der Bedarf ist quasi identisch. Kleine Abweichungen sollten beachtet werden. Mit großem Respekt vor der wissenschaftlichen Leistung von Professor Meyer rief ich diesen dann an und fragte ihn, ob ich sein Buch „querschreiben“ könne. Von „Unlesbarkeit“ sagte ich nichts – und er bejahte nach wiederholtem Drängen. Siehe Anhang „Ernährung unserer Hunde und Katzen“. Das Kapitel über Katzenernährung schrieb eine Wissenschaftsjournalistin, die völlig recht hat mit dem, was sie sagt, wobei mir das „sektenhafte“ ihrer Ausführungen etwas befremdlich, aber nicht unsympathisch erschien.

Die Datei „Ernährung unserer Hunde und Katzen" die ebenfalls auf der Internetseite www.kritische-Tiermedizin.de nachzulesen ist, wird bis heute viel „angeklickt". Die Mühsal in der tierärztlichen Praxis wurde jedoch nicht geringer.

Irgendwann rief mich ein Spiegel-Redakteur an. Er beabsichtigte einen Artikel über die katastrophale industrielle Hunde- und Katzen-Nahrung in Deutschland zu schreiben. Es war das erste Mal, dass sich ein Printmedium mit diesem Thema beschäftigen wollte.

Merkwürdigerweise kamen immer wieder Fernsehanstalten auf mich zu, um eventuell einen entsprechenden Report zu produzieren. Ganz offensichtlich wurden aber diese Vorhaben in den Chefredaktionen regelmäßig „gekippt".

Der Artikel erschien dann 2010 im Spiegel „Wie bringe ich meinen Hund und meine Katze mit dem Futter nicht um"? (1) Es war das letzte Mal, dass sich so ein Medium mit dem Thema „Industrienahrung" beschäftigte. Weiterhin werden bis heute alle Versuche, darüber kritisch zu berichten, zunichte gemacht.

Nicht ganz – denn immer wieder nahm ich zur Kenntnis, dass es im ORF (Österreichischer Rundfunk und Fernsehen) Redakteure gab, die es nicht lassen konnten ihrer Abneigung gegen die Hersteller von Industrienahrung freien Lauf zu lassen: Zum Schluss jeder Sendung erschien dann ein Gesicht, das so aussah wie meins, und das sagte stereotyp: „Machen Sie die Nahrung doch selbst."

Das Ergebnis? Unser Praxistelefon klingelte nach jeder Sendung x-mal mit dem Begehr: „Ja wie denn nun?" Daraus entstand die Datei, auch in www.kritische-tiermedizin.de mit der Überschrift: „Ja wie denn nun? Wie ernähre ich meinen Hund und meine Katze selbst?" (2) Zugrunde gelegt waren die Erkenntnisse vom „Ernährungs-Meyer" mit dem Hinweis, wie leicht und preiswert eine vollständige Vitaminisierung und Auffüllung mit notwendigen Mineralstoffen in der Nahrung zu erreichen war – eben entsprechend den seit zig Jahren bekannten Bedarfsnormen. Man brauchte ja nur in ein Reformhaus zu gehen und sich Sesam, Braune Hirse und Weizenkeime besorgen. Von der gemahlenen Mischung einen oder zwei Esslöffel ins Futter, ist eine ausgewogene und ausreichende Vitamin-Mineralstoffbeimischung.

Beide Dateien sind auf www.kritische-tiermedizin.de bis heute die meist angeklickten von allen. Daneben erfreut mich die Veröffentlichung des Buches „Katzen würden Mäuse kaufen" von Hans-Ulrich Grimm. Er verbrachte einen ganzen Tag in unserer Praxis, fragte viel – und bekam „viel Antwort". Das Ergebnis: das überaus spannend geschriebene „Schwarzbuch Tierfutter“. Ich bin überzeugt: Wer das gelesen hat, betritt keinen Laden mehr um Fertigfutter für seinen Hund oder seine Katze zu kaufen.

Oft drücken wir dieses Buch Tierhaltern in die Hand, wenn wir merken, dass sie an der Gesundheit ihres Hundes oder ihrer Katze wirklich interessiert sind. So wandern pro Jahr mehrere hundert dieser Bücher über unseren Tresen.

Für unsere tierärztliche Praxis hatten und haben die Dateien einen großen Vorteil: Ich übergebe regelmäßig und in großer Zahl meine Praxiskarte, auf dem die diversen Webseiten unseres Hauses angegeben sind mit dem Hinweis: „Lesen Sie das mal, und wenn sie wiederkommen, frage ich sie ab“. „Hihi“, denke ich jedes Mal, denn es scheint zu klappen: Immer mehr Tierhalter wenden sich einer gesunden, sinnvollen Ernährung zu – jedenfalls einer solchen, die frei von Zusatzstoffen bzw. Chemie ist.

Die Liste der Hersteller chemiefreier Nahrung ist nicht lang. Neben **Aras, Reiko** und **Marengo** gibt es noch einige andere Firmen, die juristisch klar formulieren, dass die von ihnen produzierte Nahrung frei von Zusatzstoffen ist. Man muss es sich immer wieder vergegenwärtigen: In Deutschland ist Lügen nicht verboten – wohl aber Betrügen. Das ist der Grund, weshalb diese Liste nicht länger wird. Welche Firma will sich von der Konkurrenz schon sagen lassen, dass sie eine „Betrüger-Firma“ ist, die ihr Produkt bewusst mit falschen Angaben versieht? Stattdessen verwenden die Hersteller der üblichen Industrie-Nahrung pseudowissenschaftliche Angaben, die vom Käufer nicht hinterfragt werden können und in ihm das Gefühl wachsen lassen, nichts falsch – also alles richtig zu machen.

Vergessen werden darf dabei aber nicht, dass „der Gesetzgeber“ den Futtermittelherstellern vorgeschrieben hat ihre Produkte für mindestens zwei Jahre haltbar zu machen. Glauben Sie im Ernst, dass dies ohne Chemie möglich ist? Diese Infamie der Vermarktung wird in Deutschland (übrigens auch in Frankreich, England, Israel und den USA) von der Tierärzteschaft gestützt, die, wohl wissend um die entsetzlichen Folgen, aber dennoch als Promoter auftretend, Industrienahrung als Mekka der Erkenntnis darstellt – um an diesem Müll dann auch noch richtig verdienen zu können.

Wenn ich unserem Berufsstand etwas übel nehme, dann besonders diese Heuchelei: Das ewige „Running for Extra-Money“ unter bewusster Inkaufnahme von gesundheitlicher Schädigung unserer Haustiere. Igittigitt.

Impferitis in Deutschland

Wer einen jungen Hund und/oder eine junge Katze in seiner Familie aufnimmt, weiß ziemlich schnell, dass der Besuch beim Tierarzt nicht zu vermeiden ist. Von allen Seiten trommeln „Fachkundige", wie wichtig es sei den Hund oder die Katze „durch zu impfen". Und ob er denn schon eine Wurmkur bekommen hätte?

Nun gut, gegen eine Grundimmunisierung gegen die diversen wirklich üblen und teilweise nicht oder nur schwer zu therapierenden Krankheiten – besonders junger Tiere – kann man nichts haben. In Erinnerung haben wir alle die Flut von an Staupe und Parvovirose erkrankter Welpen. Ein „Mitbringsel" des kriminellen Hundehandels.

Was sich jedoch schon lange in Deutschland abspielt, ist der industriell geförderte Druck auf die Tierhalter, ihre Tiere pünktlich nach 12 Monaten neu impfen zu lassen. Da dreht sich ein kommerzielles Karussell auf Hochtouren – und die Preise für „Komplettimpfungen" marschieren jedes Jahr erneut gen Himmel. Dem Hörensagen nach empfangen nahezu alle Tierhalter von ihren Tierärzten Erinnerungspostkarten: Sie mögen bitte umgehend in die Praxis kommen und den Impfschutz ihres Hundes oder ihrer Katze auffrischen lassen.

Es scheint üblich zu sein, diese Tiere in permanenter Lebensgefahr zu wähnen – wenn der Impfschutz nicht pünktlich aktualisiert würde.

Das geht so weit, dass verunsicherte Tierhalter von ihren Tierärztinnen und Tierärzten zu hören bekommen, dass bei Impfverweigerung unverzüglich Infektion und Tod drohen. Und wenn mehr als 12 Monate ohne Nachimpfung verstrichen waren, dann musste das kleine Hündchen „zur Strafe" komplett neu immunisiert werden, möglichst mit 3 Impfungen alle 4 Wochen...

Es hat Jahre gedauert bis ich mich entschied diesem Blödsinn entgegenzutreten. Die Frage war ja auch: „Wie macht man einem Kunden klar, dass er über die Jahre „angeschmiert", „ausgemeiert", schlicht „aufs Kreuz gelegt" worden war, wenn es um die Nachimpfung seines Hundes oder seiner Katze ging ?"

Denkwürdig war ja die irgendwann gewonnene Erkenntnis, dass in England und Frankreich Hunde und Katzen nach der Grundimmunisierung bei Bedarf alle 2 bis 3 Jahre nachgeimpft werden. Das hatte sich während unserer Fortbildungsveranstaltungen herumgesprochen. Daneben gab es auch Veröffentlichungen von unabhängigen Wissenschaftlern, die eine Nachimpfung, wie in Deutschland erzwungen, für höchst gefährlich halten. Zur Debatte steht weiterhin das Thema: „Schutzimpfung und Krebs". Hier gibt es von ernst zu nehmenden Tierärzten – aus Europa (nicht aus Deutschland) – Warnhinweise.

Fakt ist, dass die rasant steigende Krebszahl bei Haustieren, sprich: bei Hunden und Katzen, sehr wahrscheinlich auch etwas mit Impfungen – besonders im Alter – zu tun hat.

Daneben wird inzwischen „die wiederkehrende Schutzimpfung" mit unheilbaren Hauterkrankungen z.B. der Atopischen Dermatitis und vielen anderen Fiesitäten in Zusammenhang gebracht. Na toll.

Und wer begriffen hat, dass eine Grundimmunisierung auch bei Hund und Katze ein Leben lang Schutz gewährt, versteht auch, warum mindestens 60 Prozent aller deutschen Praxen sofort pleitegehen, wenn die „jährliche Nachimpfung" nicht mehr stattfindet. Das geht jedenfalls aus den Statistiken der Bundestierärztekammer hervor, die sich auch um die Zahl der verwendeten Impfstoffe kümmert. Setzen Sie mal die Zahl der jährlich in einer durchschnittlichen Tierarztpraxis verwendeten Impfungen in Beziehung zu ihrem Gesamtumsatz... Siehe auch: www.kritische-tiermedizin.de – Die Sache mit der Schutzimpfung. (3)

Die große Angst vor Darmparasiten, Flöhen und Zecken

Angst vor Terroristen ist menschlich. Die Sorge um Gesundheit sollte aber etwas mit Vernunft und weniger mit Panik zu tun haben.

Man kann es in jedem ausführlicheren Pharmakologie-Buch nachlesen: Neurotoxine schädigen die Synapsen, die Schaltstellen im Gehirn. Dennoch steigt der Verkauf dieser Stoffe in den tierärztlichen Praxen. Tabletten zum Eingeben bei Hund und Katze gegen Flöhe und alle möglichen Sorten von Würmern (selbst Zecken fallen „tot um", wenn sie das Blut des Wirtstiers saugen), sind ein Verkaufsschlager. Das Problem: Schädigungen der Synapsen sind bei Hund und Katze zunächst nicht unbedingt wahrnehmbar. Wer bekommt schon mit, wenn sein Haustier „tüddelig" wird? Aber das immer häufiger werdende Endresultat ist eine nicht heilbare Form der Epilepsie.

Die Verkaufszahlen von Antiepileptika sind in den letzten Jahren drastisch in die Höhe geschnellt.

Ich persönlich möchte keinen Hund und auch keine Katze haben, der/die Epileptiker wird. Nein danke. Daneben ist völlig klar, dass die auf dem Markt befindlichen Antiparasitika das Immunsystem des Tieres schädigen.

Auf der Suche nach Alternativen bin ich auf Rezepte gestoßen, die mit Sicherheit keine Schädigungen des Organismus hervorrufen, als Arzneimittel zwar nicht „zugelassen", aber höchst wirksam gegen die meisten Parasiten sind. Sich darüber in der Öffentlichkeit auszulassen ist nach Maßgabe des Arzneimittelgesetzes untersagt. Lesen Sie mehr dazu im Anhang: Endlich! Nie wieder zum Tierarzt.

Das Ergebnis: Auf der Webseite www.kritische-tiermedizin.de findet man die Datei: Endlich! Das Paket nie wieder zum Tierarzt. Wer´s also wissen will, der sendet eine Mail an HamburgVets@aol.com und bekommt in kürzester Zeit Anregungen geliefert. Diese Form der Weitergabe von Ratschlägen ist derzeit noch nicht untersagt. (Siehe ebenfalls den Anhang 1)

Daneben ein dringender Ratschlag: Wer beabsichtigt, seinen Hund oder seine Katze mit Antiparasitika ohne vorherige Diagnose zu behandeln, sollte sich „Die Sache mit der Wurmkur" (4) genau durchlesen.

Hamburger Abendblatt als Zündfunke für einen Tierärztekrieg

Im Sommer gibt es immer ein Loch. Ein Loch deswegen, weil (auch in Hamburg) Zeitungen dann meistens nichts Richtiges zu berichten haben, was die Verkaufszahlen ihres Blattes am „abschmieren" hindert. Da kam ein Anruf eines Redakteurs gerade recht. Das Hamburger Abendblatt hatte seine „Story" (5)

Die Besatzung der Tierärztekammer Hamburg hatte es für richtig befunden, das Hamburger Abendblatt in Interviews darüber zu informieren, was ein von ihnen weniger geschätzter Kollege „alles falsch macht". Eine interessante und ungewöhnliche Form des Versuchs, einen Konkurrenten „fertigzumachen". Die Interviews waren eindeutig lanciert und berufsrechtlich illegal; schließlich gehören solche Dinge vor ein Berufsgericht und nicht als Hetze in ein öffentliches Medium. Aber, die Zeilenhonorarjäger des Hamburger Abendblattes machten „fette Beute". Abgesehen von dieser wirklich widerlichen interkollegialen Auseinandersetzung fragte der Abendblatt-Redakteur mich nach weiterem. Gut, er bekam Antwort (6). Und das brachte die Hamburger Tierärzte in Wut. Die Tierärztekammerpräsidentin und noch so ein Oberschlauer zeigten mich bei der Staatsanwaltschaft Hamburg an.

Der Vorwurf:
„Beleidigung der Tierärzteschaft". Juristisch unverständlich, aber doch komisch und entlarvend: Das Hamburger Abendblatt hatte über die merkwürdige Preisgestaltungen in Hamburger Praxen berichtet. Wurde ja auch mal Zeit! Und auf die Frage, was von Tierärzten zu halten sei, die ihren Kunden keine Quittungen geben, hatte ich geantwortet: „Die bescheißen die Steuer, das ist doch wohl klar!"

Natürlich – ich gebe es zu – ich hatte diesen Schreiberling „angetickt", weil ich weiß, wie solche Leute „weiterticken", es sind schließlich keine Journalisten mit Ehrenkodex, sondern Reporter, allein dem Umsatz ihrer „Firma" verpflichtet und „heiß" auf Zeilenhonorare.

Verweise

1. Wie bringe ich meinen Hund und meine Katze mit dem Futter nicht um? Oder: Keine Angst vorm Selbermachen

Die Absolventen tierärztlicher Bildungsstätten wissen es genau. Die Profs und die vielen bunten pseudowissenschaftlichen Werbeschriften der Futtermittelindustrie machen jedem klar: „Die Hundehalter in Deutschland sind einfach zu doof, um ihre Hunde richtig zu ernähren – und deshalb sollen Sie in einen Futtermittelladen gehen und da was kaufen." Wie bitte? Ist das wirklich so? Oder haben deutsche Hundehalter einfach aufgehört selbständig zu denken?
Nein, sie wurden von der Werbemaschine Tierfutter „zugequatscht" und sind bedauernswerterweise hilflos, wenn es um die Beurteilung halbwissenschaftlicher verkaufsfördernder Behauptungen der Futtermittelindustrie geht.
Wenn aber mehr als 90 Prozent aller Hundehalter (und 96 Prozent aller Katzenhalter) für ihre Lieblinge Fertigfutter in Dosen oder Tüten kaufen und die Kurve der Erkrankungszahlen nach wie vor steil nach oben zeigt, dann stimmt doch da was nicht, oder?
Fakt ist, dass unsere kleinen Wegbegleiter immer häufiger tierärztlichen Beistand benötigen, wobei immer häufiger die tierärztliche Lehre keine rechte Hilfe bieten kann: Erkrankungen des Immunsystems, Störungen des Wachstums mit fatalen Folgen für das Erwachsensein eines Tieres, steigende Tumorraten und ständige Magen-Darm-Störungen sind nur der Eisberg einer „Ernährungspolitik", gesteuert von „Mietmäulern" innerhalb der tierärztlichen Bildungsstätten und einer profitorientierten Industrie, in der auch bildungsferne Absolventen von Hauptschulen Karriere machen können, wenn Sie nur in der Lage sind ratlose Tierhalter in einem Tierfutterladen von den dargebotenen Produkten für Tierernährung zu überzeugen.

Es ist aber nichts Neues, dass in Deutschland Doofe ihr Maul weit aufreißen und korrupte Wissenschaftler im Dienst aggressiver Industrien stehen.
Der Spiegel-Artikel „Maskierter Müll" von Nils Klawitter, (Der Spiegel 30 /2010) bringt den uralten Kinderspruch in Erinnerung: „Leute esst mehr Scheiße! Millionen Fliegen können sich nicht irren!"
Tjö, und immer wieder die gleiche Frage: „Wie ernähre ich meinen Hund und meine Katze?"
Meine Oma – wenn sie noch lebte– würde sagen: Alles aus der Küche, mal kreuz und mal quer, aber sauber muss es sein und ohne diesen chemischen Schnickschnack. Schließlich lebt ein Tier auch nur von der Vielseitigkeit seiner Nahrung".
Stimmt Oma! Ein Hund und eine Katze sind auch nur Menschen, und sie leben länger, wenn sie keinen Müll essen.
Die „Drittelung der Nahrung" bedeutet in Mitteleuropa: 3 Pfund gekochte Kartoffeln, 1 große Dose Möhren und Erbsen von Aldi oder Edeka und 2x400 Gramm „Rindfleisch im eigenen Saft" von der Bundesreserve (meist in den untersten Regalen zu finden). Kaufen Sie sich eine große Edelstahlschüssel (5-6 Liter) und vermanschen Sie alles mit den Händen. Was Sie nicht sofort füttern, können Sie ja einfrieren.
Unsere großen Hunde bekommen davon 1 großen Teller voll (morgens, mittags und abends) wobei wir nicht verhehlen, gewisse Zutaten ständig parat zu haben: Leinöl, Rapsöl, feiner Schrot von brauner Hirse, Sesam und Weizenkeimen, Rohgemüse, fein geschnetzelt je nach Jahreszeit und einmal die Woche statt Rindfleisch Fisch aller Sorten, meist gekauft Sonntags am Hafen in Niendorf an der Ostsee.

Aber mal ehrlich – wir kochen auch nicht immer. Und dann kaufen wir doch was: Dosenfutter von ARAS – wir können ja nicht Wein predigen und Wasser ausschenken, nicht wahr?!

2. Ja wie denn nun – Wie ernähre ich Hund und Katze selber?

Merkwürdig – der österreichische Rundfunk bringt alle Augenblick eine Sendung über die Fatalität des industriellen Tierfutters und blendet dann meine Wenigkeit ein: Ich sage da: „Selber machen!"
Ja, nee– wie jetzt – ach so– gut, okay für alle, die eine Betriebsanleitung für ihren Hund haben wollen. Das erste: man besorge sich eine Edelstahlschüssel für 6 bis 8 Liter Inhalt. Die Dinger sind in allen Haushaltswarenläden zu bekommen und recht preiswert. Das Kochen von 3 Pfund Kartoffeln ist nicht so einfach – man muss aufpassen, dass der Herd nicht hinterher „wie Sau" aussieht. Wie lange kochen Kartoffeln? Nicht länger als 20 Minuten.

Natürlich können Sie eine Prise Salz zugeben. Aber Sie sollen die Kartoffeln nicht salzen – maiiine Güde. Übertreibungen sind nie gut.
Gemüse? Wer auf dem Markt am Mittwoch oder am Samstag nicht eingekauft hat, geht in einen Lebensmittelladen und kauft dort mehrere große Dosen Erbsen und Möhren, gekocht. Die Dosen gibt's auch sehr preiswert – 800 Gramm-Teile für 1,98 oder gar für 99 Cent im Angebot. Und– jetzt kommt's: Das günstigste „Fleischangebot" finden Sie in den unteren Regalen, so halb versteckt, damit es ja keiner kauft: Jola-Rindfleisch, gekocht im eigenen Saft, die 400 Gramm – Dose für 1,78 oder so. Sie nehmen mehrere Dosen mit nach Hause und öffnen eine 800 g Dose Erbsen-Möhren und zwei Dosen Rindfleisch im eigenen Saft – macht ebenfalls 2x400 g=800 g. Alles kommt in die große Edelstahlschüssel und wird mit den gekochten Kartoffeln vermengt – mit den Händen vermanscht. Also: Nahrung im Verhältnis 1:1:1 oder für Mathematiker 33 1/3 % dreimal – jedenfalls so ungefähr.
Nun haben Sie die Grundausstattung: Dazu geben wir zum Bespiel 3 Esslöfel Leinöl, 3 Esslöffel von der fein geschroteten Mischung aus brauner Hirse, Sesam und keimfähigen Weizenkeimen. Man bekommt den ganzen Kram im Reformhaus und sollte sich gleichzeitig mal eine elektrische Kaffeemühle zulegen: 3 Esslöffel von der Mixtur da rein und rrrr-t, zack – haben Sie eine frische Kornmischung, die inhaltlich alle wichtigen Spurenelemente, Mineralien und Vitamine beinhaltet – besser geht nicht.
Wenn Sie Spaß daran haben: auch alle Küchenkräuter, 2 Sorten Petersilie und Dill kleingehackt können da rein und natürlich alle Sorten Gemüse, gekocht, feingeschnetzelt al dente, wenn Sie gerade mal wieder den Dosenöffner verlegt haben.
Ihr Hund und Ihre Katze warten schon: Sie nehmen eine Schöpfkelle und geben die Mischnahrung auf einen Teller (groß) für Hunde, (klein) für Katzen und kleine Hunde. Der Rest wird portioniert und in Gefriertüten gegeben (zubinden). Ab damit in den Kühlschrank oder ins Gefrierfach.
Tjö – und was noch? Natürlich können Sie statt des Rindfleischs auch Fisch und Geflügel nehmen. Schweinefleisch übrigens auch, wenn es eben gekocht ist. (Dass Hunde und Katzen kein Schweinefleisch „dürfen" – ist übrigens großer Quatsch.) Rohes Schweinefleisch oder rohes Geflügelfleisch sollten Sie nicht verfüttern. Dahinter stecken Infektionsprobleme mit Keimen also Bakterien oder Viren, die es weder mit dem Hund oder der Katze gut meinen – noch mit dem Menschen. Aber – wenn Sie mal Eier gekocht haben und da steh'n noch welche im Kühlschrank – und es ist zufällig nicht Ostern – dann haun` Sie die ruhig mit rein. Siehe ebenfalls im Anhang: Ernährung unserer Hunde

3. Die Sache mit den Schutzimpfungen

Wer will nicht seinen Hund oder seine Katze vor den Gefahren einer schweren Infektionskrankheit schützen? Staupe, ansteckenden Leberentzündung des Hundes, Parvovirose, Parainfluenza und Tollwut sind fiese Krankheiten, die Angst und Schrecken verbreiten können, ebenso Leukose, Katzenseuche und Katzenschnupfen. Aber auch Borreliose, wenn man sie als Hund hat, ist nicht witzig.

Die Hersteller derartiger Impfstoffe stellen Impfschemata auf, die man in den Beipackzetteln nachlesen kann. Neuerdings werden „Fortbildungsveranstaltungen" für Tierarzthelferinnen ganz gezielt überall im Bundesgebiet durchgeführt. So werden die Tierhalter „bestens" darüber informiert, wie oft und weshalb sie ihren Schützling impfen „dürfen".

Manche Impfstoffhersteller liefern Postkarten an die Tierärzte, die diese dann an ihre Kunden verschicken – natürlich mit dem Hinweis auf die Dringlichkeit einer Wiederholungsimpfung.

Sehr lieb gemeint – möchte man denken. Aber es steckt ein knallhartes kommerzielles Kalkül hinter den Postkarten und den „Fortbildungsveranstaltungen", die übrigens mancherorts mit luxuriösem Büffet auch für Tierärzte durchgeführt werden. Dabei drängt sich der Verdacht auf, dass die „Impferei" weniger dem Wohl der Tiere als dem Umsatz der tierärztlichen Praxen dient, insbesondere, wenn man bedenkt, dass diese in Deutschland zu etwa 60 Prozent nur dann existenzfähig sind, wenn die Inhaber über die Brücke der Pharma-Info gehen: Alle 12 Monate impfen, volles Programm!

Abgesehen davon, dass Schutzimpfungen für Hunde und Katzen in Deutschland immer teurer werden: man hört glaubhafte Berichte von 80 bis 90 Euro für eine „Rundumimpfung" der Hunde oder Katzen, müssen Tierhalter, wenn sie nicht pünktlich nach 12 Monaten in die Praxen gekommen sind, „zur Strafe" nach einigen Wochen noch einmal zum Impfen antreten. Und das kostet natürlich. Dieser „Erziehungseffekt" wird von den Pharmafirmen besonders betont. Man spricht es dort unverblümt aus: „Sie müssen als Tierärzte ihre Kunden erziehen." Was soll ein Tierarzt oder ein Tierhalter nun glauben? Welches Impfschema bzw. welche Impfintervalle sind sinnvoll ohne den Patienten zu gefährden?

Wir haben in der Zeit von 2004 bis 2010 das Blut vieler Katzen und Hunde gezielt dahingehend untersucht, wie hoch deren Gamma-Globulin-Level ist (die Gamma-Globuline stellen die Gesamtheit der Antikörper dar), und es ergab sich folgende Überraschung:

Jungtiere, die im Alter von 8 bis 12 Wochen zweimal geimpft worden waren, haben einen Gamma-Globulin-Level, der etwa nach zwei Jahren auf einen Halbwert zurückgeht. Wurden die Tiere im Laufe der Jahre mehrfach geimpft, so sank der Gamma-Globulin-Level nach zwei Jahren um 25 bis 30 Prozent. Bei alten Tieren – vorausgesetzt sie blieben gesund – sank er nach zwei Jahren so

gut wie überhaupt nicht. Das bedeutet: Hunde und Katzen erwerben im Laufe ihres Lebens durch wiederholte Schutzimpfungen eine lang– und länger anhaltende Immunität entsprechend ihrem Gamma-Globulin-Level. Man kann also – ohne rot zu werden – seine Schützlinge nach etwa zwei Jahren wiederholt impfen, um eine Antikörper-Neuproduktion zu entfachen.
Wenn man bedenkt, dass in europäischen Nachbarländern Hunde und Katzen nur alle zwei bis drei Jahre den Tierarzt wegen einer Schutzimpfung sehen, ist die Frage berechtigt, ob es in Deutschland diesbezüglich mit rechten Dingen zugeht? Man bedenke auch, dass selbst ein maximal hoher Gamma-Globulin-Level keinen absoluten Schutz vor den genannten Krankheiten darstellt.
Die Impfungen gegen Leukose bei der Katze und gegen Borreliose beim Hund haben wir bei unseren Untersuchungen nicht berücksichtigen können. Eine entsprechende wissenschaftlich korrekte Analyse ist schwierig, weil bekanntermaßen Hund und Katze auf diese Impfungen immunologisch nicht so gut reagieren, was allerdings nicht heißen soll, dass sie Nonsens darstellen.

4. Die Sache mit der Wurmkur

„Guten Tag! Ich hätte gern eine Wurmkur für meinen Hund. Und sicherheitshalber für meine Katze auch eine."
Derartiges hören wir mehrmals täglich am Tresen unserer Praxis und – merkwürdigerweise vermehrt am Samstag, besonders dann, wenn das Wartezimmer „knallvoll" ist.
Es nervt wirklich.
Wir fragen dann: „Was für Würmer haben denn Ihr Hund und ihre Katze?"
Antwort so oder so ähnlich: „Ja, nö, die haben keine – aber meine Frau schickt mich."
„Ach was!" hätte Loriot jetzt wohl gesagt.
Dann steht man da wie „Ochse" und fragt sich, was das soll?
„Ach so, Sie wollen mal wieder ihr Gewissen reinwaschen. Und Ihre Frau, die hat am Samstag alles im Griff. Sie erinnert sich an die Horrorstories in irgendwelchen bunten Blättchen, in denen regelmäßige Wurmkuren für Hunde und Katzen gefordert werden…"
Wir sind aber Tierärzte und keine Verkaufsschwengel der Pharmaindustrie. Wir haben die Verantwortung bei der Übergabe oder Rezeptur von verschreibungspflichtigen Arzneimitteln. Und die verordnet man wann? Dann, wenn es notwendig ist. Aber – mal für jeden Konsumdussel zum hinter die Löffel kleben: Wurmkuren sind – wie viele andere Arzneimittel in der Regel – verschreibungspflichtig.
Wurmkuren sind Gifte, die nicht nur von Würmern aufgenommen werden, sondern auch vom Wirtstier. In der Mehrzahl sind es neurotoxische Stoffe, die bei

Würmern zu Lähmungen führen, damit sie über den Stuhlgang ausgeschieden werden. Die Hersteller solcher Mittel behaupten zwar, „die machen beim Hund oder der Katze nix..". Was zu bezweifeln wäre, denn die meisten dieser Stoffe sind geeignet Nervenschäden auch beim Wirtstier zu verursachen – besonders bei regelmäßiger Gabe. Zudem machen sie das Immunsystem „platt". Man frage mal die Pharmafuzzies an den Universitäten, was eine LD50-Dosis ist…
Damit eines klar ist: Parasiten wie Würmer oder sonstige Fieslinge gehören nicht in den Darm eines Hundes oder einer Katze. Wenn ein Befund da ist (Kotuntersuchung im Labor), dann sollte man derartige Mittel gezielt nutzen – aber bitte nicht als „Dauerberieselung" und schon gar nicht, um auf kurzem Wege sein Gewissen zu beruhigen.
Übrigens: die meisten Wurmkuren sind teurer als die Kotuntersuchung im Labor.
Kürzlich brachte es mein Sohn Steven fertig, sich eine geschlagene halbe Stunde mit einer Hundehalterin „ein´ abzusabbeln", die es sich in den Kopf gesetzt hatte, mal eben eine Wurmkur beim Tierarzt „`rauszuholen."
Maine Güde, es nervt, wenn Tierhalter ohne nachzudenken an Gifte ranwollen, um sie ihren Haustieren nach ihrem Gusto reinzuballern.
Warum diese Sprache? Die perfiden Strategien in den oberen Etagen der Pharmafirmen führen tatsächlich zu partieller Verblödung vieler Tierhalter: 1000 Lügen machen eine Wahrheit – zum Segen der Pharmaumsätze und der Bonus der Vorstände. Hinterhältig wird den Tierärztinnen und Tierärzten bei Kongressen mit schönen Schaubildchen und anschließendem „Get Together am Buffet" verklart, wie viel Kohle sie den Tierhaltern aus der Tasche leiern können, wenn sie nur immer auf der Angstkeule herumreiten. Unverschämterweise macht man so Tierärztinnen und Tierärzte zu Zombies, die ohne nachzudenken hinter der Kohle her jachtern. Der so geschaffene Mainstream macht´s möglich.
Erinnern wir uns: Irgendwann kam eine Pharmafirma auf die Idee, den Umsatz ihrer Wurmmittel dadurch anzuheben, indem sie diesen Werbeslogan kreierten: „Die leckere Wurmkur" – wohl wissend dass die meisten Tierhalter die leckere Wurmkur mit „Leckerlies" verwechseln…
Es war übrigens dieselbe Firma, die den Tierärztinnen und Tierärzten Aufkleber andrehte, auf denen der schöne Satz zu lesen war: „Haben Sie heute schon ihren Tierarzt gelobt?"

Maine Güde … aua aua!

5. Journalismus

Stimmt es, was in Zeitungen steht? Es stimmt oft. Sehr oft liest man Halbwahrheiten, die aus Wahrheiten zusammengeschustert wurden. Der Zweck: Auflagenerhöhung, Zeilenhonorar. Die Ursache: mangelhafte Bildung, schlechte Bezahlung.

So geschah es am 12. Juli 2011. Nachdem ich einen Leserbrief in Sachen eines Hamburger Tierarztes an das Hamburger Abendblatt gesandt hatte: Herr Volker Ter Haseborg vom Hamburger Abendblatt rief mich in der Praxis an und sagte: „Wir haben uns sehr über Ihren Brief gefreut und beschlossen, die Angelegenheit breiter aufzustellen. Können wir mit Ihnen ein Interview machen?"

Ich sagte ihm, dass er (mit seinem Bericht über den Hamburger Tierarzt einen stinkenden Jauchekübel aufgemacht habe – ich wollte mit dieser Formulierung den Begriff Augiasstall vermeiden, um sicher zu sein, dass er mich versteht.

Er bedankte sich für meine Bereitschaft für ein Interview und sagte noch: „Es ist Ihnen doch klar, dass Sie Ihren eigenen Berufstand anpinkeln?" Ich erinnere noch genau meine Antwort: „ Ich – den anpinkeln? Der pinkelt uns an". Und dann erzählte ich ihm noch, dass ich keine Lust hätte, demnächst nur noch für reich-reich tätig zu sein.

Kurz nach 14.00 Uhr rief Herr Ter Haseborg an und wir kamen in ein Gespräch, welches circa 30 Minuten dauerte. Die Inhalte kann man im Hamburger Abendblatt nachlesen, ziemlich genau sogar. Mit einer Einschränkung: Ter Haseborg fragte mich, was es damit auf sich hat, dass Tierärzte ihren Kunden keine Rechnung aushändigen. Er hätte das mit einem Mitglied der Tierärztekammer besprochen, das ihm gesagt hat: „ Da wollen wir besser keine schlafenden Hunde wecken. "Ich antwortete genauso: „Dass Kunden keine ordentliche Rechnungen bekommen, höre ich häufiger. Steuerhinterziehung ist nicht nur eine Hauptbeschäftigung der Italiener, sondern auch mancher deutschen Tierärzte." Ich sagte ihm auch noch, dass „natürlich jeder Tierarzt die Steuer bescheißt, der seinen Kunden eine ordentliche Rechnung verweigert." Das konnte man aber nicht so lesen.

Das Interview ist auch so weit o.k., wie man es in der Abendblattausgabe vom 13. Juli nachlesen kann. Es fällt jedoch auf, dass die Abendblatt-Männer etwas geändert haben:

Ich habe nicht von der italienischen Mafia gesprochen und das Wort „manche" fehlt auch. Dazu sei gesagt, dass ich vor Wochen in der Frankfurter Rundschau eine Kolumne über das Italien Berlusconis gelesen und meiner Frau morgens beim Frühstück vorgelesen habe. Da stand: „ Die Hauptbeschäftigung der Italiener ist Vögeln und Steuerhinterziehung."

In Erinnerung dieses wirklich witzigen Satzes habe ich mich geäußert. Allerdings habe ich das Wort „Vögeln" in dem Interview nicht gebraucht. Als ich am

Nachmittag mit Herrn Ter Haseborg telefonierte (er wollte mir ein Fax mit dem Interview zusenden, was nicht zustande kam) las er mir das Interview vor – so wie es im Abendblatt stand. Als er auf die Stelle mit der italienischen Mafia kam und das Wort „manche“ weggelassen hatte, sagte ich ihm, dass ich das nicht gesagt hätte. Seine Antwort war: „Das muss bleiben. Das ist gut.“

Ich sagte ihm noch: „Sie sind ja die Zeitungsmacher und Sie müssen das verantworten.“

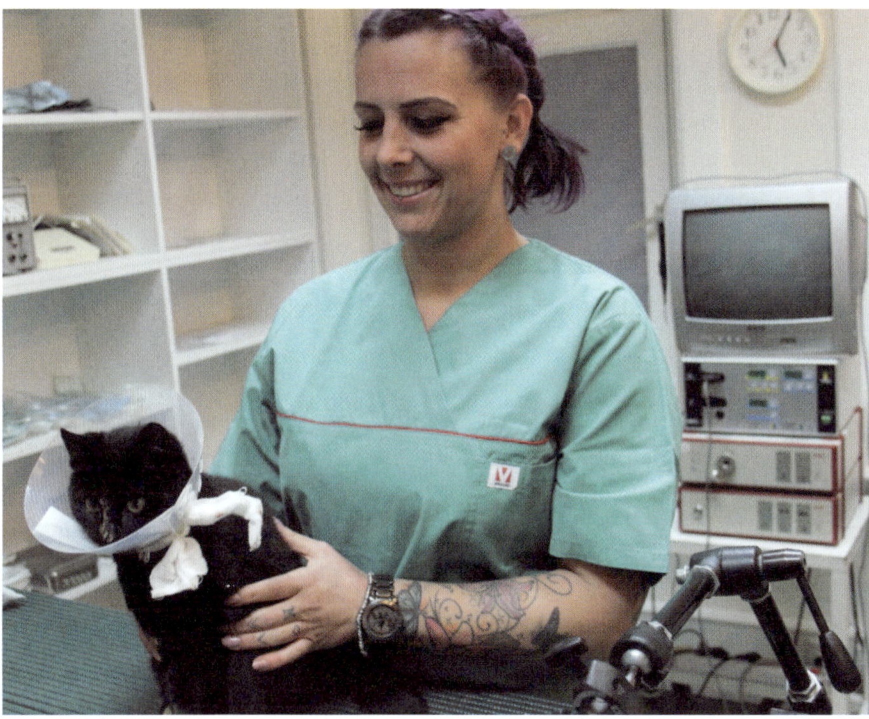

6. DIE ENTDECKUNG DES ZAUBERSTABES

Die tägliche Arbeit in unserer tierärztlichen Praxis in Hamburg Rahlstedt bescherte mir irgendwann einen Schlüssel zu einer fremden Gedankenwelt: Eine Kundin fragte mich per E-Mail, ob ich das Buch von Antje Oswald, herausgegeben vom Daniel-Peter-Verlag, mit dem Titel „Das MMS Buch" kennen würde. Verneinend wuchs in mir jedoch innerhalb von wenigen Wochen die Neugier.

Darin war nachzulesen, dass viele der mir bekannten „Infektionen des Menschen" (und auch der Tiere) problemlos mit einer speziellen Substanz in kürzester Zeit, also in wenigen Tagen, zum Stehen gebracht werden konnten[1] – und das auf ziemlich preiswerte Art: der Inhalt einer Flasche kostete weniger als seine Verpackung. Diese Substanz, ein Molekül aus einem Chloratom und zwei Sauerstoffatomen bestehend, besiegte pathogene Mikroorganismen binnen Sekunden – durch Oxidation und ohne Schädigung gesunder Mikroorganismen oder gesunden Körperzellen.

„Kaum zu glauben", dachte ich, und: „Wenn auch nur die Hälfte von dem stimmt, was da zu lesen war. was machen wir hier eigentlich?"

In den vergangenen Jahren war immer deutlicher geworden, dass Infektionen bei Tieren in vielen Fällen mit den gängigen Antibiotika nicht mehr zu beseitigen waren – auch nicht unbedingt mit den sehr teuren Reserveantibiotika. Es schien ein Karussell der Vergeblichkeit zu sein, das sich da langsam immer schneller drehte.

Was macht dann ein Tierarzt? Statt aus dem Fenster zu springen sandten wir vermehrt Urin, Kot, Hautgeschabsel, ja auch Gewebeteile an ein Labor. Zurück bekamen wir Beunruhigendes: Resistenzen gegenüber den diversen alten und neuen Antibiotika waren an der Tagesordnung. Infektionen mit ständigem Fieber, mit Durchfälle der übelsten Art, rezidivierende Harnwegserkrankungen ja auch Infektionen der Haut (Pyodermien) waren nur noch mit neuesten Medikamenten zu beherrschen, aber immer öfter auch nicht sicher – dafür mühselig und unverhältnismäßig aufwendig.

---

[1] Anmerkung des Herausgebers: Hierbei handelt es sich um Chlordioxid, eine Substanz die durch Jim Humble MMS genannt wurde. Heute spricht man lieber noch über CD (Chlordioxid), CDS (Chlor Dioxid Solution) oder CDL (Chlor Dioxid Lösung).

Ein paar Injektionen taten es nicht mehr, klinische Behandlungen mit Infusionen aller Art füllten unsere Stationen für Hunde und Katzen.

Inzwischen hatte ich im Internet recherchiert und war auf Berichte aus den 1970er Jahren gestoßen, wobei geschildert wird, dass diese Substanz das Wirksamste gegen pathogene Mikroorganismen darstellt, was es je gegeben hat. Besonders beeindruckten mich Forschungsergebnisse aus den Mayo–Kliniken. Und der Witz: In den USA konnte man „die Chemie" zur Herstellung dieser Substanz im Supermarkt kaufen, um keimbelastetes Trinkwasser trinkbar zu machen.

Und dann die Geschichte des Amerikaners Jim Humble, der im südamerikanischen Urwald seine tödlich an Malaria erkrankten Begleiter mit „dieser Chemie" binnen weniger Stunden, wieder ins Leben zurückholte... War das alles nur Quatsch?

In verschiedenen Publikationen konnte man verschiedene Methoden der Synthese wahrnehmen. Ich musste mich auf meine zwei Semester Chemie an der FU Berlin zurückerinnern und rechnete aus, wie man denn auf vernünftigste Art und Weise diese Substanz synthetisieren konnte. Das stand teilweise im Gegensatz zu Syntheseempfehlungen der verschiedensten Publikationen. Aber ich hatte mich entschieden.

So bestellte ich über das Internet bei dem „Chemie-Kaufhaus" S3-Chemicals Natriumchlorit, ich nannte sie „Lösung A" und die andere Lösung, Salzsäure, nannte ich „Lösung B". „Lösung A" hatte eine Konzentration von 22,5 %, „Lösung B" hatte eine Konzentration von 3,5 %.

20 Tropfen von A ließ ich in einem Schnapsglas mit 20 Tropfen B reagieren, wobei Chlordioxid freigesetzt wurde. Nach 60 Sekunden zog ich das Reaktionsgemisch mit einer 5 ml Spritze auf und brachte es in eine Braunglasflasche, die schon mit etwa 60 ml Leitungswasser befüllt war. Wichtig erschien mir, dass das Schnapsglas eine Mulde aufwies und dass ich vor dem Aufziehen in die Spritze schon 3 bis 3,5 ml Wasser hatte, das ich zunächst in das Reaktionsgemisch gab, um dafür zu sorgen, dass alles – wirklich alles – aufgezogen wurde, um dann in der Braunglasflasche zu landen. Aufbewahrung sollte im Kühlschrank sein, da im Reaktionsgemisch nun auch ein Gas (Chlordioxid) enthalten war, welches aber in Verbindung mit Wasser seine Gefährlichkeit vollständig verlor. Man musste nach bekannten physikalischen Gesetzen alles tun, damit der „Geist" nicht aus der Flasche kam, ohne vorher einen sinnvollen Einsatz erfahren zu haben.

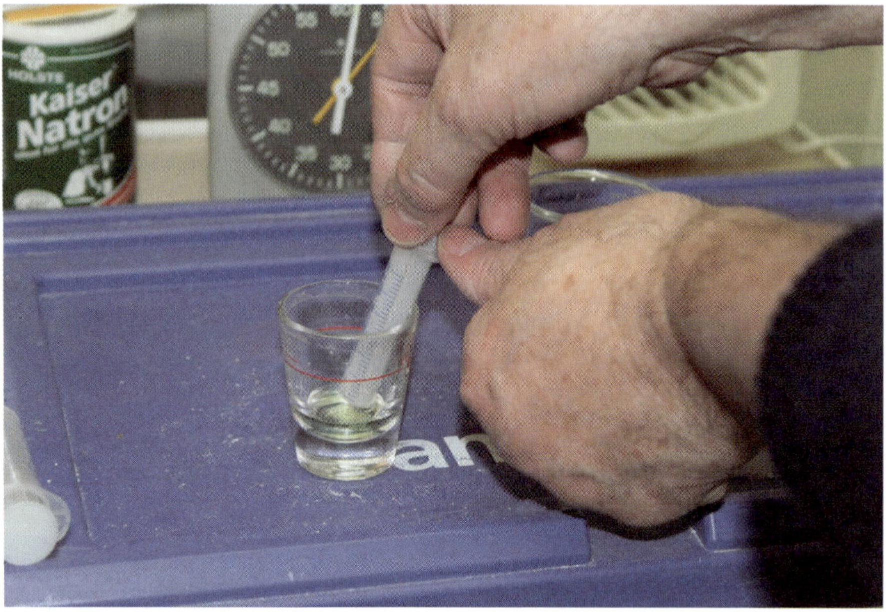

Sehr schnell war klar: Nach Benässung eines Tupfers mit unserem neuen „Medikament“, das ich irgendwann „Molekül X“ nannte, waren Hautinfektionen, bedingt durch Bakterien, Pilze oder Milben „ruckzuck“ zum Stillstand zu bringen. Die Kosten? 2 oder 3 Cent pro Behandlung, die man mehrfach ausführte, bis die klinischen Symptome verschwunden waren. Das „ Ruck-Zuck“ gestaltete sich durch mehrere Behandlungen infektiöser Haut in wenigen Tagen.

Besonders beeindruckend war: Eine Kundin hatte seit Jahren einen Fußnagelpilz. Sie war bei mehreren Hautärzten, die ihr offensichtlich nicht helfen konnten. Eine Nagelextraktion sollte Besserung schaffen. Ja, und dann: Sie entschied sich für eine Therapie mit dem Molekül X und war den Fußnagelpilz binnen einer Woche los.

Was ich auch nie vergessen werde: Da ich in Ostholstein ein Häuschen besitze, wo ich immer wieder gern bei schönem Wetter mit Frau und Hunden das Wochenende verbringe, kam ich irgendwann dazu mit einem Gynäkologen aus der Gegend einen oder mehrere „nette Abende“ zu verbringen. Bei einem Glas Rotwein und einem sympathischen Lächeln auf den Lippen riet er mir dringend davon ab, mit den „Damen der Gesellschaft 'rumzuvögeln“. Die hätten fast alle Pilze, und würden seine Praxis sattsam bevölkern.

Na Prost denn! Abgesehen davon, dass ich das gar nicht vorhatte, beschlich mich ein merkwürdiges Gefühl. Er hatte eine Maschine zum Geld drucken und amüsierte sich darüber. Auf meine Frage, ob denn Vaginal-Candidiose nicht völlig zu beseitigen sei, antwortete er ausweichend: „Die haben das eben". Warum – war ihm offenbar egal.

Sehr viele Jahre später, das Molekül X war inzwischen „geboren", sprach ich mit einer jungen Frau, die mit ihrem Freund Probleme hatte: Sie war gestresst und sehr traurig darüber, dass sie an einer Vaginal-Candidiose litt, die sie zwar laut Frauenarzt auch mal nicht hatte, jedoch immer wieder, wobei sie die Auffassung vertrat, dass Ihr Freund sie ständig „ansteckte". Nach der Trennung litt sie aber mehrere Jahre weiterhin an dieser Infektion und „rannte von einem Gynäkologen zum anderen".

Ich riet ihr, mehrmals in der Woche abends Vaginalspülungen mit verdünnter MX – Lösung (1:3) durchzuführen. Sie tat es und beachtete dabei auch die zweite Empfehlung: Zwischendurch eine Spülung mit einer gesättigten Natriumhydrogenkarbonat-Lösung durchzuführen, wobei es auch zu empfehlen sei, jeden Morgen ein großes Glas Wasser mit Natriumhydrogenkarbonat zu trinken, ggf. auch abends. Und dann gab ich ihr noch den Tipp, eine bakterielle Neubesiedelung ihrer Vaginalschleimhaut mit einem aus Japan stammenden Produkt vorzunehmen[2], das die Japaner normalerweise ins Gießwasser ihrer Pflanzen tun, um damit Gesundheit und gutes Wachstum zu erzeugen. Es handelt sich um „gute" Bakterien, die aus der Lebensmittelproduktion stammen, die man auf der Haut hat, in der Nase und im Darm. Diese Bakterien können keine Krankheiten auslösen, sind vermehrungsfähig und verdrängen „böse" Bakterien. Ein „alter Hut" in der Biologie. 10 Tropfen auf ein Glas Wasser reichen. Wobei mehrfache Anwendungen sinnvoll sind.

Viele Wochen später stand plötzlich ein großer Blumenstrauß auf dem Praxis-Tresen. Die junge Frau hatte auf ein Kärtchen das Wort „Danke" geschrieben und ihren Namen.

Ich war inzwischen beseelt von der Wirkung des Molekül X und wandte es auch bei Grippe an: Ergebnis – am nächsten Tag schon waren die Anwender in der Phase der Besserung und nach drei Tagen ohne Beschwerden.

[2] Anmerkung des Herausgebers: Hierbei handelt es sich um Effektive Mikroorganismen, auch EM genannt.

Mit Begeisterung las ich die Berichte der MX-Anwendung in Westafrika. Zum Beispiel wurde Malaria in wenige Stunden beseitigt. Und was war mit der Ebola-Seuche?

Siehe hierzu auch den Vortrag von Theresa Forcades i Vila im Anhang.

Aus verlässlichen Quellen war zu entnehmen, dass die US-Armee in den betroffenen Ländern – nach zigtausend Toten – diese Seuche in den Griff bekam – mit dem MX-Molekül natürlich. Und dann noch die Meldung, dass die EU-Arzneimittelkommission MX als Medikament bei der tödlichen ALS/Amyotrophen Lateralsklerose zugelassen hat (1).

Es gab in den letzten Jahre viele Fernsehsendungen, in denen Jim Humble und seine Methode als „Scharlatanerie" und von gewissen „Fachleuten" als gefährlich dargestellt wurde.

Diese überaus unsachlichen Beiträge konnten mich nicht erschüttern. Ich hatte inzwischen selbst nachweisen können, dass das Molekül X – richtig hergestellt – bei Einnahme in Fällen von Infektionen, die gesunde Darmflora und gesunde Zellen im Körper nicht angreift. Die Erklärung liefert einerseits die Biologie: Man hatte erkennen können, dass gesunde Zellen und gesunde Bakterien auf dem Körper und im Körper durch eine Enzymschicht umgeben sind, die offensichtlich durch Oxidation (z.B. auch mit Wasserstoffsuperoxid) bei Einhaltung gewisser Regeln nicht angreifbar sind. Die Physik lieferte eine ergänzende Theorie: Der Elektronenaustausch zwischen Oxidativa und pathogenen Zellstrukturen gestaltete sich ungleich leichter als mit gesunden.

Neben den genannten Fernsehsendungen gab es auch Artikel in Publikationen, wie Spiegel online, TAZ und Hamburger Abendblatt. Diese versuchten den Eindruck zu erwecken, dass Jim Humbles Idee ebenso gefährlich wie blödsinnig – eben nur Geschäftemacherei – sei.

Meine Leserbriefe zur Richtigstellung wurden nicht beantwortet: Keiner der großtönenden Journalisten interessierte sich offenbar für die Wahrheit. Hatte man denen gesagt, was sie schreiben sollen? Gab es in diesen Redaktionen politische Vorgaben?

Es war eine Freude, in Kassel auf dem II. Spirit of Health Kongress für alternative Heilmethoden, Ende April 2015 den Vortrag von Andreas Kalcker zu hören: Wer in Stumpfsinn daher lebt und aggressive Fehlurteile über Jim Humble verbreitet, sollte unbedingt die Vorträge von Teresa Forcades i Vila und Andreas Kalcker auf YouTube ansehen. Möglicherweise erkennen diese Schwachmaten dann, dass sie mit ihren Artikeln Gesetze des Strafgesetzbuches verletzen. Es ist aber nicht auszuschließen, dass sie im Auftrage Verleumdungen verbreiten. Die Auftraggeber wären leicht auszumachen. Sie heißen Lobbyisten der Pharmaindustrie, gekaufte Kreaturen.

Tierversuche

In Hamburg tat sich eine Welt auf, die wir vordem nicht wahrgenommen hatten. Schwierige Entzündungen der Gehörgänge konnten Jim-Humble-Sei-Dank in kürzester Zeit zur Abheilung gebracht werden. In Erinnerung haben wir eine verzweifelte Hundehalterin, die „ein Vermögen" bei mehreren Tierärzten gelassen hatte, ohne dass diese die Gehörgangsentzündung wirklich zum Stehen bringen konnten.

Wissenschaftlich korrekt wurde von diesen „Spezialisten" labortechnisch alles geliefert, was „Küche und Keller" zu bieten hatten: Zum Schluss hieß es dann: „Hefeinfektion".

Ach Du maine Güde...

Gut, die Jungs haben sich alle Mühe gegeben. Die Hundehalterin war pleite und ihr Hund kratzte sich weiterhin die Ohren blutig. Drei Tage Behandlung mit der „Jim-Humble-Lotion" und die Ohren waren sauber. Kosten? Die Lösung kostete weniger als ihre Verpackung.

So erging es uns mit diversen Entzündungen der Haut. Klar, manche Salben halfen, aber, was wirklich half, war die „Jim-Humble-Lotion". Es gab jedoch Einschränkungen:
Wenn eine Hauterkrankung allergischen Ursprungs war, konnte auf eine entsprechende Behandlung nicht verzichtet werden. Die „Kratzeritis" kam dann aber sofort zum Stehen.

Und unsere „Zauberlösung" machte mit allem Mikrobiellen Schluss. Kein Kratzen mehr, kein Ekzem mehr. Hund froh – Hundehalter froh. Was wollten wir mehr?

Neben diesen erfreulichen täglichen „Fällen" kam es – wir schon länger wahrgenommen hatten – zu äußerst heiklen und schwierigen Behandlungen: Immer wieder tauchten Hunde – und Katzen - auf, die mit einer Infektion zu kämpfen hatten, wobei augenscheinlich alle möglichen Antibiotika nicht halfen. Wir haben dann entschieden, unsere „Jim-Humble-Lösung-für-die-innere-Anwendung“ zu verabreichen und kennen keinen einzigen Fall, der nicht innerhalb von 24 Stunden deutliche Verbesserung des Gesamtverhaltens zeigte. In wenige Tage konnten die Tiere vollständig genesen.

So war es auch mit dem elenden Katzenschnupfen. Ein kleiner Trick machte die orale „Jim-Humble-Lösung“ genießbar auch für Katzen: eine Prise Natriumhydrogenkarbonant.

Es kamen auch mit Leukose und FIV infizierte Tiere zu uns. Sie waren zwar noch nicht krank, aber der hohe Titer der entsprechenden Antikörper sprach eine deutliche Sprache. 14 Tage Verabreichung der oralen Lösung und einige Wochen später waren die Messwerte auf fast null zurückgegangen.

Ähnliches durften wir in Erfahrung bringen, wenn mit „Mittelmeerkrankheiten“ infizierte und an ihnen erkrankte Tiere zu uns kamen. Ein typisches Beispiel ist die von „da unten“ hergebrachte Leishmaniose. Teure Behandlungen brachten wenig Erfolge. Aber: „Jim-Humble-innerlich-und-äußerlich“ brachten diese und andere fiese Infektionen vollständig zum Stehen.

Erstaunlich war: Auch die gefürchtete Lymphatische Leukose des Hundes konnte in vielen Fällen mit der oralen Therapie beherrscht werden. Es schien tatsächlich nichts zu geben, was nicht mit dieser Art der Therapie „easy“ zu behandeln war. Unklare Infektionen mit schwersten Allgemeinstörungen konnten nicht mehr für Aufregung sorgen.

Erfolgreich bei der Therapie von MRSA-Infektionen

Man muss als Tierarzt sehr genau hinsehen: Helfen die verabreichten Antibiotika wirklich? Immer dann, wenn das nicht so war, bekamen wir Angst und setzten die „Jim-Humble-Lotion“ als Infusion ein. Die Herstellung solcher Infusionen ist ziemlich einfach: 500 ml physiologische Kochsalzlösung werden mit 40 ml NaBic 8,4 % (Natriumbicarbonat) vermischt und die Dosis „Jim-Humble“ addiert. Je nach Gewicht des Tieres natürlich unterschiedliche Mengen und Konzentrationen.

Die Ergebnisse waren überwältigend: Die für uns todgeweihten Tiere erholten sich binnen 24 Stunden.

Natriumhydrogenkarbonat (früher Natriumbikarbonat)

Eine der „größten Entdeckungen“ auf den Trampelpfaden der Schul-Veterinärmedizin ist zweifellos das Natriumhydrogenkarbonat (NHK). Man kann es bei Budnikowski oder direkt beim Hersteller Holste erwerben. Als gesättigte Lösung schafft es eine deutlich verbesserte Therapieebene, was bedeutet, dass erkrankte Tiere tatsächlich schneller gesunden. Wie funktioniert das? Regelmäßig getrunkene NHK-Lösung stimmt den Stoffwechsel um: von sauer in Richtung Neutralpunkt PH 7. Bei Katzen und Hunden gießt man diese Lösung regelmäßig über das Futter, welches natürlich und ohne Zusatzstoffe sein sollte. Saubere Fertignahrung bekommen Sie z.B. von **ARAS, REIKO oder MARENGO**. Viel falsch machen kann man damit nicht, es sei denn, der Patient erhält es literweise. Eine sich einstellende Alkalose mit allen fürchterlichen Folgen sind bekannt durch Überdosierungen mit NHK-Infusionslösungen, insbesondere bei Rindern.

NHK-Lösungen sind immer gesättigte Lösungen. Wir verwenden sie mit bestem Ergebnis zur Reinigung verschmutzter Wunden, z.B. nach Verkehrsunfällen. Eine Infektion mit fiesen Keimen wird nahezu verunmöglicht. Man sollte eine derartige Wundspülung nach Möglichkeit häufiger vornehmen. Wunddesinfektionsmittel benötigen Sie nicht mehr. Eine Wundheilung stellt sich zügig ein, da NHK keine Zellschädigungen hervorruft wie z.B. Wasserstoffperoxid-Lösungen oder andere „Chemiewaffen“.

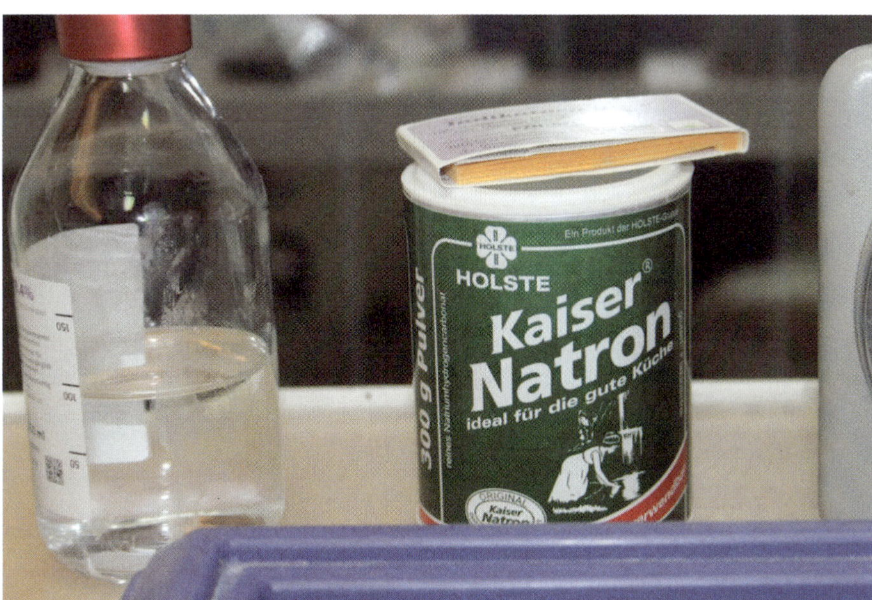

Hunde und Katzen, die zu Durchfällen neigen und deshalb immer wieder in der tierärztlichen Praxis vorstellig werden, sollten grundsätzlich NHK bekommen. Es wäre fatal zu glauben, dass Medikamente des Tierarztes „mal eben“ das „Problem Durchfall“ lösen. Dahinter liegen meist erhebliche Defizite, die sich durch die fatale Industrienahrung aufgebaut und Bakterien verschiedenster Art und Parasiten Raum geschaffen haben. Meist ist die gesunde Darmflora vernichtet oder kämpft ums Überleben.

Wissen Sie, warum es so viele Chlamydieninfektionen gibt? Diese Fieslinge siedeln sich da an, wo ihnen nicht durch eine gesunde Darmflora Widerstand entgegen gebracht wird..

Bakterien aus Japan (EM Technologie)

Dem Problem der bakteriellen Verödung im Darm, auf den Schleimhäuten und gar auf der Haut setzen wir etwas entgegen, was als probiotische Hygiene bezeichnet wird. Die Firma EMIKO liefert EM1 als Bakterienkonzentrat, welches erheblich zu verdünnen ist. Die Japaner nutzen dieses Produkt schon seit mehr als 30 Jahren, um Pflanzen zu einem besseren Wuchs zu verhelfen. Ich habe EM1 auch in meinem Garten eingesetzt: Die Rosen zeigen über das ganze Jahr keinen oder nur geringsten Schädlingsbefall. Die wichtigste Erkenntnis: EM1 kann keine Krankheiten auslösen. Die Bakterien sind lebend und vermehrungsfähig. In der Landwirtschaft eingesetzt erleben wir, dass Tierärzte vom Hof fernbleiben. Die Nutztiere zeigen so gut wie keine Erkrankungen mehr. In vielen Krankenhäusern wird EM1 von den Hygienikern „versprüht“, um gefährlichen Krankenhauskeimen entgegenzutreten.

Mit einigem Erfolg übrigens, obwohl es klar sein dürfte, dass MRSAs meistens vom Patienten mitgebracht wird.

Auf der Seite www.kritische-tiermedizin.de wird das Problem nachhaltig ausgebreitet, zum Beispiel: „Riskante Resistenzen“. Wer das gelesen hat, wird seinem Hund oder seiner Katze kein rohes Fleisch mehr geben.

In den vergangenen Jahren haben wir es mit einer deutlichen Zunahme von Infektionen mit resistenten Keimen zu tun, die auch über den Genuss rohen Fleisches „transportiert“ werden.

EM1 ist bei der Bewältigung dieses Problems eine großartige Hilfe: eben als probiotische Hygienemaßnahme.

Kolloidales Silber

Elektrolytisch hergestellte Silberlösungen sind, solange ich denken kann, Bestandteil einer wirkungsvollen Therapie bei bakteriellen Infektionen. Auch bei Pilzinfektionen wird es erfolgreich eingesetzt. Das „Geheimnis" des kolloidales Silbers ist, dass die hergestellten Lösungen zum Einnehmen und Auftragen nicht stabil sind.

Wer eine kolloidale Silberlösung herstellt, muss wissen, dass die Umwelteinflüsse, die ja auch elektrisch sind, diese binnen 3 Wochen in die Wirkungslosigkeit führen. Besonders zurückhaltend sollte man mit – im Internet – angebotener kolloidales Silber-Lösung sein. Transport und die berüchtigten Postscanner lassen die wirksamen Mini-Kolloide zu Makro-Kolloiden werden, die wirkungslos im Kampf gegen Mikroorganismen sind.

Wir haben die Erfahrung gemacht, dass z.B. eine 25 ppm Lösung bei vernünftiger Lagerung (also weit außerhalb elektrischer Einflüsse) nur ca. 3 Wochen wirksam ist. Heute setzen wir kolloidale Silberlösungen, verabreicht über ein Schnapsglas, vorwiegend bei chronischen Infektionen der Harnwege ein. Bei Katzen, die unter Harnwegsentzündungen leiden und Harngries bilden, sollten nach der Entfernung der Konkremente über das Futter morgens und abends 10 ml kolloidale Silberlösung in einer Verdünnung von 25 ppm (part per million) gegeben werden. Auch zum erfolgreichen Betupfen von Verletzungen reicht eine 25 ppm Lösung völlig aus. Man sollte sich immer wieder vergegenwärtigen, dass eine Verabreichung über Metall- oder Plastiklöffel zu einer Entladung der kolloidalen Silberlösung führt.

Ich habe in Internet zur Kenntnis nehmen müssen, dass jemand kolloidale Silberlösung in Plastikflaschen anbietet. Das ist natürlich Blödsinn.

Die Frage ist natürlich, ob man kolloidales Silber bei Virusinfektionen oder bakteriellen Infektionen immer einsetzen sollte. Es gibt Berichte, dass Magen-Darm-Infektionen verschiedenster Genese durch kolloidales Silber geheilt wurden. Wir sind da zurückhaltend und wählen bewährte Antibiotika und setzen dann zur Nachbehandlung teilweise über Wochen die kolloidale Silberlösung ein. Es kommt natürlich entscheidend auf den Verlauf einer Infektionskrankheit an. Wer bei Grippe oder Halsschmerzen kolloidale Silberlösung zu sich nimmt und merkt, dass es ihm damit besser geht, ist auf dem richtigen Weg. Oftmals wirkt kolloidales Silber aber beim Tier nicht sehr gut. Und dann wird es gefährlich. In solchen Fällen ist eine tierärztliche Beratung dringend erforderlich.

Das gilt besonders dann, wenn Husten und Durchfall unter kolloidalem Silber keine Besserung zeigen und sich das klinische Bild unter/trotz dieser Behandlung verschlimmert.

Das Molekül mit den zwei Sauerstoffatomen (ClO_2 – Chlordioxid) in der Tierheilkunde

Tierärztinnen und Tierärzte sind in der Mehrzahl ängstliche Menschen. Sie wollen „alles richtig" machen. Sie machen oft „alles richtig", aber, wenn es um die Behandlung von Infektionen bei Tieren geht, machen sie nicht selten „alles falsch", obwohl sie überzeugt sind, „alles richtig" zu machen.

Gehen Sie zum Tierarzt, mit einer Katze oder einem Hund, und es stellt sich heraus, dass eine Infektion vorliegt, was machen die Jungs oder Deerns: Sie gehen zum Arzneimittelschrank, ziehen ein Antibiotikum auf und geben es als Injektion. Die wissen aber gar nicht, ob das wirkt. Sie hoffen es nur. Na ja, meine Oma könnte das auch. Aber was eben hochgefährlich ist, ist der Einsatz von wenig wirksamen oder unwirksamen Antibiotika. Durch den kritiklosen Einsatz von Antibiotika in der Großtierheilkunde und auch in der Kleintierheilkunde wurde uns deshalb eine gigantische Zahl an multiresistenten Keimen „serviert", denen auch mit Reserveantibiotika nicht beizukommen ist. Das Ergebnis? Es sei nochmals auf den Text von Annett Mängel verwiesen: Riskante Resistenzen.

Die Idee von Jim Humble war nunmehr täglich in unserer Praxis präsent.

Aber MMS zu kaufen, um es an meinen Patienten auszuprobieren, das verbietet ja der § 5 des Arzneimittelgesetzes, der hohe Haftstrafen für „das Inverkehrbringen" von nicht zugelassenen Heilprodukten" vorsieht, insbesondere, wenn sie auch noch schädlich sein konnten. In den Knast wollte ich nicht. Im Internet tobte ja schon länger wahrnehmbar ein Krieg zwischen Befürwortern und Gegnern seiner Anwendung.

„Großartigerweise" hatte ich zu Beginn und während meines Studiums der Veterinärmedizin in Berlin zwei Semester Chemie studiert. Und aus dieser Zeit während der Vorbereitung auf das „Vorphysikum" hatte ich gelernt, wie man korrekt chemische Synthesen durchführt. Eigentlich ganz einfach, wenn man die Gesetze der Mathematik berücksichtigt. Konnte ich den Stoff, von dem Antje Oswald berichtet, selbst herstellen?

Ich konnte. Und ich stellte etwas Seltsames fest: die von mir selbst hergestellten Lösungen zur Behandlung von Infektionen, innerlich und äußerlich, waren erstaunlich wirksam – es gab keinerlei Unverträglichkeit, wie es im Internet kolportiert wurde. Hautinfektionen waren durch ein- oder zweimaliges Betupfen mit dieser Lösung „weg".

Dann kam der entscheidende Moment des Einsatzes „innerlich", wie es heißt. Ein Hund drohte zu sterben, weil er eine multiresistente Koli-Sepsis (EHEC) entwickelt hatte. Alle vorhandenen Antibiotika – auch die Reserveantibiotika halfen – nicht. Der Hund „marschierte die Treppe runter". Ich erinnerte mich an die Erlebnisse von Jim Humble im südamerikanischen Urwald.

Der todgeweihte Patient erhielt zweimal am Tag eine Infusion mit dem „berühmten Stoff". Am nächsten Tag war klar: Seine Situation hatte sich nicht verschlechtert. Abends bemerkten alle Kollegen und Mitarbeiter der Praxis eine deutliche Verbesserung seines Vitalverhaltens. Der Hund „krabbelte die Treppe wieder rauf". Nach drei Tagen lief er fröhlich zum Gassi gehen, bellte und nahm Nahrung zu sich. Als gläubige Atheisten sprachen wir nicht von einem Wunder, wir wussten, dass wir eine Waffe gegen die unheilbare Erkrankung gefunden hatten.

In der Folgezeit sahen wir immer wieder Fälle von offensichtlicher Unheilbarkeit. Was sollten wir tun? Den oder die Patienten mit dem Ausdruck des Bedauerns sterben lassen? Natürlich nicht. Der Einsatz „des Stoffes" wurde immer wieder zu einer Sensation. Und der „Witz" dabei war: Er kostete weniger als seine Verpackung, Schäden am und im Patienten waren nicht – und das zu keiner Zeit – zu beobachten. Nach schweren Darminfektionen, die mit den Mitteln der Tierheilkunde nicht zu beherrschen waren, überprüften wir die Darmflora. Sie wurde von einem Fachlabor als „normal" eingestuft. Also war klar: Es stimmte, die Wirkung gegen Krankheitskeime war tatsächlich „selektiv". War das ein „Durchbruch"?

Die Eigenbehandlung

Jeder Mensch hat irgendwann „die Grippe". Trotzt meines beharrlichen Umgangs mit EM1 erwischte es mich richtig. Die Einnahme von 3 Tropfen des berühmten Stoffes in einen Glas Wasser, morgens und abends zeigte: Am nächsten Tag war schon klar, dass ich in die Praxis gehen konnte. Am zweiten Tag hieß es: „Er wird wieder frech, also geht's ihm wieder gut".

Weitere „Menschenversuche“

In mein Gepäck für die Reise nach Kuba deponierte ich ein Schnapsglas eine 5 ml Spritze und je ein Tropffläschchen der Lösungen A und B. Wer weiß denn auch, was die Mücken dort alles übertragen, dachte ich.

Prompt passierte Folgendes: Ein junger Mann, der zu unserer Reisegesellschaft durch Kuba gehörte, wurde plötzlich sehr krank. Er hatte hohes Fieber und sprach von Schmerzen im Innenohr. Ja, was hatte der denn wohl?

Morgens trank er 3 Tropfen auf ein Glas Wasser. Sein Vater, mit von der Partie, fotografierte das Herstellungsverfahren, um mich, wie er sagte, verklagen zu können, wenn seinem Sohn die Leber platzt. Am nächsten Morgen sah der Junge aber nicht mehr so grünlich aus und trank brav seine 3 Tropfen auf ein Glas Wasser. Am dritten Tag hatte er keine Beschwerden mehr, seine Ohrschmerzen waren wie weggeblasen.

Die Kuba-Reise konnte unbeschwert fortgesetzt werden – der Edelrum Marke Havanna wurde entdeckt und fortan hieß es abends: „Auf Fidel und Raùl!
Le Chaim Cubañieros!“

Verweise
1. Europäische Kommission - Brüssel, den 19.6.2013 K(2013)3960

Durchführungsbeschluss der Kommission vom 19.6.2013, über die Ausweisung des Arzneimittels "Natriumchlorit" als Arzneimittel für seltene Leiden gemäß Verordnung (EG) Nr. 141/2000 des Europäischen Parlaments und des Rates.

Die Europäische Kommission,
gestützt auf den Vertrag über die Arbeitsweise der Europäischen Union,
gestützt auf die Verordnung (EG) Nr. 141/2000 des Europäischen Parlaments und des Rates vom 16. Dezember 1999 über Arzneimittel für seltene Leiden3, insbesondere auf Artikel 5 Absatz 8 erster Satz,
gestützt auf den Antrag des Investors Shore Limited vom 26. Februar 2013 nach Artikel 5 Absatz 1 der Verordnung (EG) Nr. 141/2000,
gestützt auf das vom Ausschuss für Arzneimittel für seltene Leiden am 15. Mai

---

[3] ABl. L 18 vom 22.1.2000, S. 1.

2013 angenommene befürwortende Gutachten der Europäischen Arzneimittel-Agentur, das am 21. Mai 2013 bei der Kommission eingegangen ist, in Erwägung nachstehender Gründe:
Die Gültigkeit des durch den Investor Shore Limited vorgelegten Antrag für das Arzneimittel "Natriumchlorit" wurde am 15. März 2013 im Einklang mit Artikel 5 Absatz 4 der Verordnung (EG) Nr. 141/2000 geprüft.
Das Arzneimittel „Natriumchlorit" erfüllt die Kriterien für die Ausweisung gemäß Artikel 3 Absatz 1 der oben genannten Verordnung.
Daher sollte dem Antrag stattgegeben werden – HAT FOLGENDEN BESCHLUSS ERLASSEN:

Artikel 1
Das Arzneimittel "Natriumchlorit" wird für das Anwendungsgebiet: Behandlung der amyotrophen Lateralsklerose als Arzneimittel für seltene Leiden ausgewiesen. Dieses Arzneimittel wird unter der Nummer EU/3/13/1139 in das Gemeinschaftsregister für Arzneimittel für seltene Leiden eingetragen.

Artikel 2
Die Europäische Arzneimittel-Agentur hält allen Beteiligten die Stellungnahme des Ausschusses für Arzneimittel für seltene Leiden, auf die in diesem Beschluss verwiesen wird, zur Verfügung.

Artikel 3
Dieser Beschluss ist an Shore Limited, 41 Tolmers Road, Cuffley, Herts EN6 4JG, United Kingdom gerichtet.

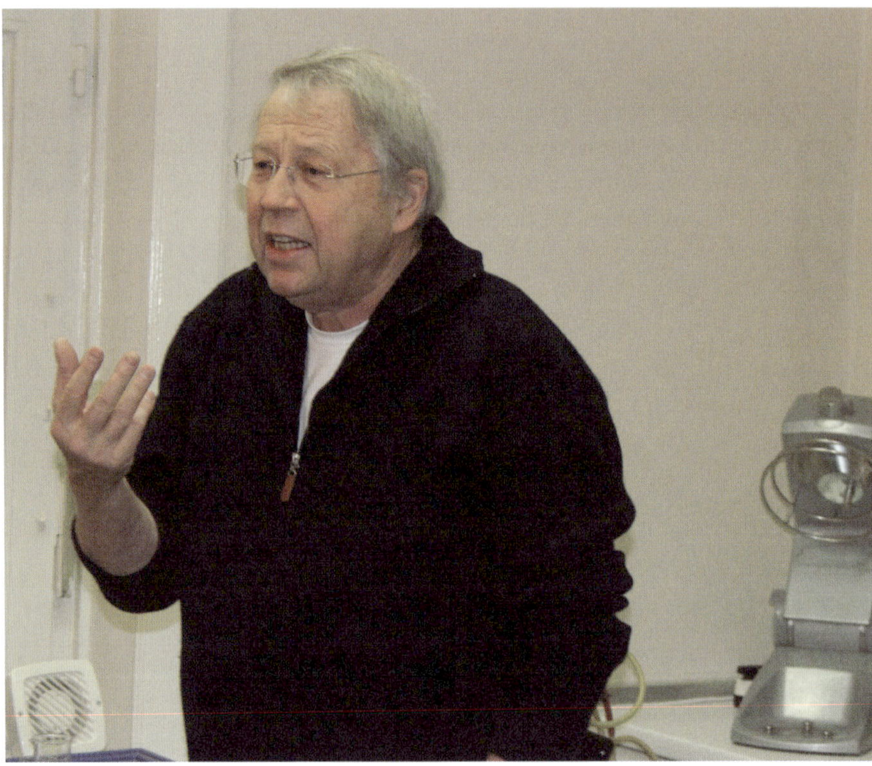

7. EIN GEISTESKRANKES SYSTEM

Annette W. lebt in München. Sie schrieb mir von dem furchtbaren Schicksal ihres Pflegesohns, der mit einer schweren Lungenentzündung in der Universitätsklinik vor sich hinstarb: die Ärzte hatten ihn aufgegeben. Er litt unter einer Infektion mit einem multiresistenten Keim, „nicht heilbar" hieß es.

Ihr anderer Sohn kannte die Wirkung des Moleküls mit den zwei Sauerstoffatomen. Ohne dass ihn jemand beobachten konnte, flößte er seinem Bruder die Lösung nach Jim Humble ein. Erstaunlich war: Es ging dem Todkranken sofort besser.

„Wir können wieder Hoffnung schöpfen", sagten die Klinikärzte und feierten sich als „die Erfolgreichen". Die Behandlung nach Jim Humble wurde jedoch entdeckt. Dummerweise trat eine Pflegekraft ins Zimmer, als die Lösung gerade verabreicht wurde.

Annette W.`s Sohn wurde des Hauses verwiesen. Man zeigte ihn an wegen – ja weshalb? – und er hatte in der Folge Not mit einem Rechtsanwalt einer Strafe zu entgehen. Der Pflegesohn Annette W.`s starb einige Tage später.

Pastor Thies Hagge, Hamburg-Jenfeld

In schmerzhafter Hilflosigkeit telefonierte ich mit einem „Kirchenmann". Was würde die Abteilung Ethik in unserer Gesellschaft zu so etwas sagen. Was sagt diese zu der Erfolgsgeschichte des Molekül X bei der Therapie unheilbarer Infektionen und dessen Ächtung durch die Institutionen? Pastor Thies Hagge hörte meine Worte eine halbe Stunde an. Am Telefon hatte er, interessiert und begeistert schon gesagt: „Dann können wir ja die Welt retten!" aber: er selbst könne doch eher nichts tun. „Gehen Sie dahin, wo die Menschen massenhaft an Infektionen sterben". Er meinte das seuchengeschüttelte Afrika. Und: er werde darüber nachdenken, wie man diese Therapie bekannter machen und legalisieren könne.

Er wolle mich dann anrufen. Auf sein Bitten ließ ich ihm einige Papiere da. Unter anderem „Zu Risiken und Nebenwirkungen der Tierärztlichen Praxis Teil VI" und die Dateien „Unheilbar war gestern" und „Unheilbar war gestern Teil II"

Pastorin Andrea Weigt, Hamburg-Rahlstedt

Auch Pastorin Andrea Weigt hörte mir geduldig zu. Sie zeigte menschliche Wärme und Mitgefühl für mein Anliegen, das Molekül X dort einzusetzen, wo es dringend gebraucht würde. Sie sprach spontan von einer Abteilung Medizinethik innerhalb der evangelischen Kirche. Doch – sie würde versuchen, etwas zu bewegen. Auch sie bat mich um die Überlassung oben schon genannter Papiere.

Hagenbecks Tierpark, Dr. Michael Flügger

Das Sterben großer exotischer Tiere im Zoo beschäftigt Dr. Michael Flügger. Das Jahr 2015 war für ihn das schwärzeste Jahr. So konnte man es ganzseitig mit Foto von ihm vor Monaten im Hamburger Abendblatt lesen. Nicht zu behandelnde Infektionskrankheiten hatten große Raubkatzen und andere Bewohner des bekannten Tierparks dahingerafft.

Ich schrieb ihm eine Mail über das Molekül X und hoffte sein Interesse zu wecken.

Chefredaktion des Stern, Christian Krug

Interessiert, aber „eigentlich keine Zeit habend“ hörte Christian Krug mich an. Er schien betroffen von dem Schicksal der Annette W. und sagte auch „oh“ zu meinen Erfahrungen mit dem Molekül X.

Der Spiegel

In der Redaktion anzurufen bedeutet, dass ein „Jemand“ zwar zuhört, aber dann auf den „zuständigen“ Redakteur verweist, der leider gerade nicht anwesend sei. „Man wolle sich aber melden“.

Aydan Özogus

Der mir persönlich bekannten Ministerin für das Migrationswesen habe ich in der Praxis von dem Schicksal des Sohnes der Frau Welcker berichtet. Nun hat Frau Özogus schon sehr große Augen – die wurden aber noch größer während des Gesprächs. Sie sagte mir zu, in dieser Sache zu recherchieren und ggf. in der Bundesregierung dem zuständigen Minister Herr Gröhe vorzutragen.

Ein Vierteljahr habe ich auf Antworten gewartet und dann einen zweiten Versuch verworfen, oben Genannte nochmals zu kontaktieren.

Dann lag am 25. Juli 2014 plötzlich eine Ordnungsverfügung des Verwaltungsgerichts Hamburg mit einem Bußgeldverfahren über 10.000 auf dem Tisch. Es sei mit sofortiger Wirkung zu unterlassen, Chlordioxid herzustellen und den Patienten zu verabreichen. (1)

Meine spätere Klage gegen die Behörde für Gesundheit und Verbraucherschutz in Hamburg hatte Erfolg. 10.000 Euro Zwangsgeld brauchte ich nicht zu bezahlen. Gerichts- und Anwaltskosten gingen zu ihren Lasten. Der Grund: „Nicht nachvollziehbar“ und „unverhältnismäßig“. Über mein Recht, in unserer Praxis das Molekül X einzusetzen war jedoch nichts zu lesen. Noch galt also die Verfügung der Behörde.

Zu unserem Bedauern wurde während des Prozessverfahrens nicht geklärt ob die Anwendung von Chlordioxid in der Praxis zugelassen ist. Um das zu erreichen vertrat unser Rechtsanwalt Michael Rockel die Ansicht, dass durch ein „Wiederaufgreifen“ des Verwaltungsgerichtsverfahrens zur endgültigen Klärung möglich sein musste: Unter dem Aktenzeichen 9 K 908/16 (2, 3) reichte er noch im März 2016 im Verwaltungsgericht Hamburg Klage ein.

Monate später erhielten wir einen „Hinweis“ des zuständigen Verwaltungsrichters. „Er müsse wohl nach dem Durchblättern der Akte, wenn sich die Rechtslage nicht grundsätzliche geändert habe, gegen mich entscheiden. Und: ob ich denn die Klage wirklich aufrechterhalten wolle? Ja, das wollte ich.

Bereits im Jahr 2013 hatte die EU-Kommission Natriumchlorit, also das Ausgangsprodukt für Chlordioxid für die Behandlung von seltenen Krankheiten z.B. der Amyotrophen Lateralsklerose (ALS) als Arzneimittel zugelassen. Das war den Jungs in der Behörde aber nicht bekannt. Das zum Thema: „Wir sind eine Fachbehörde und wissen alles“. Sie kannten nicht den Durchführungsbeschluss der Kommission vom 19.6.2013 über die Ausweisung des Arzneimittels „Natriumchlorit“ als Arzneimittel für seltene Leiden gemäß Verordnung (EG) Nr. 141/2000 des Europäischen Parlaments und des Rates.

Abgesehen davon wird in der Drucksache 10/809 des Deutschen Bundestages erklärt, dass Chlordioxid als Zusatz für das Lebensmittel Trinkwasser in der Bundesrepublik Deutschland zum Einsatz kommt.

Am 10. Juni 2016 fällte in der Republik Kroatien, zugehörig zur EU, die Staatsanwaltschaft der Stadt Dubrovnik REF.NO KMP-DO-7/16 eine bemerkenswerte Entscheidung: Im Verlauf der Anklage gegen die Familie Schlachter, die ihre autistischen Kinder mit Chlordioxid mit Erfolg selbst behandelt hatten, kam es zu der Feststellung: Chlordioxid ist ein legales Medikament. (Siehe Anlage)

In der Vergangenheit war deutlich geworden, welchen Wert der Einsatz des „Molekül X" in der Tierheilkunde hat: Nicht nur durch bakterielle Infektionen schwerst erkrankte Tiere, die sich auf der „Treppe nach unten" befanden, konnten ins Leben zurückgeholt werden, auch jene, die durch bakterielle Toxine dahinsiechten. Dazu gehören ja die bereits beschriebenen Tetanusfälle, aber eben auch jene, die mit „Schläferbakterien" infiziert waren.

Dabei ist es ganz einfach diese ausfindig zu machen. Seriöse bakterielle Untersuchungen des Kotes von Tieren, die immer wieder auffällig waren, förderten z.B. Chlostridien zutage, deren Toxine noch kein krasses Krankheitsbild hervorgerufen hatten – wohl aber in der Lage waren, durch blitzartige Vermehrung lebensbedrohliche Zustände binnen weniger Tage hervorzurufen.

Eine große Zahl von Tieren wurden vorsorglich 14 Tage mit dem Molekül X behandelt, wobei Nachkontrollen zeigten: Die benannten Erreger waren nicht mehr auffindbar, die Darmflora war intakt geblieben. Die Entzündungswerte waren wieder auf „normal" gesunken.

Unter Berücksichtigung dieser Erkenntnisse und der Überlegungen, dargestellt in dem Artikel „Impfen im Alter? Nein Danke!" (5) sollte es keinem Tierarzt verwehrt werden, diese segensreiche Substanz auch prophylaktisch einzusetzen.

Die Verantwortungsethik gebietet deren Einsatz, wobei ich ihre Unterdrückung durch Staatsanwälte und Behörden als „Neues Auschwitz" bezeichne. Die bewusste Verhinderung von Heilung in unserer Zeit ist eine neue Dimension in der Abartigkeit des Denkens.

Um zurück zu kommen auf die Entscheidung der Staatsanwaltschaft Dubrovnik: Es ist wirklich bemerkenswert, dass sich zum allerersten Mal, nämlich im Juni 2016, ein wissenschaftliches Institut" mit der „Ungefährlichkeit" der Anwendung von Chlordioxid als Arzneimittel beschäftigt hat. Hier wird festgestellt, dass seine Anwendung sicher weit unterhalb der Toxizitätsgrenze, die allgemein anerkannt ist, liegt.

Die an die Behörden der Bundesrepublik herausgegebene Warnung des Bundesinstituts für Risikobewertung ist mithin ein unbedachter „Schnellschuss" – ohne jeglichen wissenschaftlichen Hintergrund. Eine Gefälligkeit gegenüber jenen, die bei der Anwendung von Chlordioxid von Ängsten und Zweifel geplagt sind.

Wichtig ist dabei, dass es bei der Warnung des BfR allein um „MMS" und ähnliche frei verkäufliche Produkte wie z.B. „Aquarius Prolife" geht.

Hier heißt es: „... Gemäß des oben Dargestellten und, soweit das Produkt Aquarius Pro Life Maltesian Mineral Solution nach Herstelleranweisungen für die Verwendung von Wasser für den menschlichen Verzehr verwendet wird, geht, im Hinblick auf die Konzentrationen von Chlorit und Chlorat, keine Gefahr für den Verbraucher aus, da diese weit unter den maximal zulässigen Konzentrationen (MDK –0,4 mg/l) liegen, wie sie durch das Regelbuch für Parameterkonformität und Methode zur Analyse von Wasser für den menschlichen Verzehr vorgeschrieben sind (kroatisches Gesetzblatt NN 125/13, 141/13."

Das „Witzige" ist, dass bei einer chemisch richtigen Herstellung von Chlordoxid, so wie ich es in unserer Praxis vorgenommen habe, nämlich die Anwendung von 22,5 % Natriumchlorit und 3,5 % Salzsäure überhaupt keine Chlorite oder Chlorate entstehen: Das reine Chlordioxid zerlegt sich nach Reaktionen mit pathogenen Keimen und Toxinen in Kochsalz und Wasser.

Das bedeutet zu Recht, dass die Nutzung der BfR-Warnung durch die Hamburger Behörde auf meine Herstellung von Chlordioxid keinerlei Anwendung finden kann. Es sei denn, wie es in Behörden durchaus üblich ist: Man verwechselt gern Birnen mit Äpfeln.

Die Rechtsgrundlage des Ordnungsbescheides der Gesundheitsbehörde Hamburg löst sich mithin bei genauem Hinsehen in „Luft" auf und kann keinen Bestand haben. Die dort beschriebenen „Rechtsgrundlagen" sind als Stuss und Quatsch zu bezeichnen, ein Nachgeplappere von Medieninformationen, hirnlos und verantwortungslos. (4)

Im Zusammenhang mit der Klage vor dem Verwaltungsgericht Hamburg sollte nunmehr das Bundesamt für Risikobewertung dringend gefragt werden, wie man dort denn zu einer derartigen Warnung sich hat hinreißen lassen. Es wird sich herausstellen, dass diese in einer verantwortungslosen und an Verwahrlosung des Denkens erinnernden Art und Weise zustande gekommen ist.

Verweise

1. **Ordnungsverfügung: 25 Juli 2014**

Freie und Hansestadt Hamburg
Behörde für Gesundheit und Verbraucherschutz

Tierärztliches Institut für angewandte Kleintiermedizin
Herrn Dirk Schrader
Rahlstedter Straße 156
22143 Hamburg

Amt für Verbraucherschutz
Abteilung Lebensmittelsicherheit und Veterinärwesen
Fachbereich Veterinärwesen
Billstraße 80a
D - 20539-Hamburg

Ordnungsverfügung: 25 Juli 2014

Sehr geehrter Herr Schrader,
I. nach § 69 Abs. 1 Nr. 1, 2 und 4 AMG vom 12. Dezember 2005 (BGBI. IS 3394) zuletzt geändert durch Artikel 2a des Gesetzes vom 27, März 2014 {BGBI. I S 261), werden folgende Maßnahmen angeordnet:

1. Den Erwerb, die Herstellung, die Abgabe von Chlordioxid mit sofortiger Wirkung zu unterlassen.

2. Die Behandlung mit Chlordioxid mit sofortiger Wirkung einzustellen.

3. Texte zur Verwendung von Chlordioxid, Behandlungsmethoden und dessen Wirkung auf dem von Ihnen zu verantwortenden Internetportal *http://www.kritische-Tiermedizin.de/2013/Neue_Wege_der_Otitis_externa _interna_bei _Hund_und_Katze.html* bzw. *http://www.kritische-Tiermedizin.de /2013/ Chlordioxid_in_der_Veterinaermedizin.html* sind unverzüglich zu löschen und Werbung für den Einsatz von Chlordioxid zur Behandlung von Tieren ist zu unterlassen.

II. Für den Fall, dass Sie der Umsetzung dieser Anordnung nicht fristgerecht nachkommen, wird hiermit gem. §§14 und 20 des Hamburgischen Verwaltungsvollstreckungsgesetzes in der derzeit gültigen Fassung im Falle der Nichtberücksichtigung der in Ziff. l. benannten Maßnahmen ein Zwangsgeld in Höhe von 10.000 Euro angeordnet und gleichzeitig festgesetzt.

Sie werden darauf hingewiesen, dass weitere gemäß §§ 14 bis 20 zulässige

Zwangsmittel des Verwaltungsvollstreckungsgesetzes, wie Ersatzvornahme, unmittelbarer Zwang, Erzwingungshaft, gegen Sie festgesetzt werden können, wenn Sie die Anordnung nicht befolgen.

III. Hinsichtlich Ziffer1 dieser Verfügung wird die sofortige Vollziehung gem. § 80 Abs. 2 Nr. 4 der Verwaltungsgerichtsverordnung (VwGO) angeordnet.

Begründung:

Zu Ziffer I 1. und 2:
Im Rahmen Ihrer tierärztlichen Praxis und in Ihrer Hausapotheke stellen Sie Chlordioxid als Arzneimittel her und setzen es bei der Behandlung ein bzw. geben es zur weiteren Behandlung durch den Tierhalter ab (Anlage 1).

Chlordioxid ist kein verkehrsfähiges Arzneimittel – es ist nicht geprüft und nicht zugelassen. Außerdem wird Chlordioxid nicht als Wirkstoff für den Arzneimittelbereich hergestellt und steht somit nicht als Wirkstoff in entsprechend überprüfter Qualität auf dem Markt zur Verfügung. Industriell wird Natriumchlorit als Mittel zur Dessinfektion sowie zum Bleichen verwendet.

Sie führen gemäß Anlage 1 Chlordioxid als Arzneimittel auf und geben den Tierhaltern Anweisungen, wie dieses am Hund angewandt werden soll. Sie werben im Internet damit, dass Chlordioxid bei Entzündungen des Gehörganges (Anlage 2) und anderen diversen Krankheiten hilft und diese beseitigt.

Zum Verbot der Herstellung von Chlordioxid:

Arzneimittel, die für den Verkehr außerhalb von Apotheken nicht freigegebene Stoffe und Zubereitungen enthalten, dürfen auch für Einzeltiere oder Tiere eines bestimmten Bestandes nur dann hergestellt werden, wenn für die betreffende Tierart oder das betreffende Anwendungsgebiet ein zugelassenes Arzneimittel nicht zur Verfügung steht, die notwendige arzneiliche Versorgung der Tiere sonst ernstlich gefährdet wäre und eine unmittelbare oder mittelbare Gefährdung der Gesundheit von Mensch und Tier nicht zu befürchten ist (§ 21 Abs. 2 Nr. 4 und Abs. 2a Satz 1 AMG). Alle drei genannten Voraussetzungen müssen gleichermaßen erfüllt sein, was nicht der Fall ist.

Zum Verbot des Bezuges und der Abgabe von Chlordioxid und Natriumchlorit:

Tierärzte dürfen Stoffe oder Zubereitungen aus Stoffen, die nicht für den Verkehr außerhalb von Apotheken freigegeben sind, zur Anwendung bei Tieren nur beziehen und solche Stoffe oder Zubereitungen dürfen an Tierärzte nur abgegeben werden, wenn sie als Arzneimittel zugelassen sind oder sie auf Grund des §21 Abs. 2 Nr. 3 oder 5 oder auf Grund einer Rechtsverordnung nach §36 ohne Zulassung in den Verkehr gebracht werden dürfen (§ 59a Abs. 2 Satz 1 AMG). Chlordioxid und Natriumchlorit sind für den Verkehr außerhalb von Apotheken nicht freigegen. Deshalb werden sie in pharmazeutischer Qualität auch gar nicht vermarktet.

Zum Verbot der Anwendung von Chlordioxid:

Eine Verschreibung, Abgabe und Anwendung des nicht zugelassenen Arzneimittel Chlordioxid, das von keiner Rechtsverordnung nach § 36 oder 39 Abs. 3 Satz 1 Nr. 2 erfasst wird und auch kein homöopathisches Arzneimittel ist, wäre nur zulässig, wenn es gem. § 21 Abs. 2 Nr. 4 AMG hergestellt werden könnte, (§56a Abs. 1 Nr. 2 AMG). Auch das ist nicht der Fall.

Aus hiesiger Sicht entbehren die Anpreisung von Chlordioxid als wirksames Arzneimittel und die Nennung zahlreicher Indikationen für dessen Einsatz (von Aids über Krebs bis Zirrhose) jeglicher Grundlage und sind für Tierbesitzer überaus irreführend.

Eine Irreführung liegt insbesondere dann vor, wenn Arzneimitteln eine therapeutische Wirksamkeit oder Wirkungen oder Wirkstoffen eine Aktivität beigelegt werden, die sie nicht haben, fälschlich der Eindruck erweckt wird, dass ein Erfolg mit Sicherheit erwartet werden kann oder dass nach bestimmungsgemäßem oder längerem Gebrauch keine schädlichen Wirkungen eintreten, zur Täuschung über die Qualität geeignete Bezeichnungen, Angaben oder Aufmachungen verwendet werden, die für die Bewertung des Arzneimittels oder Wirkstoffs mitbestimmend sind.

Gegen die Anwendung von Chlordioxid als „Arzneimittel“ bestehen Warnmeldungen vom Bundesinstitut für Risikobewertung (BfR) sowie vom Bundesinstitut für Arzneimittel und Medizinprodukte (BfArM), siehe Anlagen 3 und 4. Nach der Beurteilung des BfR weist Chlordioxid stark oxidative Wirkungen auf und wirkt auf Haut und Schleimhaut je nach Konzentration reizend bis ätzend. Im Ergebnis rät das BfR dringend von dem Verzehr und der Verwendung ab.

Arzneimittelwirkstoffe müssen hohe Anforderungen an die Qualität in Bezug auf Identität, Reinheit und Gehalt erfüllen. Für Chlordioxid gibt es keine solche qualitätskonforme Spezifikation.

Gemäß § 8 Abs. 1 und 2 AMG ist es verboten Arzneimittel oder Wirkstoffe herzustellen oder in den Verkehr zu bringen, die durch Abweichung von den anerkannten pharmazeutischen Regeln in ihrer Qualität nicht unerheblich gemindert sind oder mit irreführender Bezeichnung, Angabe oder Aufmachung versehen sind.

Zu Ziffer I 3:
Des Weiteren werben Sie auf Ihrem Internetportal für Chlordioxid bzw. MMS und erwecken damit den Eindruck, dass es sich hier um ein sicheres Arzneimittel handelt, das gegen diverse Krankheiten hilft und absolut unbedenklich ist. Nutzenbelege für die behaupteten Wunderwirkungen bei AIDS, Malaria, Virushepatitis oder Krebs gibt es nicht. Anwender müssen aber mit erheblichen Schadwirkungen rechnen: Per os eingenommenes Chlordioxid kann Übelkeit, Erbrechen oder Durchfall hervorrufen. International berichten Behörden über Schädigung der Erythrozyten, lebensbedrohliche Dehydration und Nierenversagen:

1. Health Canada: Health Risks Associated with Use of Miracle Mineral Solution. Advisory 12 Mai 2010
2. FDA: „Miracle" Treatment Turns into Potent Bleach. Consumer Health Information Okt. 2010
3. AFSSAPS: Mise en Garde sur les risques liés à la consommation du produit dénommé Solution minérale miracle (MMS). Communiqué vom 5. Okt. 2010

Da Sie Ihren Verpflichtungen nicht nachkommen, wie auch in Ihrer Stellungnahme per Mail vom 24.7.2014 im Rahmen der Anhörung mitgeteilt, treffen wir als Behörde die notwendigen Anordnungen, um die genannten Verstöße zu beseitigen und gleichzeitig festzulegen, dass die erforderlichen Maßnahmen von Ihnen umgesetzt werden. Die Ordnungsverfügung mit der Festsetzung des Zwangsgeldes ist für Sie das geringste belastende Mittel und gleichzeitig angemessen und geeignet, um den Verstoß zu beseitigen.

Zu Ziffer II
Die Zwangsmittelandrohung beruht auf §§ 14 und 20 des Hamburgischen Verwaltungsvollstreckungsgesetzes in der derzeit gültigen Fassung. Verwaltungsakte sind gem. §18 des Hamburgischen Verwaltungsvollstreckungsgesetzes vollstreckbar, wenn die gesetzte Frist verstreichen und der Verwaltungsakt unanfechtbar geworden ist. Eine Festsetzung des Zwangsgeldes kann gem. § 19 des Hamburgischen Verwaltungsvollstreckungsgesetzes zeitgleich mit dem Verwaltungsakt erfolgen. Ein Zwangsgeld in der oben genannten Höhe erscheint ausreichend und angemessen, um Sie zur Einhaltung der Anordnungen anzuhalten.

Zu Ziffer III:
Begründung der sofortigen Vollziehung gem. § 80 Abs. 2 Nr. 4 VwGO
Gem. § 80 Abs. 2 Nr. 4 VwGO entfällt die aufschiebende Wirkung von Widerspruch und Anfechtungsklage in den Fällen, in denen die sofortige Vollziehung im öffentlichen Interesse oder im überwiegenden Interesse eines Beteiligten von der Behörde, die den Verwaltungsakt erlassen oder über den Widerspruch zu entscheiden hat, besonders angeordnet wird.

Die Anordnung der sofortigen Vollziehung der vorstehend unter Ziffer 1 aufgeführten Maßnahmen liegt im öffentlichen Interesse. Die Abwehr von Gefahren und damit der Schutz von Leben und Gesundheit von Tieren überwiegt gegenüber Ihrem privaten Interesse, eine aufschiebende Wirkung eines Rechtsmittels zu erwirken.

Die Anwendung von Chlordioxid als „Arzneimittel" kann die Gesundheit beeinträchtigen (vgl. Stellungnahme des BfR, BfArM und o.g. Bericht). Da nicht ausgeschlossen werden kann, dass Sie Chlordioxid bei Tier und Mensch auch zur innerlichen Anwendung einsetzen (vgl. Aussage in Ihrer Stellungnahme von 24-7.2014) ist die Anordnung des Sofortvollzugs der geforderten Maßnahmen unumgänglich, um eine Gefährdung der Gesundheit von Tieren und Menschen zu vermeiden.

Rechtsbehelfsbelehrung:
Gegen diesen Bescheid können Sie innerhalb eines Monats nach Bekanntgabe bei der im Briefkopf genannte Dienststelle schriftlich oder zur Niederschrift Wiederspruch einlegen. Ein Widerspruch hat aufgrund der angeordneten sofortigen Vollziehung keine aufschiebende Wirkung. Gegen diese Anordnung der sofortigen Vollziehung können Sie beim Verwaltungsgericht Hamburg, Lübeckertordamm 4, 20099 Hamburg gemäß § 80 Abs. 5 VwGO einen Antrag auf Wiederherstellung der aufschiebenden Wirkung des Widerspruchs stellen.

Hinweise:
Für ein erfolgloses Widerspruchsverfahren wird gemäß § 3 Abs. 2 und § 2 Abs. 2 des Gebührengesetzes vom 5. März 1986 (GVBI. S. 37) in der jeweils gültigen Fassung in Verbindung mit Nr. 6 der Anlage zum Gebührengesetz eine besondere Verwaltungsgebühr erhoben.

Mit freundlichem Grüßen,

A. S.

2. Stellungnahme - Aktenzeichen: 9 K 908/16

Freie und Hansestadt Hamburg
Behörde für Gesundheit und Verbraucherschutz

In Sachen Dirk Schrader wird auflagengemäß wie folgt Stellung genommen:
Der Kläger hält an seiner Klage fest.

Der Kläger ist der Ansicht, dass sich die Sach- und Rechtslage in Hinblick auf die von der Beklagten herangezogenen Rechtsgrundlagen, insbesondere auf § 69 Abs. 1, Nr.: 1,2 und 4 AMG nicht geändert haben müssen bzw. neue Beweismittel vorzulegen haben, weil die Grundlage der Ordnungsverfügung vom 25.Juli 2014 fehlerhaft davon ausgeht, dass Chlordioxid mehr als ein fiktives Arzneimittel ist.

Der Kläger hat dies stets bestritten und dazu insbesondere im Verfahren 15 E 4946/14 entsprechend vorgetragen.

Sowohl das Eil- als auch das Hauptsacheverfahren, das letztlich auf den angegriffenen Bescheid vom 25. Juli 2014 Bezug nimmt, mussten inhaltlich auf die strittigen Fragen, ob Chlordioxid ein Arzneimittel sei, nicht eingehen, da sie anderweitig erledigt wurden.

Es wird angeregt die Akte 15 E 4946/14 beizuziehen. Entsprechend jenem Verfahren wird der dortige Vortrag hier wiederholt, da an seiner Richtigkeit nicht zu zweifeln ist.

Zunächst wird der Kläger hiermit auf die Rechtsgrundlage zur Ordnungsverfügung vom 25. Juni 2014 eingehen. Die Beklagte bezieht sich auf § 69 Abs. 1 Nr. 1, 2 und 4 AMG.

Es handelt sich dabei um die der Beklagten zustehenden Maßnahmen für die Beseitigung festgestellter Verstöße und die zur Verhütung künftiger Verstöße notwendigen Anordnungen. Insbesondere kann das Inverkehrbringen von Arzneimitteln oder Wirkstoffen untersagt werden. Zunächst ist festzustellen, dass diese Norm, die im Kontext mit den §§ 64 - 69 b AMG steht, somit im elften Abschnitt des AMG, zwischen Arzneimittelstoffen und Zubereitungen aus Stoffen für Menschen und Tiere unterscheidet.

Maßgeblich zur Beurteilung der Rechtslage sind im Wesentlichen die Vorschriften im neunten Abschnitt des AMG, also die Sondervorschriften für Arzneimittel die bei inneren Erkrankungen angewendet werden. Die Beklagte bezieht sich u.a. auf § 59a AMG, wonach dem Kläger – als Tierarzt – auch im Rahmen seiner Tätigkeit für die GbR verboten sei mit Stoffen und Zubereitungen aus Stoffen Arzneimittel herzustellen.

Der Stoffbegriff ist in § 2 AMG geregelt. Im Kommentar von Rehmann 4.Aufl. 2014 zu § 2 Rdnr. 7 ist erläutert, dass Roh- und Grundstoffe, welche bei der Herstellung von Arzneimitteln Verwendung finden, keine Arzneimittel sind.

Die vom Kläger verwandten Stoffe sind Natriumchlorit, Salzsäure und Wasser. Dies sind Grundstoffe, die von jedermann im Handel erworben werden können, wobei sie zum Schutz des Verbrauchers von diesem nur in geringeren Dosierungen erworben werden können.

§ 59a Abs. 2 AMG findet somit für den Kläger keine Anwendung. Die von ihm bezogenen Stoffe sind nicht verschreibungspflichtig.
Eine einfache Internetrecherche belegt dies.

Entsprechend gibt es keine RechtsVO, zum Beispiel gem. § 6 AMG, die Regelungen zum Bezug der Grundstoffe oder dem Verkehr dafür regelt.

Die Beklagte ist dem Irrtum bei Subsumtion des § 59a AMG unterlegen, dass der Kläger in seiner Hausapotheke Arzneimittel aus verschreibungspflichtigen Ausgangsstoffen herstellt.

Dies wäre ihm tatsächlich untersagt.

Im Übrigen unterliegt gem. § 2AMG bereits die Herstellung chemischer und pharmazeutischer Grundstoffe einer Erlaubnis. Nicht von einem Arzneimittel ist nach ihrer Zweckbestimmung nur dann auszugehen, wenn diese Grundstoffe keiner wesentlich weiteren Bearbeitung bedürfen, um sie als Arzneimittel einzusetzen.

Dies ist bei den beiden oben genannten und vom Kläger bezogenen Grundstoffen ganz bestimmt nicht der Fall. Es handelt sich um Produkte, die überwiegend zur Reinigung und zur Desinfektion und Wasseraufbereitung benutzt werden. was wiederum eine einfache Internetrecherche belegt.

Somit stellt der Kläger für die GbR keine Arzneimittel i.S. von § 2 (1) AMG her, da er keine Stoffe oder Zubereitungen von Stoffen verwendet oder herstellt, sondern die Zusammenführung der Grundstoffe durch ihn ein fiktives Arzneimittel i.S. des § 2 (2) AMG entstehen lässt. Darauf finden die Vorschriften des AMG nur teilweise, jedenfalls nicht in diesem Zusammenhang Anwendung.

Nur ergänzend ist zu erwähnen, dass der Zubereitungsbegriff gesetzlich nicht definiert ist. Vorliegend ist der Beklagte als Gesellschafter der GbR als Tierarzt betroffen.

Bevor die Beklagte Maßnahmen gegen den Gesellschafter Dirk Schrader ergreifen kann, hat sie zu prüfen, ob der Kläger gegen geltendes Recht im Sinne des Arzneimittelgesetzes verstößt, um diese Verstöße zu beseitigen oder künftig zu verhüten. Explizit gehört dazu noch § 69 AMG, das Inverkehrbringen von Arzneimitteln oder Wirkstoffen.

Damit ist zunächst die Frage zu klären, ob es sich bei dem beim Kläger beanstandeten Chlordioxid um ein Arzneimittel handelt In § 2 AMG ist geregelt, dass Arzneimittelstoffe oder Zubereitungen aus Stoffen sind, die zur Anwendung im oder am menschlichen oder tierischen Körper bestimmt sind und als Mittel mit Eigenschaften zur Heilung, Linderung oder zur Verhütung menschlicher oder tierischer Krankheiten oder krankhafter Beschwerden bestimmt sind, oder die im oder am menschlichen oder tierischen Körper angewendet oder einem Menschen oder einem Tier verabreicht werden können.

Das Gesetz führt weitere Arzneimittel auf bzw. auch eine Definition, was nicht als Arzneimittel anzusehen ist. In § 3 AMG ist der Stoffbegriff definiert. Da dem Kläger hier die Verwendung von Chlordioxid vorgeworfen wird, ist hier das Tatbestandsmerkmal „Stoff" einschlägig. Chlordioxid ist im ganz normalen Handel erhältlich und wird in der Industrie als Desinfektionsmittel verwandt.

Voranstehend wurde vorgetragen, wie das Handeln des Klägers für die GbR rechtlich einzustufen ist. Der Kläger stellt somit für die GbR ein fiktives Arzneimittel per gesetzliche Definition her. Seiner Ansicht nach findet daher § 13 AMG keine Anwendung. Dennoch soll vorsorglich darauf eingegangen werden.

Es ist zu prüfen, ob es gemäß § 13 AMG für den Kläger keiner Erlaubnis bedarf, weil insoweit § 13 Abs. 2 AMG Geltung erlangt. Danach wäre die Herstellung dem Tierarzt im Rahmen des Betriebes einer tierärztlichen Hausapotheke erlaubt, wenn gemäß § 13 Abs. 2 b AMG die Herstellung von Arzneimitteln erfolgt, die ausschließlich für den Verkehr außerhalb der Apotheken freigegebene Stoffe oder Zubereitung aus solchen Stoffen enthält.

Ferner bedarf es keiner Erlaubnis des Tierarztes gemäß § 13 Abs. 2 Nr. 2c AMG in Verbindung mit § 13 Abs. 2b S. 1 AMG. Darin ist geregelt, dass es einer Erlaubnis nach § 13 Abs. 1 AMG für einen Arzt nicht bedarf, wenn die Arzneimittel unter ihrer unmittelbaren fachlichen Verantwortung zum Zwecke der persönlichen Anwendung bei einem bestimmten Patienten hergestellt werden, wobei hier, da sich § 13 AMG auf Mensch und Tier bezieht, auch die vom Kläger behandelten Tiere gemeint sind.

Dabei wird darauf hingewiesen, dass der Kläger als Gesellschafter der GbR und nur für die GbR, jeweils im Einzelfall eines einzelnen Tieres, zumeist Hunden, die beanstandete Kombination von Stoffen herstellt und nur in den Mengen, die am Tag der Behandlung und ggf. für Nachbehandlungen im häuslichen Bereich dem Patientenbesitzer mitgegeben werden. Die hergestellten Mischungen von Stoffen werden nicht vorrätig gehalten.

Die Beklagte im Fachbereich Pharmaziewesen, informiert aktuell im Internet über die vorgenannte Norm des § 13 Abs. 2b AMG.

Zu prüfen ist, welchen Verpflichtungen der Tierarzt unterliegt, der aufgrund vorgenannter Vorschrift ein Arzneimittel unter seiner unmittelbaren fachlichen Verantwortung zum Zweck der persönlichen Anwendung herstellt. Hier könnte § 67 AMG, die allgemeine Anzeigepflicht, einschlägig sein.

Hier ist vorgenannte Norm Abs. 2 zu prüfen. Ist danach die Herstellung von Arzneimitteln beabsichtigt, für die es eine Erlaubnis nach § 13 AMG nicht bedarf, so sind die Arzneimittel mit ihrer Bezeichnung und in ihrer Zusammensetzung anzuzeigen.

Hiergegen könnte die benannte GbR verstoßen haben, was im Folgenden aber ausgeschlossen wird. Zu prüfen ist ob §13 Abs. 2b AMG auch für Tierärzte gilt. Die Norm ist aus Sicht des Klägers auslegungsfähig. Die Norm unterscheidet nicht explizit zwischen Ärzten und Tierärzten und nicht, ob mit Patient ein Mensch oder ein Tier gemeint ist.

Die Beklagte bezieht sich in dem angegriffenen Bescheid der Anlage AST 3 wohl auf § 13 Abs. 2, 3b AMG, was aus dem vorletzten Absatz auf Seite 2 geschlossen werden könnte.

Zu prüfen ist, ob die Tätigkeit des Klägers insoweit beschränkt werden kann. Denn gemäß § 43 AMG können Arzneimittel im Sinne von § 2 Abs. 1 und Abs. 2 Nr. 1 AMG,die nicht durch die Vorschrift des § 44 oder der nach § 45 Abs. 1 AMG Rechtsverordnung für den Verkehr außerhalb der Apotheken freigegeben sind, grundsätzlich nicht im Wege des Versandes in den Verkehr gebracht werden. Dies ist allerdings im Apothekengesetz geregelt.

Gemäß § 43 Abs. 4 AMG dürfen Arzneimittel im Sinne von § 2 Abs.1 und Abs. 2 Nr.1 AMG im Rahmen des Betriebes einer tierärztlichen Hausapotheke durch Tierärzte an Halter der von ihnen behandelten Tiere abgegeben werden und vorrätig gehalten werden.

Gemäß Abs. 5 vorgenannter Norm dürfen zur Anwendung bei Tieren bestimmte Arzneimittel, die nicht für den Verkehr außerhalb der Apotheke freigegeben sind, an den Tierhalter oder an andere in § 47 Abs. 1 AMG nicht genannte Personen nur in der Apotheke, der tierärztlichen Hausapotheke oder durch den Tierarzt ausgehändigt werden.

Vorgenannte Norm unterscheidet nicht zwischen durch den Tierarzt erworbenen Arzneimitteln oder durch den Tierarzt hergestellten Arzneimitteln. Da aus Sicht des Klägers § 13 Abs. 2b AMG nicht zwischen Ärzten und Tierärzten unterscheidet, bedarf die Herstellung, wie bereits ausgeführt, auch nicht der Erlaubnis einer Behörde.

Selbst die Beklagte hat nicht bestritten, dass gemäß § 13 Abs. 2 Nr. 3 AMG die Tätigkeit des Klägers für die von ihm behandelten Tiere erfolgt. Der Gesellschafter und Kläger hatte sich auch an § 43 Abs. 4, letzter Satz AMG gehalten, wonach mit der Abgabe dem Tierhalter eine schriftliche Anweisung über Art, Zeitpunkt und Dauer der Anwendung auszuhändigen ist.

Die Beklagte hat exemplarisch in der Anlage 1 ein von der GbR verwandtes Exemplar an den Hundehalter vorgelegt. Es wird hiermit zur besseren Übersichtlichkeit nochmals überreicht.

Unterstützt wird die Erlaubnisfreiheit auch für Tierärzte gemäß § 13 Abs. 2c AMG. Danach gilt die Erlaubnisfreiheit gemäß § 13 Abs. 2b S. 1 AMG auch für Tierärzte im Betrieb ihrer tierärztlichen Hausapotheke für die Anwendung bei von ihnen behandelten Tieren entsprechend.

Selbst wenn der Kläger in seiner Tätigkeit für die GbR für diese eine Entscheidung über die Herstellungserlaubnis verpflichtet gewesen wäre, obwohl dies gemäß § 13 Abs. 2b AMG nicht erforderlich ist, hätte diese ihm nicht versagt werden dürfen.

Es wird hier pauschal auf die §§ 14 und 15 AMG hingewiesen.

Auch § 5 AMG, also das Verbot bedenklicher Arzneimittel, steht der Verwendung von Chlordioxid durch den Kläger in seiner Eigenschaft als Gesellschafter der GbR nicht entgegen.

Die Beklagte meint damit irreführend den Hinweis des Bundesamtes für Gesundheit auf MMS-Miracle Mineral Supplement heranziehen zu müssen Hierbei handelt es sich aber um eine giftige Lösung von 28 % Natriumchlorit in Wasser vertrieben.

Beweis: Sachverständigengutachten.

MMS ist ein willkürliches Kunstwort, das keine genaue Stoffdefinition erlaubt, somit i.S. vorgenannter Vorschriften nicht subsummierbar ist.

Das vom Kläger verwendete Produkt hat mit diesem Produkt nichts zu tun.

Leider, so der Kläger, wird in Beiträgen des Internets seitens der Presse nicht wissenschaftlich gearbeitet, so dass vorgenannte Mittel gleichgesetzt werden.
Die deutsche Apothekerzeitschrift stellt die Warnung des BfArM vor Anwendung von MMS zutreffend dar.

Es wird deutlich bei Natriumchlorit, dass T zum Schluss als Qualifizierung dieses Mittels dargestellt. Wenn aber dem Natriumchlorit eine verdünnte Säure und Wasser hinzugesetzt wird, entsteht Chlordioxid.

Wird das Chlordioxid somit wie vom Kläger hergestellt, entfaltet es nicht die erheblichen Gesundheitsgefahren.

Beweis: Sachverständigengutachten.

Nach vorgenannter Überprüfung ist der Kläger als Gesellschafter der benannten GbR berechtigt, ohne Zustimmung der Beklagten und auch ohne Beschränkungen im Rahmen der Herstellererlaubnis, das so nach § 2 (2) AMG hergestellte fiktive Arzneimittel Chlordioxid herzustellen und in dem eingeschränktem Umfang zu verwenden.

Entgegen der Ansicht der Beklagten unterliegt das hergestellte Arzneimittel nicht der Zulassungspflicht gemäß § 21AMG.

Es wird auf § 21 Abs. 2 Nr. 4 AMG mit dem Verweis auf § 21 Abs. 2a AMG verwiesen. Außerdem handelt es sich nicht um ein fertiges Arzneimittel, wie es § 21 AMG fordert.

Der Kläger hat vorgetragen, dass er aufgrund anderer Normen des AMG berechtigt ist, das fiktive Arzneimittel herzustellen.
Würde die Verordnung über apothekenpflichtige und freiverkäufliche Arzneimittel jedoch ernst genommen werden wollen, müsste sie auch tatsächlich vollständig sein. Diese Liste soll die Stoffe enthalten, die nicht für den Verkehr außerhalb von Apotheken freigegeben sind.

In dieser Verordnung, die dem Unterzeichner in Form vom 21. Februar 2014 vorliegt, ist z. B. der Stoff „Wasser“ nicht enthalten. Wasser ist ein Stoff aus zwei Elementen, nämlich Wasserstoff und Sauerstoff, also H20.

Gleiches gilt aus den eingangs genannten Gründen auch für Natriumchlorit und Salzsäure.

Also kann dem Kläger nicht begründet vorgeworfen werden, durch das Mischen von NaCI02, HCL und H20 gegen § 59 a und im Übrigen gegen sämtliche vorgenannten Gesetze im angegriffenen Verwaltungsakt verstoßen zu haben.

Das Gegenteil ist der Fall. Der Kläger war dazu berechtigt.

Insofern sind der Ausgangsverwaltungsakt und sämtliche anschließenden Verfügungen rechtswidrig.

Die Beklagte bezieht sich in ihrer gesamten Argumentation und als Grund ihres Tätigwerdens auf die Warnung des Bundesinstituts für Arzneimittel und Medizinprodukte (BfArM)

Beweis: Pressemitteilung des BfArM vom 30.05.2014, Anlage K 12.

Selbst dieses Institut geht davon aus, dass vergleichbare Produkte mit Natriumchlorit als arzneilich wirksamer Bestandteil in Deutschland nicht als Arzneimittel zugelassen sind. Dies stimmt. Es muss auch nicht zugelassen sein, da es kein Arzneimittel ist. Die Definition ergibt sich aus § 2 AMG.

Vorliegend geht es nicht um die Abgrenzung zu kosmetischen Mitteln, Lebensmitteln und Medizinprodukten.

Der Kläger setzt außerhalb von Apotheken freigegebene Stoffe, die frei im Chemiefachhandel zu erwerben sind, ein.

Im Wege der wörtlichen Auslegung des § 2 Abs. 1, Nr. 1 AMG handelt es sich somit nicht um Stoffe, die dafür bestimmt sind am menschlichen oder tierischen Körper zur Heilung oder Linderung pp. eingesetzt zu werden oder entsprechend § 2 Abs. 1, Nr. 2 AMG am menschlichen oder tierischen Körper angewendet oder einem Menschen oder einem Tier verabreicht werden können.

Wie bereits dargelegt, entstehen durch den Verarbeitungsgang des Klägers fiktive Arzneimittel im Sinne von § 2 Abs. 2 AMG. Es handelt sich dabei um Stoffe, die gemäß Definition in Absatz 1 keine Arzneimittel sind, jedoch gleichwohl als solche gelten sollen.

Obwohl das Gesetz die im Einzelnen in Absatz 2 aufgezählten Gegenstände, Stoffe und Zubereitungen zu Arzneimitteln macht, gelten für sie keineswegs alle auf Arzneimittel anwendbaren Vorschriften.

Lediglich die in § 2 Abs. 2, Nr. 1 aufgeführten Gegenstände sind den Arzneimitteln in Absatz 1 gleichgestellt (Rehmann, Kommentar Arzneimittelgesetz, 4. Auflage, § 2, Rdnr. 20).

Bei Durchsicht des § 2 Abs. 2, Nr. 1 wird jedoch deutlich, dass die vom Kläger hergestellten fiktiven Arzneimittel davon nicht betroffen sind.

Bei der weiteren Prüfung ist zwischen dem Stoffbegriff (§ 3 AMG) und dem Wirkstoffbegriff (§ 4 Abs. 19 AMG) zu unterscheiden.

Der Kläger verwendet wie vorgetragen gemäß § 3 Nr. 1 chemische Elemente und chemische Verbindungen. Er verwendet dagegen nicht Roh-, Grund- und Ausgangsstoffe, die arzneilich wirksame Bestandteile enthalten. Somit handelt es sich nicht um einen Wirkstoff (VG Hamburg, PhrmR 2002, 110 F).

Da diese Stoffe jedoch nicht unter § 2 Abs. 2, Nr. 1 AMG fallen, finden insbesondere die Bestimmungen, auf die sich die Beklagte im angegriffenen Bescheid bezieht, keine Anwendung (Rehmann, Kommentar Arzneimittelgesetz, 4. Auflage, § 2, Rdnr. 20).

Ergänzend wird an dieser Stelle ausgeführt, dass es sich ebenfalls nicht um sogenannte Präsentationsarzneimittel (§ 2 Abs. 1, Nr. 1 AMG) oder Funktionsarzneimittel (§ 2 Abs. 1, Nr.2 AMG) handelt. Auch die in § 6 Abs. 1AMG genannte Rechtsverordnung des Bundesministeriums zur Verwendung bestimmter Stoffe, die der Herstellung von Arzneimitteln dienen könnten, scheint derzeit nicht zu existieren. Die am 20.03.2009 aufgehobene Verordnung wird hiermit überreicht.

Beweis: Ehemalige Verordnung des BfArM, Anlage K 13.

Auch einer relativ aktuellen Zusammenstellung der Zentralstelle der Länder für Gesundheitsschutz bei Arzneimitteln und Medizinprodukten ist lediglich zu entnehmen, dass die vorgenannte Verordnung außer Kraft ist.

Beweis: Zusammenstellung ZLG, Anlage K 14.

Statt der bis zum Jahr 2009 geltenden Verordnung wurde im Rahmen der Bekanntmachung des Bundesministeriums darauf hingewiesen, dass stattdessen die Verordnung über Stoffe mit pharmakologischer Wirkung gelten soll.

Beweis: Bekanntmachung des BfArM, Anlage K 15.

Daraufhin wurde die entsprechende Verordnung über Stoffe mit pharmakologischer Wirkung verabschiedet.

Beweis: Verordnung des BfArM, Anlage K 16.

Nach allem ist somit klargestellt, dass die Handlungsweise des Klägers nicht den Vorschriften des Arzneimittelgesetzes unterfällt, somit auch die Beschränkungen aus dem Ursprungsbescheid von vornherein rechtswidrig waren. Es stellt sich daher die zusätzliche Frage außerhalb des Antrags des Klägers in diesem Verfahren, ob der rechtswidrige Bescheid gemäß § 48 HmBVwVfG ganz und für die Zukunft zurückzunehmen ist.

Eine weitere Möglichkeit bietet sich alternativ zu der Entscheidung in dieser Angelegenheit dazu, dass der Kläger die Beklagte im Rahmen einer Verpflichtungsklage verurteilen lässt, ihm eine entsprechende Erlaubnis zu erteilen, die er allerdings nicht braucht

Der Kläger geht davon aus, dass §51 Abs. 1, Nr.1 HmBVwVfG vorliegt, weil insbesondere die Rechtslage immer zugunsten des Klägers bestand, der angegriffene Verwaltungsakt diese Sach- und Rechtslage nicht zutreffend erfasst hat.

Im Sinne von § 48 Abs. 4 HmBVwVfG hat die Beklagte aufgrund der mit diesem Schriftsatz unterbreiteten Tatsachen rechtzeitig darüber zu entscheiden den Verwaltungsakt zurückzunehmen.

Im Sinne der Prozessökonomie wären aus Sicht des Klägers allerdings ein Wiederaufgreifen und eine neue Sachentscheidung sinnvoll. Dies gilt umso mehr, als sich bereits unmittelbar aus dem Gesetz ergibt, dass das Rücknahme- bzw. Widerrufsverfahren, das als Ziel die Beseitigung des angegriffenen Verwaltungsaktes in seinem Grund auf einer Ermessensentscheidung hat (Wiederaufgreifen im weiteren Sinne), von einem Wiederaufgreifen des Verfahrens nach § 51 HmBVwVfG (Wiederaufgreifen im engeren Sinne) zu trennen ist (Beschluss Bundesverwaltungsgericht 5 B 104/03).

Entsprechend dieser Entscheidung kann die angesetzte und rechtsgebundene Behörde aus Gründen der Gesetzmäßigkeit der Verwaltung ein Verfahren jederzeit von Amts wegen wieder aufgreifen mit dem Ziel, einen – rechtswidrigen – Verwaltungsakt zugunsten des Betroffenen durch einen der Rechtslage entsprechenden Bescheid zu ersetzen.

Anzumerken ist bezüglich der verfahrensrechtlichen Fragen, dass das vom Vewaltungsgericht vorgenannter Entscheidung zu einem Zeitpunkt zu entscheiden hatte, als die dortige Beklagte mit einem Widerspruchsbescheid die Rücknahme der ablehnenden Bescheide Im Ermessenswege nach § 48 Abs.1 (1) VwVfG nach erneuter Sachprüfung abgelehnt hatte.

Der Kläger würde es für unerträglich halten, wenn er für alle Zukunft aufgrund des bestandskräftigen Verwaltungsaktes in seinen Rechten, wie dargestellt, verletzt würde. Denn die Entscheidung hätte einen Einfluss auf die Tätigkeit des Tierärztlichen Institutes für angewandte Kleintiermedizin GbR, somit auf ihn und die in der GbR tätigen Gesellschafter und Tierärzte. Insoweit sinkt das Ermessen der Beklagten, das Verfahren im weiteren Sinne wiederaufzugreifen nicht auf null (BVerwG, Entscheidung 44, 333, 336 und BVerwG, Urteil 28. Juli 1976, VIII c 90,75).

Insgesamt ist somit antragsgemäß zu entscheiden.

Rockel Rechtsanwalt

3. AZ 9 K 908/16 Schrader vs. Freie und Hansestadt Hamburg, 9.10.2016

Gemeinschaft für ambulante und klinische Therapien

Persönliche Eingabe des Klägers

Der Kläger überreicht dem Gericht und der Beklagten ein Konvolut bestehend aus:

- Kapitel VI der Schrift zu Risiken und Nebenwirkungen der Tierärztlichen Praxis. Anlage 1
- Kapitel VII in Fortsetzung der Schrift zu Risiken und Nebenwirkungen der Tierärztlichen Praxis. Anlage 2
- Die Übersetzung des Beschlusses der Staatsanwaltschaft Dubrovnik in Sachen Schlachter. Anlage 3

Darüber hinaus regt der Kläger an, das Gericht und die Beklagte mögen sich im Internet folgende Videos ansehen:

1. Theresa Forcades i Vila zum Thema „MMS oder Medizin" in Spirit of Health 2015
2. Andreas Kalcker in Spirit of Health 2015
3. Dirk Schrader in Spirit of Health 2015
4. Dirk Schrader „Tiermedizin der Zukunft" bei SteinZeit TV

Auf Wunsch des Gerichts ist der Kläger bereit, dem Gericht diese Videos auch persönlich vorzuführen.

Im Einzelnen: Die Ausführungen des Klägers in den oben genannten Kapiteln VI und VII legen dar, dass seine Anwendungen von Chlordioxid durch andere Arzneimittel nicht zu ersetzen sind, wenn es darum geht, einen tödlich erkrankten infizierten Patienten gesund in das Leben zurückzuführen. Insofern ist der Ordnungsbescheid, dem diese Klage zugrunde liegt, ein nicht zu vertretender Akt der Rücksichtslosigkeit, Verachtung des Lebenden, nicht zu vereinbaren mit dem ethischen Konsens unserer Gesellschaft, moralisch verwerflich, ein Akt der Despotie, unvereinbar mit den demokratischen Grundwerten der Bundesrepublik Deutschland. Er zeigt die hässliche Fratze einer vereisten Bürokratie und erinnert an die unselige Vergangenheit der Ära der Nationalsozialisten.

Die Beklagte maßt sich nämlich an, Herrin über Leben und Tod zu sein.

Der Kläger legt auch Wert auf die Feststellung, dass die Beklagte nicht in der Lage ist, die Folgen ihres Bescheides in der gebotenen Weise zu reflektieren. Denn sonst hätte sie diesen Bescheid aus eigenem Antrieb längst zurückgenommen. Die Beklagte hat nämlich ausweislich des Mitverantwortlichen T. die webseite www.kritische-tiermedizin.de zu ihren Favoriten erklärt. Sie kann sich also nicht herausreden „von all dem nichts gewusst zu haben“.

Beweis: Dr. Silvio T., zu laden über die Beklagte.

Vielmehr geht es der Beklagten ausschließlich um eine Machtdemonstration. Sie möchte es sich nicht leisten, noch einen Prozess gegen den Kläger zu verlieren, wobei Eitelkeit, Unvermögen und persönliche Gründe der Verantwortlichen zu diskutieren wären.

Die Beklagte begründet u.a. ihren Beschluss mit zufällig im Internet aufgefundenen Schriften, die das Produkt MMS für gefährlich und schädlich halten. Und sie verweist auf eine „Warnung“ des Bundesinstituts für Risikobewertung, um ihrer Entscheidung noch mehr Gewicht zu geben. Die angeführten Schriften basieren auf wissenschaftlich völlig abwegigen Schlussfolgerungen und haben mit der Herstellung und Anwendung von Chlordioxid durch den Kläger nichts zu tun. Auch die Warnung des BfR ist laut Auskunft eines dort Verantwortlichen „Rein vorsorglich“ und „Es bestünde noch ein großer Klärungsbedarf“

Beweis: Rainer Taufertshöfer, Heilpraktiker Waldwinkel 22, 37603 Holzminden-Neuhaus, Dr. Teresa Forcades i Vila, Ärztin und Andreas Kalcker, beide zu laden über den Kläger.

Darüber hinaus bezieht sich der Kläger auf das Zeugnis von Dr. Antje Oswald, Ärztin und Monika Rekelhof, Heilpraktikerin. Beide zu laden über den Kläger.

Eine wissenschaftliche Einschätzung zur Anwendung von Chlordioxid durch Therapeuten, verfasst von Dr. Hartmut Fischer

Anlage 4 wird dem Gericht zum Verständnis überreicht.

Dr. Fischer wäre bereit, dem Gericht als Sachverständiger Auskunft zu allen Belangen, die mit der Herstellung und Anwendung von Chlordioxid einhergehen, zu erteilen.

Das Zeugnis Benannter wird beweisen, dass die im Mainstream der Medien etablierte Auffassung über MMS und Chlordioxid, die sich die Beklagte zu eigen gemacht hat, falsch ist.

Das bestätigt auch die oben benannte Entscheidung der Staatsanwaltschaft in Dubrovnik i.S. Schlachter, die zum ersten Mal in der Geschichte eine wissenschaftliche Expertise zur therapeutischen Anwendung von Chlordioxid anfertigen ließ. Siehe Anhang

Anlage 5. Der Kläger verweist weiter auf die Abteilung Infektiologie des Universitätskrankenhauses Hamburg-Eppendorf.

Im Zusammenhang mit mehreren erfolgreichen Chlordioxid-Behandlungen von MRSA – Infektionen im Kniegelenk von irgendwo in Deutschland operierten Patienten rief der Kläger dort an und sprach mit einem Vertreter der Abt. Infektiologie. Dieser hörte sich die Therapieerfolge des Klägers an und meinte dann: „Wenn wir das machen, fliegen wir hier raus.“ Der Kläger hielt ihm vor: „Das heißt im Umkehrschluss, Sie amputieren lieber Gliedmaßen anstatt es mit Chlordioxid zu versuchen“.

Beweis: Vertreter der Infektiologie des Universitätskrankenhauses Hamburg-Eppendorf.

Der Kläger ist überdies der Auffassung, Besitzer von unheilbar erkrankten und durch Chlordioxid-Behandlung dem Leben erhaltenen Patienten dem Gericht zu benennen. Er bezieht sich daher ausdrücklich auf das Zeugnis der Personen, die er bei Bedarf dem Gericht nennen wird.

Des Weiteren verweist der Kläger auf seine Berufspflicht und würde sehr gerne dem Gericht die Berufsordnung Hamburger Tierärzte vorlesen.

Schlussendlich verpflichtet das Tierschutzgesetz den Kläger, ein Wirbeltier „nicht ohne vernünftigen Grund" zu töten (bzw. sterben zu lassen). Das Verbot der Anwendung von Chlordioxid, das Tiere in bestimmten Lebenssituationen erfolgreich vor dem Tode bewahren kann, wäre mit diesem Gesetz nicht zu vereinbaren. Es gibt keinen „vernünftigen Grund" ein Lebewesen durch eine derartige Unterlassung zu Tode zu bringen. Im Gegenteil, die Unterlassung wäre als Straftat einzustufen.

Beweis: Staatsanwaltschaft Hamburg.
An den Vorsitzenden Richter stelle ich eine Frage: „Was würden Sie tun, wenn Ihr Hund unheilbar infektiös erkrankt ist, und ich Ihnen sagen müsste: Ich könnte Ihnen helfen, aber es wurde mir verboten".

Abschließend sei darauf verwiesen, dass die Europäische Kommission im Jahr 2013 Natriumchlorit als Orphan Drug zur Behandlung von Seltenen Krankheiten wie der Amyotrophen Lateralsklerose (ALS) zugelassen hat.

Natriumchlorit ist in diesem Zusammenhang als Ausgangsmolerkül zur Herstellung von Chlordioxid anzusehen.

Beweis: Durchführungsbeschluss der Kommission vom 19.06.2013 Anlage 6
Aus demselben Jahr stammt die Wissenschaftliche Untersuchung: Chlorine Dioxide is a Size-Selektive Antimicrobial Agent.

Sie ist zwar in Englisch geschrieben. Der Kläger wäre bereit dem Gericht den Text zu übersetzen, falls Bedarf besteht.

Anlage 7. Im Besonderen aber verweist der Kläger auf die Tatsache, dass Chlordioxid in Deutschland dem Lebensmittel Wasser zugesetzt wird – das seit 1984!

Beweis: Antwort der Bundesregierung auf die Kleine Anfrage des Abgeordneten Dr. Ehmke (Ettlingen) und der Fraktion Die Grünen vom 4.01.1984
Anlage 8. Chlordioxid wird auch seit langem zur Proliferation, Migration und Differenzierung von Stammzellen angewendet und ist darüber hinaus gegen jede Art von Krebs patentiert.

Anlage 9. Kann es wirklich sein, dass die Beklagte davon nichts gewusst hat?

Nach allem ist antragsgemäß zu entscheiden.

Dirk Schrader

4. Bescheid der Verhandlung

Am 12. Oktober 2016 fand die Verhandlung vor einem Mitglied der Kammer 9 des Verwaltungsgerichts Hamburg statt.

In wenigen Minuten war klar, dass es in der Sache keine Überraschung geben würde: Der ungewöhnlich sympathische und offene Jungrichter, den ich mir sehr gut als Präsidenten des Oberverwaltungsgerichts Hamburg dereinst vorstellen konnte, macht klar, dass er von seiner bereits mitgeteilten Auffassung nicht abweichen würde. Im Jahr 2014 hatte ich meinen Widerspruch tatsächlich nach Ablauf der gesetzten Frist bei der Behörde eingereicht. Das stimmte wohl.
Der brennende Inhalt meiner Klage stand also nicht mehr zur Debatte. „Der Gesetzgeber hat es so vorgesehen", sagte der Richter, er werde die Klage deshalb nicht annehmen. Und: Ob ich ein schriftliches Urteil haben wolle? Ich wollte.
Kommentar von Rechtsanwalt Michael Rockel: „So wird Unrecht zu Recht gemacht".

Ich habe den Richter tatsächlich gefragt, was er tun wolle, wenn sein Hund unheilbar infektiös erkrankt sei und ich ihm sagen müsse: „Ich kann Ihnen helfen, aber ich darf es nicht".

Er lächelte sympathisch und gab mir keine Antwort.
Als er mir dann zum Abschied die Hand gab, sagte ich ihm: „Wenn Ihr Kind mal mit einem multiresistenten Keim im Knie behaftet sei und man ihm das Bein abnehmen wolle, dann rufen Sie mich bitte gerne mal an."

Schlussendlich bin ich über das Ergebnis nicht traurig. Trotz der inhumanen und unethischen Einstellung des Verwaltungsapparats war es mir wichtig, bestmögliche Aufklärung über die Wirkung des Moleküls mit den zwei Sauerstoffatomen zu bewirken. Das ist mir ganz offensichtlich gelungen, denn aus ganz Deutschland, aus Österreich, der Schweiz, auch aus Frankreich, erreichen mich E-Mails mit Worten des Dankes.

Ich habe nicht vor, eine Berufung im Oberverwaltungsgericht zu veranstalten. Mit meinen 72 Jahren verzichte ich gerne. Es gibt ja unendlich viele jüngere

Tierärzte oder auch Ärzte, die ohne Angst haben zu müssen, das Molekül X in ihrer Praxis einsetzen können. Mehr als ein Ordnungsbescheid der Behörde kann ihnen nicht „passieren“. Wenn Sie mutig sind, hauen sie den Richtern das Kapitel VII meines Buches Zu Risiken und Nebenwirkungen der tierärztlichen Praxis um die Ohren, oder halten es einfach mit dem bekannten Ritter Götz von Berlichingen.

5. Impfung im Alter? Nein Danke!

Die Fälle häufen sich. Ältere Katzen und Hunde werden (nach einer vom Tierarzt durchgeführten Schutzimpfung) plötzlich krank – sehr krank.

Die Tierhalter merken, dass Ihr Hund oder ihre Katze plötzlich „anders“ sind – sie werden still, ziehen sich zurück, verweigern das Futter und dann geht’s los: Erbrechen der Nahrung, Teilnahmslosigkeit, Temperaturerhöhung.

Tierärzte können mit diesem Krankheitsbild sehr selten umgehen: Natürlich – das „Fieber“ also die Temperaturerhöhung, dann die Blutuntersuchung: Ach so – eine deutliche Erhöhung der Leukozyten – naja , das wird wohl ein „Infekt“ sein. Das kriegen wir schon hin. Also her mit den fiebersenkenden Kortisonen und – natürlich – Antibiotika. Welche denn? Natürlich die, die da im Schrank sind, also Injektionslösung oder Tabletten...

So geht das. Überall. Irgendwas wird verabreicht.

Nachforschungen, also intensive Befragung der betroffenen Tierhalter ergeben immer das Gleiche: Hund und Katze werden mit „Trockenfutter“ oder „Naßfutter“ ernährt. Seit Jahren.

Ja, sie bekommen auch viel „Frischfleisch“.

Was das sei? Natürlich Schlachtabfälle „vom Markt“ oder aus der „Tierfutterbude“. Ach so.

Die „wohlmeinenden“ Tierhalter haben das gemacht, was „man“ ihnen gesagt hatte...

Wobei die Frage erlaubt sein sollte: Wer ist „man“? Ach so, die, die Ihnen das Fertigfutter verkauft haben.

Zurück zu unserem Patienten. Der erbricht, ist schlapp und hat eine erhöhte Temperatur.

Er wurde vor einigen Tagen auf Anraten des Tierarztes geimpft.

Das Problem: Dem kranken Tier geht es immer schlechter. Kortisone und Antibiotika scheinen keine Wirkung zu haben. Was ist da los?

Die radiologische Untersuchung, mit und ohne Kontrastmittel, weisen auf eine schwerwiegende Störung. Eine OP bringt es ans Tageslicht: Es handelt sich um eine Darmlähmung, die weder von Fremdkörpern noch von Tumoren herrührt: Es sind Toxine von Darmkeimen, die sich plötzlich vermehren und die Darmlähmung hervorrufen.

Natürlich: Eine Darmentzündung ist auch offensichtlich: Rötung und starke Einblutungen bis hin zur Schwarzfärbung der Darmwände. Die Überlebensaussichten sinken auf Null.

Und was hat das bitteschön mit der Impfung zu tun?

Stellen Sie sich vor, Sie zwingen Ihre 90-jährige Oma dazu, an einem Marathonlauf teilzunehmen. Was passiert dann? Sie überlebt den eher nicht.

Wenn Sie ein altes Tier impfen, dann kann es passieren, dass das ebenso alte Immunsystem kollabiert und und seine Funktion aufgibt: Natürliche Barrieren gegen alle möglichen „fiese Möb“, also niederträchtige Bakterien, die sich schon lange im Darm befinden, wittern Morgenluft und vermehren sich blitzartig. Viele von ihnen produzieren Toxine, die wie eine Vergiftung wirken – zum Beispiel Chlostridien. Und dann?

Die Darmfunktion wird außer Betrieb gesetzt – mit allen furchtbaren Folgen.

Und was hat das mit dem Naß- oder Trockenfutter oder dem Frischfleisch zu tun?

Die „wohlmeinenden“ Tierhalter ernähren ihre Lieblinge mit einer Fertignahrung, die gespickt voll ist mit unzähligen chemischen Stoffen, die die Haltbarkeit, die Farbe und den Geschmack sichern sollen – als Nebeneffekt aber lang- oder kurzfristig das Immunsystem „in Trümmer“ legen.

„Frischfleisch“ sorgt für die ungebremste Aufnahme von multiresistenten Bakterien aus den Schlachtkörpern. Na danke auch. Die sind dann da, machen erst mal nix, aber wenn das Immunsystem in die Knie geht, dann rufen sie „Halloooo, hier sind wir!“

Dann zum Beispiel, wenn der Tierarzt dem alten Tier eine Schutzimpfung verpasst: Die immunologischen „Sicherungen“ fliegen raus. Immunsystem kaputt.

Ist das angekommen? Na hoffentlich.

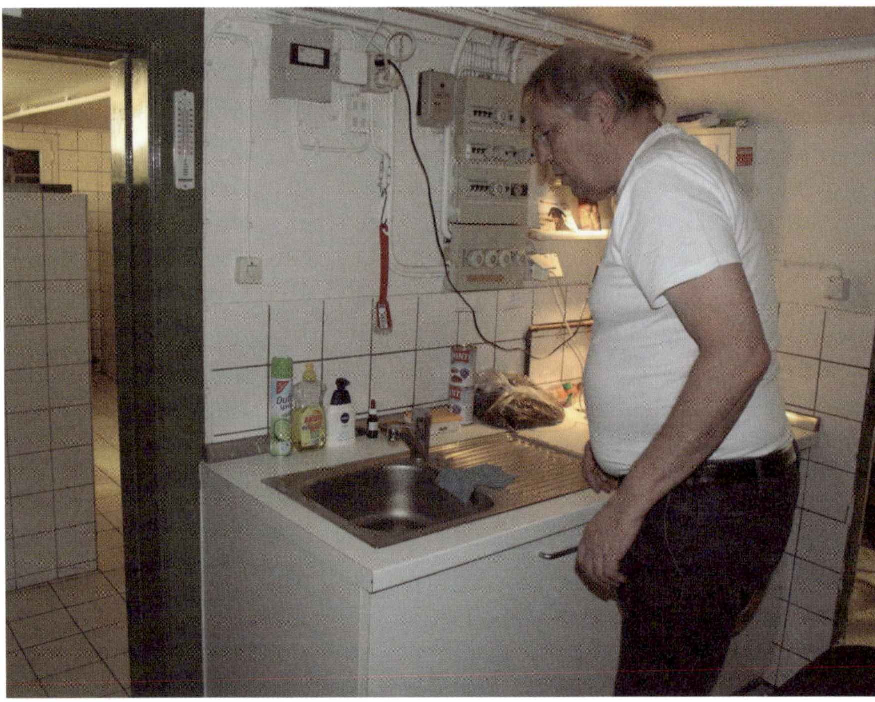

8. EINSATZ VON MOLEKÜL X

Heilung statt Amputation

Maria P. wohnt mit Mann und Hündin Nelly in Hennef bei Bonn.

Irgendwann im Spätsommer 2015 lahmte Nelly mit dem rechten Hinterlauf. Sie zog das Bein ständig hoch. Eine Tierärztin stellte einen Kreuzbandriss im Kniegelenk fest und versicherte, man könne es operieren und Nelly danach wieder normal laufen.

Die renommierteste Kleintierklinik in der Gegend wurde angefahren. Dort bestätigte der zuständige Tierarzt die Diagnose. Nelly sollte nach der Methode TPLO gleich am nächsten Tag operiert werden. Die Kosten würden sich auf 2500 Euro belaufen.

Maria P. unterschrieb den Behandlungsvertrag. Sie wollte nur das Beste für ihren geliebten kleinen Hund und holte ihn nach der OP schleunigst nach Hause. Man hatte ihr versichert, dass Nelly in den nächsten Tagen wieder laufen könne.

Es vergingen Wochen und Monate. Nelly setzte das Bein nicht auf und war überdies schmerzhaft. Die Oberschenkelmuskulatur wurde schlanker. Dabei zeigte sich im OP-Bereich am Knie immer wieder eine Wunde, die nicht heilen wollte – trotz aller Antibiotika, die nach dem Eingriff gekauft worden waren. Dann der Bericht aus dem Labor: Nelly hatte sich einen multiresistenten Staphylokokkus aureus, einen Eitererreger, „eingefangen".

Am 12. Januar 2016 fertigten wir eine Röntgenaufnahme des Knies. Darauf war zu sehen, dass der Kopf des Unterschenkels total zerstört war. Ein großer Knochenteil schien herausgebrochen. Die Infektion des Kniegelenks zeigte sich in Form einer Fistel, aus der eitriges Sekret sickerte. Eine TPLO-Platte schien merkwürdig eingesetzt, jedenfalls war das auf keinen Fall das, was man in Fachkreisen unter einer TPLO-Operation (Tibial Plateau Levelling Osteotomy) verstand.

Sollten wir das Bein amputieren? Eines war sicher: Die Platte musste ´raus und die Infektion beseitigt werden. Und die Therapie?

Maria P. bekam eine Anweisung zur Herstellung des Moleküls mit den zwei Sauerstoffatomen, bekannt als Molekül X, holte sich die „Zutaten“ und bewährte sich als „Chemikerin“. Morgens und abends flößte sie dem kleinen Hund die Lösung zur inneren Anwendung ein.

Heute am 1. März 2015 stand Maria P. mit Nelly wieder in unserer Praxis und berichtete, dass die Infektion schon lange beseitigt sei. Nelly würde immer besser laufen. Eine Kontrollröntgenaufnahme zeigte, dass das herausgebrochene Knochenteil mit dem Unterschenkelknochen verwachsen war. Gute Aussichten.

In einigen Wochen werden wir gemeinsam entscheiden, ob das Knie noch einmal geöffnet werden soll, um etwaige „Trümmer“ zu entfernen. Die renommierte Tierklinik hat Maria P. inzwischen die 2500 Euro erstattet, ohne Gerichtsverfahren. Michael Rockel, Anwalt in Hamburg, hatte den Kollegen im Rheinland einen Brief geschrieben. Man wollte dort auf jeden Fall einen Prozess vermeiden...

Infektiöse Polyneuritis – die unheimliche Junghunderkrankung

In der Praxis erscheint ein junger Hund. Auf dem Untersuchungstisch steht er mit gesenktem Kopf, ein Häufchen Elend, seine Körpertemperatur zeigt 39.8 Celsius, also hohes Fieber! Sein Herrchen berichtet von Schmerzschreien beim Anheben des Körpers. Der Hund schreit vor Schmerz auch beim Anlegen des Halsbandes. Er kann nicht laufen.

Beim Durchfühlen des Bauches zeigt sich keine Verspannung. Aber der kleine Hund verweigert die Nahrung. Kotabsatz war noch am Morgen.

Radiologisch: „Wie Sie sehen, sehen Sie nichts“ sagen die Bilder, Kontrastmittel passiert den Magen ohne Hemmnis. Aber das Blutbild ist alarmierend: Hohe entzündliche Werte.

Mein Bauchgefühl sagt mir, dass dies eine der nun häufiger auftretenden Junghundinfektionen ist – mit Beteiligung der nervalen Strukturen, sprich Nerven.
So, wie der 6 Monate alte Australian Shepard Luke schrie, als er angefasst wurde, bestand kein Zweifel: Wieder mal ein Fall der infektiösen Polyneuritis, nach Lehrbuchmeinung unheilbar – oder vielleicht doch? „Man kann es ja probieren mit allen möglichen Antibiotika und Kortisonen, und wenn er es schafft, dann freuen wir uns und wenn nicht, hat er eben Pech gehabt – was uns natürlich leid tut...!“

Derart krasse Aussagen von Tierärzten haben wir schon oft gehört und sehen uns in der Verantwortung den Weg zu beschreiten, den uns unser Gewissen vorschreibt: Wir zögerten nicht, dem jungen Hund einen Venenkatheter zu legen. Er bekam eine Infusion mit dem bekannten Molekül X – am nächsten Tag erschienen Luke und sein Herrchen Kay S. Luke war wie „ausgewechselt“, seine Lebensgeister waren wieder da. Er hatte auch schon Nahrung zu sich genommen. Das Fieber war weg. Noch eine Infusion zur Sicherheit.

Kay S. wird Luke noch weiterbehandeln. Er weiß ja auch, wie man das Molekül X herstellt und verabreicht.

Und nun frage ich die Fachwelt, warum sie sich weigert das Molekül X in Anwendung zu bringen. Ist es die „furchtbare Dummheit der Deutschen“ oder sind es dunkle Kräfte in unserer Gesellschaft, die erfolgreiches Heilen unmöglich machen wollen? Jeder von uns kann sich seine eigene Meinung darüber bilden. Eines ist sicher: Die Anwendung des Molekül X wird niemand stoppen – kein Staatsanwalt, kein Richter und schon gar nicht korrupte Politiker und deren Knechte.

Rückkehr der Hundestaupe

Wir erinnern uns: In den 80er und 90er Jahren des vergangenen Jahrtausends blühte der Handel mit Hundewelpen. Unter unsäglichen Bedingungen wurden diese Tiere von Osteuropa nach Westdeutschland transportiert, ungeimpft, geimpft, entwurmt oder – nicht.

Die erstaunten Neubesitzer so eines Lebewesens erkannten oft zu spät, dass ihr kleines neues Familienmitglied einen Todeskeim in sich trug, der – auch nach Wochen tierärztlichen Bemühens – die Einschläferung zur Folge hatte. Wut und Entsetzen darüber führte zu einer Lawine von Prozessen vor den Amtsgerichten. Findige Rechtsanwälte versuchten – oft vergebens – die Tierarztkosten einzuklagen. Es war, und ist heute immer noch, sehr schwer nachzuweisen, wo der kleine Hund seine Infektion aufgenommen hat.

Das hat sich nicht geändert. Es ging und geht immer wieder um die Frage: Hat der frischgebackene Hundebesitzer die Möglichkeit nachzuweisen, dass der „Züchter“ oder der Händler einen infizierten, kranken Hund verkaufte...?

Es gab viele Jahre der „Ruhe“. Staupefälle gab es gelegentlich. Sie waren eher selten. Das galt auch für die gefürchtete Parvovirose des Hundes.

Im Jahr 2016 verzeichnen wir wieder eine zunehmende Zahl von Hundestaupe – auch bei geimpften Tieren – weil das Staupevirus ganz offensichtlich eine Veränderung erfahren hatt –, ganz genauso, wie sie z.B. bei Grippeviren vorkommt.

Das Schlimme ist, dass gegen Viren keine Antibiotika helfen können – höchstens vorhandene Seren, so wie man sie z.B. bei Tetanusinfektionen verabreicht. In Kenntnis dieser Tatsachen hat man versucht mit „lebenserhaltenden Maßnahmen", wie Infusionen, symptomatisch wirkenden Medikamenten, Gammaglobulinen und einer Flut von Antibiotika, diese Tiere am Leben zu halten – mit weniger als mehr Erfolgen.

Wir haben schon lange beschlossen, diesen Patienten das zukommen zu lassen, was der legendäre Jim Humble einst seinen Mitstreitern einflößte, um sie im südamerikanischen Urwald von tödlicher Malaria, Typhus und anderen Fiesitäten in wenigen Tagen vollständig zu heilen: die von ihm benannte Magic Mineral Solution, heute bekannt als „MMS",. Natürlich – wir geben den an Staupe oder auch Parvovirose erkrankten Tieren kein MMS, weil das tatsächlich durch den § 5 des Arzneimittelgesetzes unter Androhung von bis zu 5 Jahren Gefängnis untersagt ist. Nein, wir sorgen dafür, dass diesen Tieren der Wirkstoff, synthetisiert aus Natriumchlorit und Salzsäure, das allseits bekannte Molekül mit den zwei Sauerstoffatomen – auch bekannt als Molekül X – eingeflößt oder infundiert wird. Die Tierhalter sind dabei engagiert und aktiv. Das Ergebnis: In wenigen Tagen kommen die schwer und schwerst erkrankten Patienten aus der Gefahrenzone und genesen.

Ein Wunder? Nein. Es ist kein Wunder, denn das Molekül X oxidiert sämtliche bekannten Krankheitserreger und deren Toxine – und macht sie unschädlich. Man kann das übrigens in den „Mayo-Clinic-Reports" der 1970er Jahre nachlesen.

Die Frage ist natürlich: Wann wacht der Berufsstand der Tiermediziner auf? Englische Sprache muss man natürlich lesen und verstehen können. Lesen denn deutsche Tierärzte keine Bücher in englischer Sprache?

Zum Thema Paralytischer Ileus

Hunde und Katzen infizieren sich im Laufe ihres Lebens mit allem Möglichen: Viele Bakterien, auch so richtig fiese Möb, gelangen in den Darm und – je nach Aktivität ihres Immunsystems – werden sie „in Schach gehalten" … bis es eben „kracht": Aus irgendeinem saublöden Grund vermehren sich die Fieslinge und viele von ihnen, z.B. Chlostridien, produzieren Toxine, die die Tätigkeit des Darmes lähmen: Der paralytische Ileus ist da.

Die Symptome sind eindeutig: Erbrechen der Nahrung, Darmgeräusche „futsch", Durchfall, Durchfall, Durchfall und – Fieber. Es entsteht eine lebensgefährliche Situation.

In der Tierheilkunde werden die verschiedensten Antibiotika eingesetzt, zunächst einmal „blind", denn der Tierarzt kennt ja nicht die Empfindlichkeit der Erreger. Eine bakteriologische Analyse in einem Fachlabor dauert mindestens drei Tage. Bei der Auswertung der Ergebnisse wird's schwierig: Die Palette anzuwendender Antibiotika ist meist groß und, was im Labor, also in vitro, dokumentiert wird, wirkt noch lange nicht sicher in vivo, also im Körper des Erkrankten.

Meist sehen wir folgendes Bild: Bei der Behandlung solcher Probleminfektionen geht es den Patienten trotz massiver Infusionstherapie, hoher Gaben auch von Reserveantibiotika und teilweise Cortisonen nicht besser. Es geht ihnen schlechter und sie gehen die „berühmte Treppe" hinab. Absehbar ist: Sie werden sterben.

Die vergangenen Jahre haben uns jedoch gezeigt, dass die rechtzeitige Anwendung der Jim-Humble-Methode mit dem Molekül X solche todgeweihten Patienten die Treppe schnell wieder hinauf bringt: Innerhalb weniger Tage nehmen sie wieder am Leben teil und erbrechen nicht mehr. Die bio-oxidative Wirkung des Molekül X zerstört tatsächlich nicht nur pathogene Mikroorganismen, sondern auch deren Toxine. Das konnten wir bei der fortgeschrittenen Tetanusinfektion bereits nachweisen. Wir konnten auch nachweisen, dass eine etwaige Schädigung des Patienten nicht stattfand und gesunde Darmkeime nicht angegriffen worden waren. Molekeül X durchwandert zudem die Blut-Hirnschranke, um auch im Zentralnervensystem erregerbedingte Schädigungen zu beseitigen.

Inzwischen gibt es immer mehr Menschen, die zuhause das Molekül X selbst herstellen und einnehmen. So schrieb mir die Familie H., sie würden alle in der Familie mehrfach im Jahr eine mehrtägige Einnahme des Molekül X vornehmen. Das gelte auch für ihren kleinen Hund.

Die Idee ist nicht neu, jedoch schwer durchzusetzen. Eine Prophylaxe mit diesem segensreichen Stoff weist jedoch auf eine neue Dimension vernünftigen medizinischen Denkens.

Heilung einer fortgeschrittenen Botulismus-Infektion beim Hund

Von Dagmar Kirchhoff

Im Oktober 2015 hatte Deehna, eine 8 – jährige kerngesunde Working Kelpie Hündin, irgendetwas Fressbares zwischen den Silageballen gefunden. 20 Minuten später taumelte sie und brach in der Hinterhand zusammen. Der Tierarzt war ratlos. Ihr Zustand verschlechterte sich zusehends: sie zeigte starke Schmerzen, wenn sie den Kopf höher als über die Waagerechte nehmen wollte. Mit dem gelähmten Hund sind wir nochmals zum Tierarzt gefahren. Der riet zur sofortigen Einschläferung. Eine Untersuchung der Bandscheiben in einer tierärztlichen Spezialeinrichtung brachte keine Ergebnisse. Ich nahm den hochgradig schmerzempfindlichen Hund wieder mit nach Hause und hoffte auf die Wirkung von Schmerzmitteln.

Auffällig war ihr veränderter Augenstand. Ein Versuch mit der Spinalkathetertherapie nach Salim brachte dann tatsächlich eine Verbesserung. Deehna konnte ich mit einer Tragehilfe um den Bauch in den Garten führen. Sie bewegte sich sehr ataktisch, fiel öfter um, zeigte aber keine Schmerzen mehr. In der Folge ging es ihr immer besser.

Im Frühjahr 2016 zeigte sie auf einmal eine Kopfschiefhaltung, war überaus schmerzempfindlich im Halsbereich. Vorne rechts hatte sie plötzlich keine Stellrefelexe mehr und schliff die Pfote über den Boden. Weitere radiologische Untersuchungen der Halswirbelsäule brachten keine Ergebnisse. Ihr Gangbild blieb unverändert: total ataktisch. Aber die Schmerzen verschwanden.

Einer Bekannten erzählte ich von Deehna. Sie hielt auch Kelpies und hatte Milchkühe. Sie gab mir den Hinweis auf Botulismus. Im Internet fand ich heraus, dass der Krankheitsverlauf sehr wohl zu einer Botulismus-Infektion passte - außer dass es nach einem halben Jahr nach der Infektion wieder zu starken Symptomen kommt. Es war aber ausgeschlossen, dass sich der Hund neu infiziert haben konnte.

Als aufmerksamer Leser der Seite „Kritische-Tiermedizin" entschied ich mich für eine Behandlung mit dem Molekül X nach Jim Humble. Sie bekam 5 mal täglich CDL. Nach fünf Tagen waren die ersten Erfolge sichtbar: Sie konnte den Kopf wieder über die Waagerechte heben und ihr Gangbild wurde besser – auch das Augenflackern verschwand allmählich.

Ein Tierarzt, der die chinesische Akupunktur an Shiva durchführen wollte, meinte plötzlich, dass Deehnas Erkrankung ihn stark an eine Botulismus-Infektion erinnern würde, obwohl er noch niemals so einen Fall gesehen hatte. Auf seinen Rat hin behandelte ich Shiva weiter mit MX und gab ihr auch täglich Zeolith. Sie machte gute Fortschritte.

Inzwischen ist Deehna wieder ganz gesund und hütet jeden 2. Tag 6 Stunden 500 Heidschnucken in der Lüneburger Heide.

9. UNHEILBAR WAR GESTERN

Es sind die anrührenden Schicksale mehrerer Hunde und eines Fohlens, die mich veranlassen, darüber nachzudenken, ob nicht die Infektionslehre der Veterinärmedizin neu geschrieben werden muss.

Fall 1

Der fast 1½-jährige Cairnterrier der Familie H. konnte von heute auf morgen nicht mehr laufen: er lahmte mal vorne, dann hinten. Ein krummer Rücken und eine deutlich zunehmende Schmerzhaftigkeit alarmierten die Tierhalter. Sie begaben sich in eine renommierte tierärztliche Einrichtung in der Nähe von Hamburg. CT, MRT, Blutuntersuchungen ergaben nichts. Allein die Leukozytenwerte waren deutlich erhöht, Entzündungshemmer und Antibiotika schlugen nicht an. Die entnervten Tierhalter berichteten mir von ihrer Hilflosigkeit und der anhaltenden Schwerststörung ihres kleinen Hundes. Die Tierärzte hatten das Wort „Polyarthritis“ ausgesprochen und der Familie jede Hoffnung genommen.

Der kleine Hund bekam das Molekül X zweimal am Tag oral. Nach drei Tagen lief er wieder fröhlich durch den Garten. Die Behandlungszeit von insgesamt 14 Tagen wurde durchgehalten. Das Ergebnis: ein gesunder Hund, eine glückliche Familie und – normale Leukozytenwerte.

Fall 2

Der große Malinois-Rüde der Familie S. zeigte alle Anzeichen einer fortgeschrittenen Tetanusinfektion. Nach Lehrmeinung unheilbar. Leider.

Frau S. behandelte ihren Hund drei Mal am Tag mit Molekül X nach unsere Vorgaben.

Nach 10 Tagen war klar: der Hund konnte weiterleben. Der Tetanuserreger Chlostridium tetani wurde mit den üblichen Antibiotika wohl sehr schnell zum Stehen gebracht. Allein sein Toxin wütete in den Nervenzellen und Synapsen – unerreichbar auch für Tetanus-Serum. Die eigenverantwortliche Therapie zeigte, dass das Tetanustoxin durch den selbst hergestellten Stoff zerstört werden konnte. Familie S. hat ihren vitalen gesunden Hund zurück.

Bado

Am 30.5.2015 gebar Venus Bado, ihr zweites Fohlen. Es konnte aber nicht aufstehen und bei seiner Mutter trinken. Die herbeigerufenen Tierärzte injizierten alles, was deren Apotheke hergab – drei Wochen lang. Bados Gelenke schwollen an, ein Anblick des Jammers, keine Besserung.

Bei der letzten Behandlung sagte die Tierärztin, dass sie nicht helfen könne. Morgen wolle sie Bado einschläfern. Die Besitzerin solle schon mal den Abdecker anrufen. Bado habe doch wohl die Fohlenlähme. Die Krankheit sei unheilbar.

Die beherzte Frau S. hatte von dem Tetanusfall (siehe oben) gehört und entschied, Bado mit der oben genannten Substanz drei Mal am Tag zu behandeln. Die Dosis wurde x 4 genommen. Nach drei Tagen stand Bado auf, lahmte noch erheblich, aber die nächsten Tage zeigte eine zügige Verbesserung seines Zustands.

Nach einer Woche lief Bado fröhlich hinter seiner Mutter her, ein gesundes vitales Fohlen. Eine Sensation für die Pferdefreunde in den Vierlanden.

Franjo

Anruf aus Hannover. Man wolle wissen, was eine Amputation eines Hinterbeines bei einem Schäferhundmischling kosten würde. Nicht 800 bis 1000 Euro? Nein. Höchstens die Hälfte, ach so.

Der vierjährige Franjo hatte sich wohl eine multiresistente Infektion bei der Kreuzband-OP zugezogen. Die Tierärztliche Hochschule in Hannover riet nach vergeblichen Antibiotikabehandlungen zur Amputation. Das Geld konnten die Besitzer nicht aufbringen.

Franjo wurde bei uns hospitalisiert und das infizierte Gelenk drei Mal am Tag mit jener oben genannten Substanz X „aufgepumpt". Zusätzlich wurde diese ihm auch drei Mal am Tag eingegeben.

Nach einer Woche hatte Franjo keine Schmerzen mehr. Nach einer weiteren Woche konnten wir den Schlauch in seinem Kniegelenk ziehen. Die Osteomyelitis im Knie war beseitigt. Er lebt heute lahmheitsfrei und als ein fröhlicher Hund bei seiner Familie.

Diese vier Beispiele, aber auch zig andere, zeigen, dass die Anwendung oben genannter Substanz eine gewaltige Chance bietet Infektionen in gerechter Weise wirksam entgegenzutreten. Wir werden weiterhin infizierten Tieren die Chance zum unbeschwerten Weiterleben ermöglichen.

Eine Hamburger Behörde hat uns jedoch untersagt, die bewusste Substanz selbst herzustellen und an Tieren anzuwenden.

Ob es die von Schopenhauer genannte „ungeheure Dummheit der Deutschen" ist, oder das, was Hannah Arendt als „Die Banalität des Bösen" bezeichnet, wir werden irgendwann von Hamburger Richtern hören, ob wir und warum wir die so segensreich eingesetzte Substanz ohne Verfolgung durch diese Behörde einsetzen dürfen. Wir sind zuversichtlich und vertrauen auf das gesunde Rechtsempfinden.

Trixie

Kurz vor Weihnachten wurde Trixie, eine Dackel-Mix-Dame im 9. Lebensjahr, richtig krank. Sie war apathisch, nahm keine Nahrung mehr zu sich. Die Körpertemperatur hielt sich bei 39.6 Grad Celsius. Antibiotika der „ersten Reihe" halfen nicht. Ihre Halslymphknoten schwollen an. Greifbare Reserveantibiotika halfen auch nicht.

Radiologisch und sonographisch konnten keine Feststellungen getroffen werden. Im Blutbild schossen die Leukozytenzahlen hoch: statt anfänglich 14.000 waren es plötzlich 46.000. Trixies „Eltern", Familie Schönfeld, waren grau vor Trauer. Sie hatten sich darauf eingestellt, ihren kleinen Hund in den Hundehimmel gehen zu lassen. Weitere Untersuchungen? Weihnachten arbeiten keine Labors. Was blieb?

Trixie bekam Infusionen mit dem Wirkstoff Molekül X. Jim Humble stand Pate. Nach 24 Stunden nahm sie wieder Nahrung zu sich, nach weiteren 24 Stunden wurden die übergroßen Halslymphknoten weich und kleiner. Weihnachten verbrachte Familie Schönfeld mit ihrem kleinen Hund in froher Hoffnung auf baldige Genesung.

Innerhalb von 14 Tagen war Trixie vollständig von ihrer Erkrankung genesen. Die Schönfelds hatten gelernt Molekül X für ihren Hund selbst herzustellen. Wir wissen zwar nicht, was der Grund für die Erkrankung war, müssen aber vermuten, dass es sich um einen multiresistenten Keim handelte, der die Lymphknoten so stark hat anschwellen lassen. Ursprünglich hatten wir an „Krebs" gedacht. Aber den Gedanken ließen wir fallen: der Krankheitsverlauf war für „Krebs" völlig untypisch.

Rückblickend sehen wir in der Anwendung von Molekül X weiterhin die Chance, Probleminfektionen in den Griff zu bekommen. Tierärzte sollten mehr Mut haben. Die Anwendung von Molekül X, welches nach gesetzlichen Regeln nicht „zugelassen“ ist, wird gedeckt durch das Berufsgesetz, das Arzneimittelgesetz und das Tierschutzgesetz.

Kein Richter in Deutschland wird es wagen, diese Therapieform zu untersagen.

Benny

Der kleine 8-jährige Terrier-Mix der Familie R. hatte sich eine Zehenkralle abgerissen. Seit einer Woche kam die Blutung aber nicht zum Stehen. Die Familie R. berichteten von vielen Verbänden, die sie Benny angelegt hatten – ohne Erfolg. Und dann hatte er offensichtlich sehr sehr starke Beläge auf den Zähnen. Eine Gebißreinigung mittels Ultraschall führte zu massiven Zahnfleischblutungen – wirklich außergewöhnlich. Gerinnungsfördernde Medikamente mussten gegeben werden. Aber das Gesamtbild des kleinen Hundes ließ Schlimmes erahnen. Benny litt unter einer EHEC-Infektion, die sich extrem schnell – trotz aller greifbaren Antibiotika – in eine Sepsis wandelte.

An einem Donnerstag hatten wir die Hoffnung aufgegeben. Benny schien zu sterben.

Telefonisch informierten wir Familie R., die „alle Entscheidungen in unsere Hände legte“.

Benny bekam eine Bluttransfusion, ein Sauerstoffzelt und Infusionen mit Molekül X.

Am nächsten Tag war die erste Frage: „Wie geht es Benny?“ Eine Helferin meinte trocken: „Ich war mit ihm draußen. Er hat Pippi und Würstchen gemacht“. Ein weiterer Tag mit Molekül X-Infusionen machte klar: Benny hatte sich erholt. Er nahm wieder Nahrung zu sich und bellte andere Hunde an. Ein Wunder ? Benny ist wieder „top drauf.

Hallo Jim Humble, Sir, meinen großen Respekt und unser aller Dank an Sie in Mexico!

10. H5N8 UND DIE HAMBURGER GESUNDHEITSBEHÖRDE

Es gibt gute Gründe zu bezweifeln, dass in dieser Behörde Vernunft und demokratische Verfasstheit überhaupt noch einen Wert besitzen: Der Erreger der für Geflügel tödlichen Vogelgrippe ist unter Wildvögeln nachgewiesen worden. Natürlich scheiden sie ihn über den Kot aus. Hunde könnten ihn verbreiten, indem sie den Kot an den Füßen in Hühner-, Gänse- und andere Geflügelhaltungen transportieren. Wäre denkbar. Aber – haben Sie schon mal eine Geflügelfarm gesehen, in der Hunde frei herumlaufen?

Mit der neuerlichen Anleinpflicht für Hunde und dem Einsperren von Katzen und der überaus hohen Bußgeldbedrohung geht diese Behörde erneut auf Lebewesen und deren Eigner los, um sich endlich mal wieder zu „profilieren". Lange genug saßen die Akteure ja in ihren tristen Büroräumen und schauten gegen die Wände. Nun war es die Gelegenheit in der Öffentlichkeit Lärm zu machen und Aufsehen zu erregen.

Was diese Leute bewegt, ist das Lechzen nach Wichtigkeit, Macht und deren knallharte Ausübung zur Selbstbefriedigung, egal ob vernünftig oder total bekloppt.

H5N8 ist ein Dauerproblem unter den Wildvögeln. Der Erreger ist für Säugetiere und Menschen nicht bedrohlich. Blöderweise kommt er in Mitteleuropa immer wieder vor und bedroht auch die Massentierhaltungen von Hühnern, Puten und Gänsen.

Nachvollziehbar ist tatsächlich seine Verbreitung über den Kot, der auch auf Geflügel herabregnen kann, das im Freien gehalten wird.

Und Hunde und Katzen sollen eine Gefahr darstellen, den infizierten Vogelschiss zu verbreiten?

Es ist allein der Mensch, der dafür verantwortlich ist. Eine andere Erklärung gibt es nicht, wenn denn H5N8 auch in „abgeschotteten" Massentierhaltungen Todesfälle hervorruft.

Wie aggressiv ein Virus auch sein mag, seine krankmachenden Eigenschaften entfaltet er dann, wenn sich das Immunsystem seines „Wirtes" im Niedergang befindet. Das dürfte bei Geflügel in Massentierhaltungen ein Dauerzustand sein:

chemiebeladene Futtermittel, Haltungsstreß durch abartige Unterbringung in Käfigen und anderen „Konzentrationslagern“ sind die Ursache.

Die neuen Anordnungen der Behörde für Gesundheit und Verbraucherschutz sind nichts anderes als Wichtigmeierei, einfach übel und lächerlich unwissenschaftlich.

Ebenso übel, dumm und unwissenschaftlich ist das massenhafte Umbringen von Geflügel, wenn H5N8 in einem Bestand nachgewiesen worden ist. Der Umweltminister von Schleswig-Holstein scheint mit Blick auf die Bundestagswahl einen Schulterschluss mit seinen Hamburger Kollegen vorgenommen zu haben. Ob Dummheit in Zeiten des „Gewählt-werden-Wollens“ ansteckend ist?

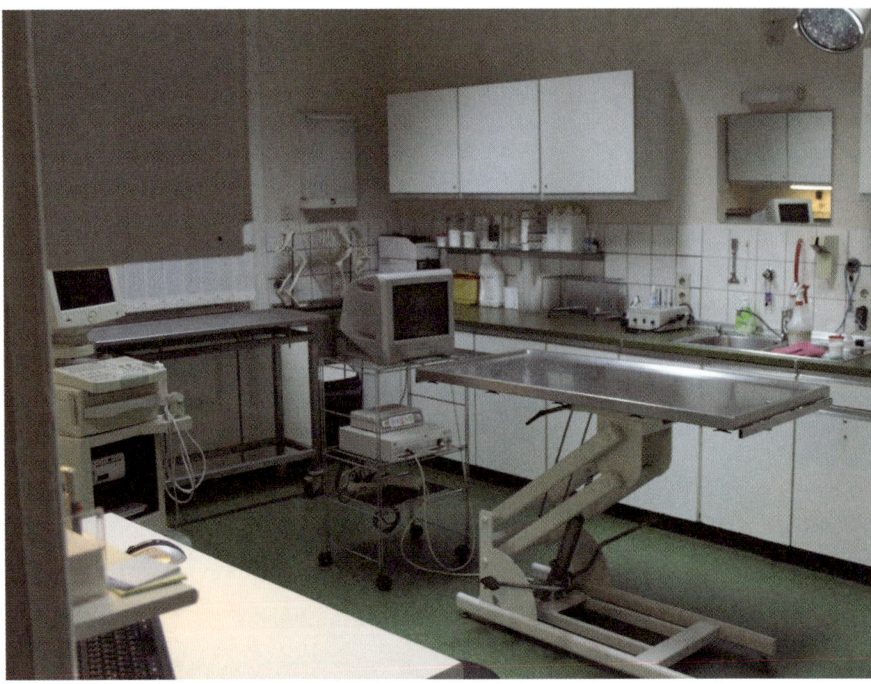

11. BESUCH AUS ...

... Hannover – Chirurgie des Kreuzbandrisses beim Hund

Zacco ist ein kräftiger Malinois-Rüde, vital und voller Lebensdrang. Mit seinen über 30 kg Körpergewicht hält er sein Frauchen Andrea N., beide leben in Hannover, ganz schön in Trab – auf drei Beinen. Sein linkes Hinterbein kann er nicht aufsetzen.

Im August des Jahres 2013 fuhr Andrea N. zu einem Tierarzt, der sich mit orthopädischen Problemen des Hundes wohl auskennt und diese auch zu beheben weiß. Das hatte sich ´rumgesprochen. Seine Diagnose: Riß des vorderen Kreuzbandes und deutliche Signale einer fortschreitenden Arthrose. Zacco wurde operiert und als Methode der Wahl die „Kapselraffung", auch Kapselfasziendopplung genannt, durchgeführt. Kosten: fast 1200 Euro.

Das Problem: Zacco setzte das Bein nach Wochen nicht auf und signalisierte Schmerzen. Andrea N. packte Verzweiflung. Die Lahmheit wurde nicht besser, sie war fortschreitend. Am Donnerstag, den 13.Februar 2014 saß sie mit Zacco in unserem Wartezimmer.

Wir hoben ihn auf den Behandlungstisch. Eine überdeutliche „Schublade" des Knies war zu spüren. Die Röntgenaufnahme zeigte ein Bild der Verwüstung im Knie.

Natürlich haben wir ihn in Narkose gelegt und das Knie geöffnet. Von vorderem Kreuzband war nichts zu sehen. Die Menisken zeigten einen fortgeschrittenen entzündlich degenerativen Zerfall. Die Gelenkflächen –„ogottogot" – waren zerstört.

Als vernünftige Maßnahme erschien uns die dann durchgeführte Laterale Fixation, so wie sie in nahezu allen englischsprachigen Ländern durchgeführt wird. Eine sinnvolle Alternative zu den in Deutschland favorisierten knochenchirurgischen Maßnahmen wie TPLO oder TTA, die ungleich viel aufwändiger sind. Daneben gibt es wohl noch mehr Methoden, um ein Knie in seiner Funktion zu stabilisieren. Früher haben wir die in der Tierärztlichen Hochschule Hannover favorisierte Methode „Over The Top" (OTT) durchgeführt – mit eben jenen Ergebnissen, wie sie auch dort bekannt waren: 70 bis 72 % gute Erfolge. Also ziemlich dürftig.

Das zentrale Anliegen ist ja, die Folgen der Ruptur des vorderen Kreuzbandes zu kompensieren, also den „Wackelkram“ im Knie zu beseitigen. Denn der führt ja zu noch mehr Verschleiß – also noch mehr Arthrose als oft schon vorhanden. Die Methoden TPLO und TTA und die im englischen Sprachraum außer der Lateralen Fixation durchgeführten CWCO (Cranial Wedge Closing Osteotomy) zeigen die besseren Ergebnisse, die im Bereich über 90 % liegen.

Unser armer Zacco hatte nicht die Chance, dass sein Knie wieder stabilisiert wurde. Die angewendete Methode der „Kapselraffung“, die man in den 60er Jahren anwendete und teilweise auch heute noch bei kleinen Hunden und auch Katzen, die eine Kreuzbandruptur erlitten haben, anwendet (warum überhaupt?), erscheint uns als völlig ungeeignet die Kniefunktion eines großen Hundes wieder herzustellen. Der „Wackelkram“ bleibt ja. Damit bleibt auch der Verschleiß mit „open end“.

In einer Woche, wenn sich die Kasel des Kniegelenks von Zacco vollständig geschlossen hat, soll Zacco eine Injektion „Hyaluronsäure“ ins Kniegelenk bekommen. Eigentlich heißt das Zeugs Hyaluronat und ist das Natrium-Salz der Hyaluronsäure, dem Hauptbestandteile der Gelenkschmiere. Diese soll die Heilungschancen des Gelenkknorpels erhöhen. Denn „wenn´s trocken ist, reibt´s mächtig gut“. Diese Injektion muss natürlich unter Wahrung erstklassiger Hygiene erfolgen, sonst wird’s ganz bitter für den armen Hund. Jetzt noch eine Staphylokokken-Infektion ? Nee bloß nicht.

Wir verwenden seit langem das in der Orthopädie bekannte Suplasyn, was noch vor kurzem im Apothekeneinkaufpreis gute 50 bis 60 Euro kostete. Erstaunlicherweise liefert uns eine Firma dies Suplasyn nun schon lange zu einem AEK von unter 10 Euro.

Eine andere Möglichkeit wäre die Anwendung eines 2-Phasen Hyaluronats. Die Schweizer Firma MDT Inter SA in Genf, www.DualVis.ch, stellt Ampullen mit nieder- und hochmolekularem Hyluronat her. Vertickt wird das wohl schon jetzt in der Human-Orthopädie sehr beliebte Präparat DualVis für über 120 € AEK pro Ampulle. Und das Fiese: Die Handelsfirma Adelpharma liefert nur Gebinde von 20 Ampullen an Apotheken oder Ärzte.

Andrea N. holte Zacco am späten Nachmittag ab. Sie war „bewaffnet“ mit 2 Dosen Arthridonum H, einer Flasche EM und einem Blister Amoxiclav 400. Die Kosten? 648,71 Euro.

… Hülsede – Zum Thema Megacolon der Katze

Hülsede? Wo´s das denn? Maik E. und seine Frau Katharina bringen morgens ihren dreieinhalbjährigen Maine-Coon-Kater Sid zur OP. Der kann seit 2010, fast drei Jahre nun schon, keinen Kot normal absetzen. Hatte damit immer Schwierigkeiten. Bekam Einläufe, chirurgisch wurde der Darm entleert, Lactulose, Quellmittel, das ganze Programm. Nichts half wirklich.

Fast drei Jahre Quälkram ohne Ende. Und nun?

Ach so – Hülsede? Wo´s das denn? – liegt in der Nähe von Bad Münder. Nun wissen wir es endlich.

Sid wurde in Narkose gelegt und der nahezu gesamte Dickdarm entfernt. Wurde auch Zeit. Fast eine Stunde OP – wir haben schon oft ein Megacolon entfernt, aber so etwas – einfach grenzwertig fies.

Maik Evert berichtet, dass an den Unis in Hannover und Gießen keine Colonresektion durchgeführt wird. Der Grund: Das sei zu gefährlich und ein Erfolg läge höchstens bei fifty-fifty. Wirklich?

Wenn das stimmt – und die behandelnde Tierärztin bestätigte das telefonisch – dann „ist was faul im Staate Dänemark“.

Vor 30 Jahren las ich das OP-Buch des Veterinär-Chirurgen Tomazs David „Colonresektion“ Nichts, was schwierig wäre“. Man muss nur sehr genau hinsehen und vorgehen – also bitte nicht „mit glubschen Pfoten …“. Unser Freund Professor Bruce Christie (Universität Melbourne) bestätigte das immer wieder. Wie viele Colonresektionen haben wir bisher erfolgreich durchgeführt? Unzählige. Und wieso wird die Literatur von Tomazs David und Bruce Christie in den Elfenbeintürmen nicht gelesen? Keine Ahnung. Jedenfalls ist das, was da über das Megacolon gesagt wird, ganz großer Quatsch.

Vgl. auch Besuch aus Rüsselsheim

Und Sid? Die Tierärztin rief mich an und berichtete, dass er seine Nahrung nimmt und gut Kot absetzt.

... Fürth

Kirsti K. wohnt mit ihrem French Bully Otto und ihrem Mann in Bayern, genauer gesagt: im wunderschönen Frankenland, in Fürth.

Ende März 2012 kann Sie es nicht mehr ertragen, wie ihr kleiner Hund nach Luft ringt. Er kann nicht richtig atmen. Die Diagnose wurde unter Narkose unter Einsatz eines Endoskops in einer Tierklinik gestellt: „ Es ist nicht unbedingt das Gaumensegel, sondern der Kehlkopfkollaps. Das können wir hier nicht operieren, das kann nur die Kleintierklinik in Leipzig“, wurde ihr bedeutet.

Kirsti K. fuhr mit Otto heim, Angst befiel sie. Sie hatte 200 Euro für die Diagnose bezahlt. Wie sollte es weitergehen?

Ein Anruf in Leipzig bei Professor Ö. brachte Ernüchterung. Der Professor wollte 3800 Euro für die OP haben. Und – er rief Kirsti Kaufmann danach mehrmals an: Wann sie denn kommen würde…

Kirsti K. sagte schließlich: „Wir haben das Geld nicht.“ Darauf der Professor: „Da muss man schon für sparen, oder ist Ihnen der Hund das nicht wert?“

Kirsti K. war entsetzt.

Heute am 9.7. 2012 erschien Familie K. mit dem eineinhalbjährigen Otto bei uns in Hamburg. Wir haben ihn in eine Kurznarkose gelegt und konnten die Diagnose „Kehlkopfkollaps“ nicht bestätigen. Mit einem Atemstimulans wurde seine Atmung „angekurbelt“ – sein Thyreoid/Kehlkopf weitete sich gut beim Einatmen. Das zu lange Gaumensegel haben wir mit der Hochfrequenzschlinge gekürzt und vernäht, die nahezu geschlossenen „Ventilnasen“ mit dem Laser geöffnet.

Familie K. wollte es dennoch ganz genau wissen: „Wie operieren Sie einen Kehlkopfkollaps?“

„Wir wenden die Teilresektion des Kehlkopfes an, die in der Veterinärmedizin als „Partielle Larynxresektion“ lange bekannt ist. Das geschieht hier ebenfalls mit der Hochfrequenzschlinge, allerdings müssen wir aus Sicherheitsgründen ein „Trachealstoma“, einen Luftröhrenschnitt, setzen, der nach vier Tagen wieder geschlossen wird, wenn alle Schwellungen im OP-Bereich abgeklungen sind.“

„Unser Tierarzt betont, dass der Kehlkopfkollaps nur in Leipzig operiert werden kann. Das hat uns Prof. Ö. auch gesagt."

„Wir können das nicht bestätigen. Natürlich gibt es noch andere chirurgische Methoden, um einen Kehlkopfkollaps erfolgreich zu operieren. Jedoch zu behaupten, dass eine derartige Erkrankung „nur in Leipzig operiert werden kann", dürfte mit dem Wettbewerbsrecht kollidieren. Die genannten Kosten sollten allerdings das Bundeskartellamt in Bonn interessieren."

Familie K. machte sich auf den Heimweg, bezahlte die OP-Kosten für Otto in Höhe von 400 Euro. Vorher fragte Kersti Kaufmann noch: „Was hätten wir hier für eine Kehlkopf-OP bezahlen müssen?"

„Naja, um die 300 bis 400 Euro kostet sowas schon, aber das hatte ich Ihnen ja schon am Telefon gesagt."

... Wien

21. Mai 2012. Neun Uhr morgens, Besuch aus Wien. Tomas K. hat mit Freundin und Mops Lucky eine lange Autofahrt hinter sich. Die Strecke Wien – Hamburg ist er in acht Stunden „raufgebrettert".

Lucky hat das, was üblicherweise Brachycephalensyndrom genannt wird: Er hat stetig steigende Schwierigkeiten beim Atmen. Die Geräuschkulisse ist erbarmungswürdig.

Unter Narkose kann aber nur ein deutlich verlängertes Gaumensegel festgestellt werden. Wir haben es mit der HF-Sonde (Hochfrequenzsonde) gekürzt und sorgfältig vernäht.

Nach einer halben Stunde ist Lucky wieder wach und Karner fragt, ob er ihn „einfach so" wieder mitnehmen kann. Keine Einwendungen. Er bezahlt die OP-Rechnung von 324,75 Euro.

„Herr K. – wie kommen Sie darauf, acht Stunden von Wien nach Hamburg zu fahren, um Lucky operieren zu lassen?"

„In Wien und Umgebung kann man nicht zum Tierarzt gehen. Die Kosten sind viel zu hoch. Für diese OP sollte ich zweitausend Euro bezahlen. Das kann ich nicht.

Er sagt auch: „ Jeder zweite Mops bei uns hat diese Probleme. Die meisten Hundehalter können sich aber so eine OP überhaupt nicht leisten."

Ich dachte noch: „Guck mal an, auch in Österreich findet eine gnadenlose Spaltung der Gesellschaft statt. Reich-Reich gibt's da ja wohl auch, genauso wie hier. Aber so viele sind's auch wieder nicht. Was machen aber die Hundehalter, denen „die Kohle“ nicht aus der Tasche herausschaut?“

Wir werden es erleben: Mit dem Zusammenbruch der europäischen Euro-Träume nehmen die sozialen Spannungen so zu, dass der Wirtschaftszweig Veterinärmedizin kaum überlebensfähig ist.

Das wäre auch denen zu verdanken, die selbst den dreifachen Satz der Gebührenordnung missachten und Goldrauschvorstellungen entwickelt haben. Pfui Deibel.

Tomas K. sitzt in seinem Wagen und startet in Richtung Wien. Er setzt seine Ray-Ban-Brille auf und lächelt. Ich sage ihm noch kurz: „So eine habe ich auch!“ Und Tschüss. Ich treffe ihn noch kurz an einer Ampel. Als ich neben ihm halte, sieht er, wie ich meine Ray-Ban-Brille aufsetze. Er kann vor Lachen das Steuerrad kaum festhalten. Gute Reise!

... München

„Ein Leben ohne Mops ist möglich aber sinnlos“ – das wurde einst von Loriot festgestellt und ist nunmehr allgemeine Erkenntnis. Der Satz ist anerkanntes geistiges Eigentum der Elite der Mopshalter. Ihm ist nicht zu widersprechen.

Dienstag, den 28.2.2012 fliegt Julia Kraft (Name geändert) mit ihrer Mopshündin Panka (Name geändert) von München nach Hamburg. Sie hat im Hotel Eggers in Hamburg-Rahlstedt ein Zimmer gebucht und betritt morgens um 9.00 Uhr des nächsten Tages das Institut für angewandte Kleintiermedizin ganz in der Nähe. Panka hat schon lange Atembeschwerden. Julia Kraft kennt die Probleme der „Brachycephalen“, hat darüber viel gelesen – und sie hat Angst.

Panka hat tatsächlich Schwierigkeiten beim Einatmen und beim Ausatmen. Das rasselnde Atemgeräusch ist mit den Fingern am Hals zu fühlen. Sie wird in Narkose gelegt und – jawoll – das Gaumensegel ist überlang und legt sich deftig in den Kehlkopf. Kein Wunder: Das Atmen dürfte für den kleinen Hund eine Qual gewesen sein.

20 Minuten dauert die OP des Gaumensegels. Mit der Hochfrequenzsonde wird es problemlos und unblutig gekürzt und sorgfältig vernäht. Mit dem Laser wird

die Ventilnase geweitet. Ein Katheter bestätigt: keine Choanenstenosen. Panka ist schnell wieder wach und atmet völlig geräuschlos. Julia Kraft ist atemlos und überglücklich. Sie nimmt ihren Hund in den Arm und will ihn zu Fuß ins Hotel tragen – ich fahre sie hin, keine 5 Minuten dauert es – und sie erzählt mir, warum sie ihn in München und in der Umgebung nicht hat operierten lassen wollen:

„Die Tierärzte dort machen es alle, aber es gibt ständig Todesfälle. Der Mops meiner Freundin starb, als man ihm nach der OP den Tubus aus der Luftröhre gezogen hatte. Er erstickte an seiner zurückgefallenen Zunge."

Julia Kraft sagt auch, dass es furchtbar sei mit den Tierärzten dort: „ In Kliniken sind ständig andere, meist junge Tierärzte, die einem ganz verschiedene Dinge über meinen Hund erzählen. Und meist gehe ich mit dem Gefühl, dass die nur eines im Kopf haben: Geld."

Heute am 1. März kommt Julia Kraft mit Panka morgens in die Praxis. Sie überreicht mir zum Abschied eine Tüte mit Gummibärchen – nein Gummimöpsen, extra sauer. Ihre Augen strahlen. Sie ist eine schöne Frau – mit dem gewissen Lächeln, das man bei Loriot so oft wahrnehmen konnte.

... Rüsselsheim

Peter K. wohnt mit seiner Frau und Kater Joey in Rüsselsheim – im tiefen Hessischen. Er spricht auch so, wie sich „dä Fischköpp" in Norddeutschland das Hessische so vorstellen – da gibt´s nix.

Joey kann den Kot nicht absetzen. Der Tierarzt in der Nähe stellt ein „Megacolon" fest und empfiehlt, ihn in einer Klinik operieren zu lassen. Sechs Monate vergehen: Joeys Darm wird unter Narkose immer wieder ausgeräumt und gespült. Dazu die Empfehlung: Laktose ins Futter. Familie Knaup glaubt den Tierärzten, die so etwas von sich geben wie : „Operation – viel zu gefährlich".

Peter K. ist nicht arm. Er blättert immer wieder Hunderte hin, merkt aber irgendwann, dass es mit Joey schlimmer wird: Ein Quälkram ohne Ende. Inzwischen sind ein paar tausend Euro weg – Joey bekommt plötzlich Augenzittern: Rein ins MRT, Gehirnwasser punktieren. Alles nur für 1200 Euro. Und er hat überhaupt nix – außer: den Kot kann er mal wieder nicht absetzen.

Peter K. packt die Verzweiflung und die Wut. Freitag ruft er in Hamburg an und fragt, ob es stimme, was im Internet steht? Was? Dass so eine OP nur 20 Minuten dauert …? Ja, stimmt: Es handelt sich ja nur um eine banale Darmresektion.

Am Ende der Telefonleitung nehme ich kurz Loriots „Ach was!“ wahr.

Und dann: Peter K. packt seine Frau und den Kater ein – sie fahren fast 6 Stunden nach Hamburg. Am Samstag, den 18.2.2012 um 11.00 Uhr liegt Joey auf dem OP-Tisch. Mit Vor- und Nachbereitung dauert der Eingriff fast eine Stunde. Mittags ist er wieder wach. Peter Knaup zahlt die Rechnung von 342,58 € und macht sich auf den Heimweg.

Heute am 21.2.2012 ruft Peter K. aus Rüsselsheim an: „Joey geht´s wunnerbar“.

… Geldern am Niederrhein

Die Boxerhündin Delphy der Familie Ü. aus Geldern am Niederrhein hatte eine fünfstündige Reise nach Hamburg-Rahlstedt hinter sich. Ihr Herrchen berichtete mit nassen Augen von Delphys Odyssee durch die OP-Räume der ansässigen Tierärzte. Ein Mamma-Tumor war vor einigen Wochen „großzügig“ entfernt worden. Das Resultat des Eingriffs: die verbliebene „Milchleiste“ schwoll an, wurde hart und härter. Das gesamte Milchdrüsengewebe der rechten Seite glich innerhalb weniger Tagen einer Teflonschicht. Delphy mochte mit diesem „Panzer“ am Bauch nicht mehr laufen. Sie wurde „so richtig krank“. In der zuständigen tierärztlichen Einrichtung entschloss man sich, die die gesamte „Milchleiste“ herauszunehmen. Die Haut wurde mit einer Wulstnaht mit Kammbildung wieder verschlossen.

Innerhalb weniger Tage war diese Wulstnaht geschwürig verändert. Hartes Bindegewebe siedelte sich an; in der Achselhöhle der gleichen Seite bildete sich geschwollenes entzündetes Gewebe. Auf der anderen Seite wurde das Milchdrüsengewebe dick und immer härter. Die zuständigen Tierärzte rieten von einer nochmaligen Operation ab. Für sie gehörte Delphy von nun an zu den Todgeweihten.

Und so lernten wir sie kennen: ein unglaublich liebes Wesen mit sehr traurigen Augen. Herr Ü. sprach davon, ihr die letzte Spritze zu geben, was wegen der furchtbaren Veränderungen am Unterbauch durchaus seine Berechtigung haben konnte. Die Frage war: „Was würden Sie tun, wenn es Ihr Hund wäre, Herr Schrader“? Ich antwortete: „Wahrscheinlich handelt es sich dem Grunde nach um schwere lymphatische Stauungen mit den wirklich übelsten Folgen. Das gesamt Gesäuge muss 'raus und die große Gewebelücke muss mit Laser-Einsatz und Herbaderm bis zur Abheilung in einigen Wochen täglich gepflegt und verbunden werden. Henry Schein sollte das Verbandsmaterial und so genannte „bodies“ liefern.

Die gesamte OP dauerte zwei Stunden – und alle Beteiligten sahen sich hoffnungsvoll an. „Das muss wieder – und das wird wieder“ heißt es in Hamburger Flachdeutsch.

Zwei Tage später: Delphy nimmt gern und freudig ihre Nahrung. Sie spielt mit einer Helferin auf dem Parkplatz. Täglich einmal Lasern mit 6 Watt 2 Minuten und immer 50 g Herbaderm und die trickreiche Verbandstechnik mit Wundauflagen.

Wir werden es schaffen. Die Schwellung in der linken Achsel hat abgenommen, die Hinterbeine sind zwar etwas dicker geworden, aber mit der angewendeten Lymphdrainage durch die Tierphysiotherpeutin Nina Groth nehmen die leichten Schwellungen wieder ab. Außerdem bekommt Delphy das homöopathische Medikament Lymphomyosot – anscheinend mit Erfolg – und natürlich täglich eine Injektion Synulox.

Fazit: Gerade die Boxer haben ein sehr schwach ausgebildetes Unterhautgewebe. Wer im Gesäuge einen Tumor entfernen will, muss darauf achten, dass die „Jacke“ nicht zu eng geschneidert und der Lymphstrom nicht unterbrochen wird.

Heute am 12. Dezember habe ich Delphy auf dem Behandlungstisch wiedergesehen: Das Granulationsgewebe sprießt – es ist eine Freude. Sie ist sehr kooperativ und lässt die Versorgung der großen Wundfläche willig zu. Entzündungen? Keine Spur.

… Hamburg-Bergedorf – oder „Fünfzehn Minuten“

Luna, die kleine Mischlingshündin von Sigrid und Vivien F. wurde krank: Sie erbrach mehrfach, hatte Durchfall. Wohl nichts Besonderes für die Jahreszeit und typisch für die Folgen des „Hamburger Scheiß-Wetters“. Die Tierärzte in Bergedorf taten wohl das, was immer getan wird – Luna wollte aber seither keine Nahrung mehr zu sich nehmen. Sie magerte stark ab, und ihre Fröhlichkeit war dahin. So ging das über mehr als 10 Tage. Nicht trinken, nicht essen. Luna verkümmerte. Kostenpunkt: 500 € für die tierärztliche Behandlung.

Luna wurde gestern ein Kontrastmittel eingeflößt und 15 Minuten später eine Röntgenaufnahme von der Seite angefertigt. Das Ergebnis: Das Kontrastmittel war zu 90 Prozent noch im Magen, eine klitzekleine Menge von dem Zeugs hatte sich aber in den Dünndarm vorgewagt. Wat nu?

Weitere medikamentelle Versuche? Klang nicht so gut. Die Ursache musste irgendwie mit einer gewesenen Entzündung zusammenhängen, denn das klinische Blutbild war völlig normal. Das Blutbild, welches die Kollegen in Bergedorf angefertigt hatten, zeigte jedoch massive Entzündungswerte. Wir einigten uns auf „Bauch auf" und „hinsehen". Und da war´s auch schon überdeutlich sichtbar: Im Bereich des Magenausganges zum Zwölffingerdarm zeigte sich eine ringförmige Einkerbung: der kleine Hund hatte durch die inzwischen wohl abgeheilte Magen-Darm-Infektion eine Vernarbung des Magenausgangs erlitten – eine so genannte Pylorus-Stenose. Derbes Bindegewebe hatte den Musculus pyloris, den Pylorus durchwachsen und den Magenausgang zusammengezogen. Nichts ging mehr. Aber ein Schnitt durch diesen Ring – und der Magen war wieder durchgängig. Die OP ist in allen gängigen OP-Büchern nachzulesen.

Die Alternative: Luna wäre verhungert.

Nach einem Tag mit Unterstützung von Nährlösungen zeigt sich Luna fröhlich und – sie isst, äh – sie frisst mit Appetit.

Eigentlich müssten die beiden Hundehalterinnen Udo Lindenberg einen Brief zu Weihnachten schreiben, etwa so: „Lieber Udo, Du hast unseren Hund gerettet, denn das Röntgenbild nach 15 Minuten hatte Klarheit geschaffen – für die notwendige OP. Der behandelnde Tierarzt in Hamburg-Rahlstedt hat ja in Berlin studiert und in der dortigen Kleintierklinik, damals in der Bitterstraße in Dahlem, wurden die Röntgenbilder des Vortages morgens vor der Visite besprochen. Immer dann, wenn sich die Frage auftat, wann man nach der Kontrastmitteleingabe eine Röntgenaufnahme machen sollte, sang irgendjemand der Anwesenden Dein Lied: „In fünfzehn Minuten sind die Russen auf Kurfürstendamm. Sie kommen uns besuchen…" und so weiter. Auf diese Weise konnten sich die tierärztlichen Absolventen der TU-Berlin immer daran erinnern: Fünfzehn Minuten!"

… Offenheim bei Mainz

Familie S. lebt in Offenheim – 8 Autostunden von Hamburg entfernt. Eine mittelständische fleißige Familie. Vater S. betätigt sich in seiner Freizeit im örtlichen Karnevalsverein als Büttenredner und liebt – Kroatien – jedenfalls den schöneren Teil. Dem unschönen Teil von Kroatien stemmt er sich mit aller Macht entgegen: er ist top engagiert im dortigen Tierschutz.

Mäxchen, der kleine Mopsrüde von nunmehr 5 Jahren ist ein Mittelpunkt der Familie Stich. Mit Unbehagen stellten alle in der Familie fest, dass seine fröhliche, überaus geliebte Ausgelassenheit nachlässt und er irgendwann nicht mehr die Treppen heraufkommt, er legt sich ständig nieder, sein rechtes Hinterbein schleift er nach.

In einer tierärztlichen Klinik mit vielen Tierärzten in der Nähe wird Familie S. bedeutet, dass ihr Hund einen oder mehr Bandscheibenvorfälle hat. Allein die Diagnostik mit einem CT soll 1700 Euro kosten – die notwendigen Operationen würden sich bei möglicherweise mehreren Bandscheibenvorfällen auf einige tausend Euro belaufen. Familie S. ist sprach- und ratlos. Die Recherchen im Internet beginnen. Am 30. Juli kommen sie nach Hamburg.

Mäxchen wird in eine Kurznarkose gelegt, ein Trokar nach Salim in den Rücken geschoben und Kontrastmittel in den Epiduralraum eingeflutet. Das Fließen des Kontrastmittels zeigt mindestens fünf, teils krasse Bandscheibenvorfälle. Ein Periduralkatheter nach Salim wird durch den Trokar geschoben und landet mit seiner Spitze im Übergang zwischen Brust- und Lendenwirbelsäule. Eine Mixtur aus physiologischer Kochsalzlösung, Hyaluronidase und Dexamethason wird in den Wirbelkanal geflutet. Täglich wird physiologische Kochsalzlösung mit Hyaluronidase – morgens und abends – eingespült. Nach 8 Tagen wissen wir: Mäxchen hat wieder Power, er geht zwar immer noch etwas steif, schleift das Bein aber nicht mehr nach. Der Spinalkatheter wird entfernt und für zwei Tage später eine radiologische Kontrolle der Wirbelsäule geplant.

Nach Durchführung einer intraduralen Myelographie sind die Quellungen der Bandscheiben deutlich zurückgegangen aber noch deutlich sichtbar. Die betreffenden Bandscheiben werden im Ruck-Zuck-Verfahren „gelasert“: Mit Spinalnadeln werden sie „angepiekt“ und ein Laser-Lichtleitkabel bis zum Anschlag durch die Nadeln bis zum Bandscheibengewebe geführt. Mit 5 Watt und jeweils 5 Sekunden werden die Kerne der Bandscheiben vaporisiert (verdampft).

Mäxchen wurde heute am 13. August 2011 nach insgesamt 14 Tagen Aufenthalt von der Familie Stich wieder abgeholt. Die Kosten von zirka 1000 Euro hat Herr S. mit warmem Herzen gleich bezahlt.

… Duisburg

Claudia K. steht mitten im Leben. Sie arbeitet für eine Modekette in Deutschland: Vierzig Plus. Und sie hat zwei Hunde.

Der Jüngere, Linus ist 12 Jahre alt und springlebendig. Krank? Niemals. Vor Wochen bemerkte Claudia K., dass Linus nicht mehr so recht seine Mahlzeiten zu sich nimmt. Es kam der Tag, an welchem er seine Nahrung vollständig verweigerte. Sein Verhalten signalisierte: „Ich bin krank".

Die Tierärztin, die Linus schon lange kennt, macht ein Röntgenbild, nimmt Blut ab. Die Ergebnisse: Linus zeigt keine Auffälligkeiten, die medizinisch verwertbar wären. Trotzdem bekommt er Spritzen – Antibiotika, man kann ja nie wissen – und Cortison. Linus ißt nun gar nicht mehr und schaut bekümmert sein Frauchen an. Die fährt in eine Tierklinik, in der 21 Tierärzte und Tierärztinnen tätig sind, also „Kompetenz hoch 21". Sie stellt Linus vor und übergibt die Röntgenbilder und das Blutbild

Intensive Untersuchung nochmal: Blutabnahme, Röntgen (viele Röntgenbilder), Sonographie des Bauchraumes: „Linus hat nichts, aber vielleicht hat er zu viel. Magensäure…" Endoskopisch wird Magenschleimhautgewebe und entnommen: Kein Befund, nix.

Claudia K. sagt immer wieder, dass Linus bis vor kurzem, als er noch Nahrung zu sich nahm, meistens eine eigenartige Beule im Bereich des Unterbauchs zeigte, die auch fühlbar war. Nach Bezahlung der Rechnung über etwa 1000.- € bekommt sie den Rat, Linus die Nahrung zu verflüssigen und einzugeben.

Sie bekommt Angst, denn sie weiß, dass ihr Hund sehr krank ist und fährt am 6. Mai 5 Stunden über die Autobahn nach Hamburg-Rahlstedt.

Wir haben uns die Blutbilder von Linus angesehen. Da gab es keine Besonderheiten. Seinen Bauch haben wir durchgefühlt: er war ziemlich fest. Allerdings haben wir ein Röntgenbild gemacht – genau 15 Minuten nach Eingaben eines Kontrastmittels: Sofort war klar ersichtlich, dass Linus eine viel zu große Milz hatte und es bestand der Verdacht eines Kompartment-Syndroms: Überfüllung des Bauchraumes – aber nicht etwa durch Nahrung.

Linus wurde in Narkose gelegt und aus dem Bauch eine übergroße Milz entfernt. Das wars.

„Ich musste ihm auch ein Kontrastmittel eingeben und dann nach 24 Stunden wieder zum Röntgen kommen. Da hat man sich gewundert, dass auf dem Röntgenbild kein Kontrastmittel zu sehen war.“ sagte Claudia K.

„Merkwürdig,“ dachte ich „ seit wann gibt man ein Kontrastmittel ein und wartet mit der Röntgenaufnahme 24 Stunden“?

Ich habe in der Röntgenologie (Studienfach Strahlenheilkunde) immer wieder gehört, dass man eine Röntgenaufnahme pünktlich 15 Minuten nach der Eingabe des Kontrastmittels macht. Ich erinnere mich deshalb so genau, weil der Prof damals das Lied von Udo Lindenberg so toll fand: „In 15 Minuten – sind die Russen auf dem Kurfürstendamm – sie kommen uns besuchen – nur mal so“ und so weiter. Das hat der „Große Radiologe“ der Universität Utrecht, Pim Wolvekamp, uns auch mal bestätigt, als er noch nach Hamburg-Rahlstedt kam, um Vorträge zu halten. Der machte allerdings immer schon 10 Minuten nach der Kontrastmitteleingabe eine Röntgenaufnahme. Und dann viele weitere, naja.

Tjö – dann haben die wohl gefehlt, als das an der Uni durchgenommen wurde.

Linus? Seine Augen haben wieder Glanz und er nimmt seine Nahrung – wie gewohnt.

… Lüneburg – Zum Thema Analfissuren

Analfissuren sind eine fiese Sache. Die Haut um den Anus reißt ein und entzündet sich.

Beim Kotabsatz schreit der Hund. So geht das offenbar jahrelang. Natürlich bemerken die Tierhalter die Qual ihres Hundes, die immer größer wird. Tierärzte wenden dann Antibiotika, Kortisone als Injektion, Tabletten oder Salben an – sie nützen nix. Es wird schlimmer. Merkwürdigerweise betrifft diese Hautkrankheit im Wesentlichen Schäferhunde.

Klar ist, dass dieses „Schlachtfeld“ am Anus ein Krieg des Organismus gegen sich selbst ist. Er wird befeuert durch immunulogische Reize der Jahreszeit. Die Chemie in der Nahrung schädigt das Immunsystem. Auf jeden – auch kleinsten – Reiz aus der Umwelt reagiert der Patient mit Entzündungen – in diesem Fall projiziert auf den Analbereich.

Stefanie G. lebt in Lüneburg. Ihr großes Glück sind drei Kanadische Schäferhunde. Eddie, der 8-jährige Rüde quält sich seit Jahren mit dieser Erkrankung. Der Analbereich gleicht einer zerbombten Wüste in Syrien. Er mag seinen Kot nicht absetzen, die Schmerzen sind übergroß. Wenn er dennoch „muss“, schreit er herzerweichend.

Stefanie G. kennt alle Tierärzte im Raum Lüneburg. In jeder Praxis bekommt sie Spritzen und Salben, zum Schluss teure Tabletten. Das Elend hört nicht auf. Man sagt dort, es gäbe nichts anderes.

Nun – es reicht jetzt mal. In der Literatur für Veterinärchirurgie wird sehr genau beschrieben, wie man „dieses Elend“ vollständig beseitigt. Besonders anschaulich beschrieben wird das in den Büchern des ungarischen Tierarztes Tomasz David. Die sind in Englisch verfasst, wer „kann“ schon ungarisch? Die Chirurgie der Analfissuren laufen auf die vollständige Entfernung des äußeren Analbereichs hinaus. Der Schließmuskel wird nicht berührt. Die Qual hat ein Ende. Das Problem: durch das Hinhocken beim Kotabsatz geraten die Nähte in besonderen Bereichen unter Spannung. Sie können aufreißen, was jedoch mit einer systematischen Wundpflege, zum Beispiel mit dem legendären Molekül X, beherrscht wird. Die „Ecken“ heilen sehr schnell aus, weil das Molekül X, jedwede Infektion verhindert. Antibiotika braucht der Patient nicht.

Eddi wurde am 13.9.2016 bei uns eine Stunde lang operiert. Es war sehr warm, und der Schweiß lief allen von der Stirn in die Schuhe. Eddi hat es gut „gepackt“. Stefanie G. holte ihn gegen 16.00 Uhr ab. Alles Gute !

… Salzhausen

Sheila, die jetzt 17 Jahre alte kleine Katze lebt schon lange bei Familie S. in Salzhausen, einem netten Städtchen in der Lüneburger Heide. Irgendwann im Jahre 2009 ging Rudolf S. mit ihr zum Tierarzt, weil Sheila sich ständig intensiv an den Ohren kratzte. Eine Gehörgangsentzündung (im Fachdeutsch der Tiermedizin: Otitis externa) auf beiden Seiten wurde festgestellt und eine flüssige Salbe zum Einbringen in die Ohren verordnet.

Die Behandlung zuhause stellte sich nicht als „einfach“ heraus. Shila lernte es sich zu wiedersetzen, um einer Behandlung aus dem Wege zu gehen. So ging das monatelang. Die Gehörgangsentzündung wollte nicht abheilen. Sheila und Familie S. fanden keine Ruhe mehr.

Sämtliche Tierärzte in der Umgebung wurden konsultiert. Das Ergebnis: nichts half. Jeder Tierarzt, jede Tierärztin probierte eine andere Salbe aus. Das Leben der Katze und der Familie S. wurde zur Qual.

Rudolf S. hatte eine Idee: Er meldete sich telefonisch in der Tierärztlichen Hochschule in Hannover an und bekam einen Termin morgens um 9.00 Uhr. Da saß er nun in der Wartehalle, hatte pünktlich sein Dasein an der Anmeldung kundgetan und hoffte für seine kleine Katze. In den drei Stunden seines Wartens bemerkte er, dass Personen, die nach ihm gekommen waren, zur Behandlung gerufen wurden. Er fragte nach und bekam zur Antwort: die haben alle 20.- Euro extra bezahlt. Deshalb ziehen wir sie vor.

Am frühen Nachmittag wurde er endlich in einen Behandlungsraum gerufen. Drei Tierärztinnen waren dort versammelt und untersuchten die Katze: Ohren ansehen, Röntgen – Ergebnis: „Tut uns leid – versuchen Sie mal diese Salbe“ wurde ihm geraten. Die half aber nicht.

Inzwischen waren 2½ Jahre vergangen. Die Katze litt. Familie S. litt. Auch waren inzwischen 1600 Euro an die Tierärzte „geflossen“.

Heute am Dienstag nach Ostern 2012 stand Rudolf S. vor mir. Sheilas Gehörgänge wurden unter Narkose chirurgisch geöffnet und so verändert, dass Licht und Luft in die Tiefe gelangen konnte. Man nennt diese OP „Spaltung des vertikalen Gehörganges“, eine Maßnahme, die in nahezu allen Fällen – auch den fiesesten Ohrentzündungen – zur Abheilung führt.

Sheila hat die Narkose und den Eingriff gut überstanden. Sie war zunächst mit dem Kopfverband nicht recht einverstanden, aber Rudolf S. war sich sicher: er würde ihr die Notwendigkeit schon erklären.

Sheila kommt jetzt alle 2 – 3 Tage zum „Nachsehen“ und zur Pflege der chirurgischen Nähte. Die Rechnung von 248,60 Euro hat Rudolf S. sofort bezahlt.

In zwölf Tagen werden wir die Fäden entfernen und weiter berichten.

... Salzhausen 2. Teil

Rudolf S. erscheint mit seiner Katze Sheila am 22.4.2012 zum Fäden ziehen. Die Entzündungen in der Ohrmuschel und dem Gehörgang sind verschwunden. Nur am Eingang des Restgehörganges nässt es noch. Ich habe ihn gebeten, diesen mittels Q-Tip mehrfach am Tag getränkt mit einer gesättigten Kaiser-Natron-Lösung intensiv zu pflegen. Dieses (Wunder)mittel alkalisiert ja das Epithel und entzieht so den vorhanden Bakterien die Möglichkeit, sich zu vermehren. Er hat versprochen das genau (wie angeordnet) zu machen.

Er sagt noch: „Ich muss korrekt sein, und da haben Sie etwas Falsches über meinen Besuch in der Tierärztlichen Hochschule geschrieben".

Was denn?

„Die haben mir gar keine Salbe gegeben. Stattdessen sollte ich zu weiterer Diagnostik an einem anderen Tag erscheinen. Man wollte die Ohren nochmals unter Narkose untersuchen, ein CT und eine Biopsie mit histopathologischer Untersuchung machen. Den Termin habe ich aber abgesagt."

Ach was – hätte Loriot jetzt wohl gesagt.

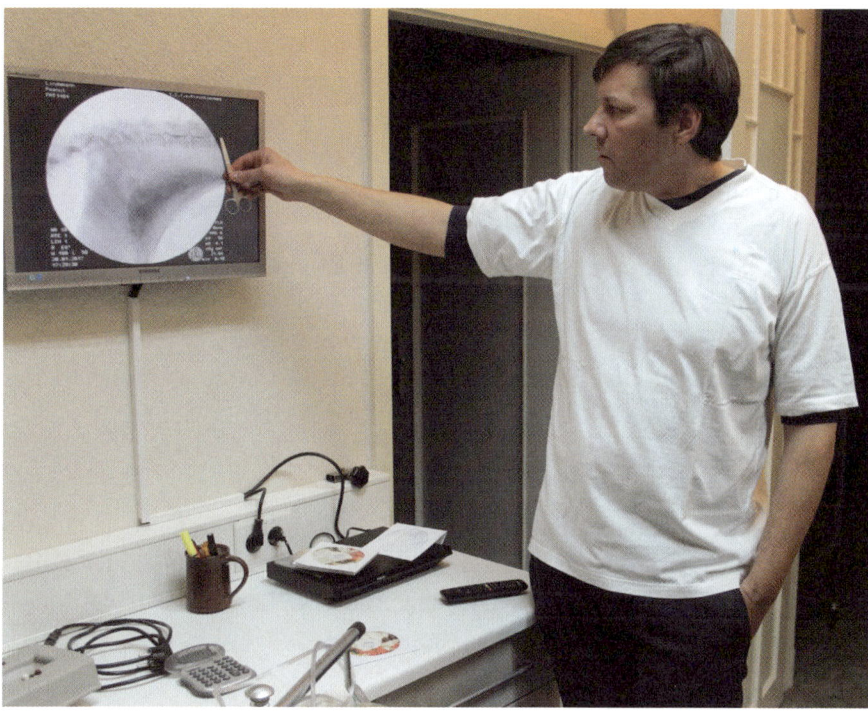

12. NOCH MEHR FALLBEISPIELE

Megacolon der Katze

das ungeklärte Elend in der deutschen Tiermedizin.

„Ich weiß alles und ich kann alles. Und was ich nicht weiß, gibt es nicht." Diese „Denke" ist in zu vielen Köpfen der deutschen Tierärzteschaft tief verankert. Leider.

Zum Beispiel das unglaubliche Elend mit dem Megacolon der Katzen. Besonders Maine-Coon-Katzen leiden darunter. Der Dickdarm, das Colon wird irgendwann funktionsunfähig. Die armen Tiere können ihren Kot nicht mehr loswerden. Eine fürchterliche Sache. Tierärzte reiben sich die Hände. Daran ist viel zu verdienen, wenn man immer wieder unter Narkose den Darm mit einer Zange ausräumen muss.

Das ist wirklich fies, denn die Colonresektion ist eine völlig normale OP im englischen Sprachraum. Auch in vielen deutschen OP-Büchern wird dieser Eingriff beschrieben: Eine total einfache Sache, man muss nur sehr sehr genau operieren. Können Deutsche Tierärzte kein Englisch? Lesen die überhaupt? Ist es wirklich wahr, dass die BILD-Zeitung zur Standardlektüre dieses Berufsstandes gehört?

Die Maine-Coon-Freundin Ilka S. aus Bad Salzuflen erzählte mir eine Horrorstory. Sie erlebte Furchtbares – zwei Jahre lang musste sie mit Kater Carlos regelmäßig zu Tierärzten in der Umgebung. Man sagte ihr dort, dass das Megacolon ein Grund für die Euthanasie sei. Igittigit.

Erstens stammt das Wort Euthanasie aus dem Sprachfundus der Nazis – Euthanasie – Tötung unwerten Lebens. Na toll. Zweitens ist diese Auskunft „voll gelogen", denn die Tierärzte müssen wissen, was eine Darmresektion ist. Soll man wirklich glauben, dass sie so stumpfsinnig, also blöd sind? Schwer vorstellbar. Eher wahrscheinlich: Sie haben Angst vor der OP, wollen ihren Kunden aber solange das Portemonnaie auslutschen wie es möglich ist. Pfui Deibel? Ja, möglich, aber Elend wäre das richtige Wort.

Die zweite Lüge: „Diese OP würde nur an der Tierärztlichen Hochschule in Hannover durchgeführt, und die würde 3000 bis 3500 Euro kosten ..."

Ilka S. hatte „die Schnauze voll“ und fuhr mit Carlos zu uns nach Hamburg, am Sonntag. Am Montag, den 27.7.2015 wurde die OP durchgeführt, am Dienstag war sie mit ihrem Kater wieder zuhause.

Er sei absolut störungsfrei beim Kotabsatz, schreibt sie heute am 2.8.2015 und „der Hammer“: die japanischen Bakterientropfen EM1, die ich ihr für ihre Pflanzen mitgegeben hatte, wirkten „Wunder“ auch bei der anderen Katze: diese hat plötzlich keine tränenden Augen mehr.

Carlos aber, und das sei kein Witz, zeigt eine vorher nie gekannte Lebensfreude.

Infektion mit Giardien (Giardiose)

Die wachsende Labormedizin bringt es immer häufiger an den Tag: Eingesandte Kotproben von Hunden und Katzen, die wegen ständigen Durchfalls in die tierärztliche Praxis kommen, zeigen einen Befall mit Giardien. Gleichzeitig werden Chemotherapeutika empfohlen, die diesen Fieslingen den Garaus machen sollen.

Giardien gehören nicht zu den Bakterien oder Viren sondern zur Gruppe der Darmparasiten, Einzeller zwar, aber in Massen auftretend, hat ihr Wirt eben Durchfall, wirklich blöd. Sie erzeugen Entzündungen der Darmzotten und bringen die Nahrungsresorbtion durcheinander.

Viele Hunde und auch Katzen haben aber trotz des Einsatzes hochwirksamer Medikamente immer wieder Giardien. Sie bleiben Ausscheider und damit eine Gefahr für ihre Artgenossen.

Nahezu alle diese Infektionsopfer haben eines gemeinsam: Sie werden mit Industrienahrung gefüttert, von der ihre Halter lediglich wissen, dass es sich um „Trockenfutter“ oder „Nassfutter“ handelt – ziemlich oft sogar „von Tierärzten empfohlen“.

Das Ergebnis einer kostenlose Nebenuntersuchung der auffälligen Kotproben wird von den Labors meist so formuliert: „Keine normale Darmflora vorhanden“ oder „Wenig normale Darmflora vorhanden“, dazu die Empfehlung diese oder jene Chemotherapeutika einzusetzen.

Wer in der Literatur der Tierheilkunde „zu Hause“ ist, wird sich erinnern: Eine ungeschädigte und vielfältige Darmflora ist für ein gesundes Leben unverzichtbar. Darmbakterien produzieren nicht nur Vitamine, sondern sie leben in einer

Symbiose mit dem Darmgewebe: Seine Abwehrfunktion gegenüber krankmachenden Erregern, ihren Toxinen, die Aufnahme von Nahrungsbestandteilen in das Blut ist abhängig von deren Vielzahl und Aktivität. Außerdem bringen sie das Immunsystem „auf Trab“: die Bildung von Antikörpern und die Vitalisierung des „Memory Effects“, die Befähigung, auf „bekannte“ Krankheitserreger und Toxine sofort massenhaft Antikörper zu produzieren.

Was macht ein Organismus, der „wenig“ oder „keine“ normale Darmflora hat? Er öffnet „Tür und Tor“ allen möglichen Erregern. Der Zusammenhang eines derartigen Zustands mit der Infektion durch Giardien (und auch anderen Parasiten oder Bakterien) ist unbestreitbar, womit ein Gedanke in den Vordergrund tritt: Die natürliche Darmflora muss erhalten oder wieder hergestellt werden. Der Einsatz von Chemotherapeutika ist mit Vorsicht abzuwägen.

Hinzu kommt ein nicht minder wichtiger Aspekt: Die oben erwähnte Nahrung (Trocken- oder Nassfutter) ist besetzt mit einer unendlichen Vielzahl von chemischen Stoffen, deren Interaktion auch den Herstellern nicht bekannt ist. Sie haben zweifellos eines gemeinsam: Sie können die Darmflora schädigen und tun das auch bei längerem Gebrauch.

Konsequenz? Stellen Sie für Ihren Hund nur natürliche Nahrung her, die Sie selbst essen würden, oder wenden Sie sich an einen Futterlieferanten, der sich dafür verbürgt, dass seine Produkte keine Zusatzstoffe enthalten. Fragen Sie Ihren Tierarzt, wie man eine „kaputte“ Darmflora renaturiert.

Schaffen Sie die Voraussetzungen dafür, dass Ihr Hund oder Ihre Katze nicht – auch nicht mit Giardien – infektionsanfällig ist oder bleibt.

Zum Thema Kreuzbandriß des Hundes

Merkwürdig ist es schon: Immer wieder kommen Hundehalter mit ihren humpelnden Hunden nach Hamburg. Diese wurden z.B. im Raum Hannover von Tierärzten wegen eines Kreuzbandrisses operiert und humpeln (auch seitdem) ständig mehr. Die Hundehalter haben „gut Kohle“ bei den Tierärzten gelassen. Die OP-Methode: Kapseldopplung, ein Eingriff, der die Kniegelenkkapsel straffen soll.

Diese Methode ist mir seit meiner Praxisgründung 1973 bekannt, wurde aber auch an der Uni-Klinik in Berlin nur bei Katzen und leichten Hunden vorgenommen. Gleichzeitig „erfand“ Paatsaama die Methode „Over-The-Top“, das

Einziehen eines körpereigenen Fascienstreifens ins Gelenk, als Ersatz für das gerissene vordere Kreuzband. Sie wird heute noch als OTT bezeichnet und z.B. in der Tierärztlichen Hochschule Hannover erfolgreich eingesetzt. Das Prinzip dabei ist, die durch den Riß des vorderen Kreuzbandes verschobenen Gelenkflächen wieder zueinander zu bringen. Eine Nicht-Wiederherstellung der normalen Kniefunktion hat zwangsläufig schwere Schäden an den Knorpelflächen zur Folge, mit dem Endresultat Arthrose mit Schmerzen ohne Ende.

Der Einsatz der Fasciendopplung bei Hunden über 10 kg Körpergewicht erscheint uns als Maßnahme zur Behebung der Lahmheit völlig ungeeignet. Wer dagegen „anstänkert", bekommt heute von „His Highness" B. (Berliner Uni) zu hören, dass die Fasciendopplung durchaus eine validierte Methode der Operation bei Kreuzbandrissen sei. Merkwürdig ist das schon, denn nach Ansichten von Wissenschaftlern des englischsprachigen Raumes wäre so etwas „allerunterste Schublade" und verantwortungslos.

Wir können vor der Fasciendopplung nach Diagnose Kreuzbandriß nur warnen. Soetwas gehört sich nicht. Es gibt ja wesentlich erfolgreichere Methoden: OTT, TPLO, TTA, CWCO und die von uns favorisierte Laterale Fixation (LF). Die Ergebnisse der Wiederherstellung der Kniefunktion mit dem Ziel der Lahmheitsfreiheit sind bei TPLO, TTA, CWCO und LF absolut gleich.

Das Problem: Es scheint zu stimmen, dass die überwiegende Zahl der Kreuzbandrisse nicht etwa auf dem berühmten „Mauseloch" basieren, sondern schlicht auf einer Knorpelentzündung der Gelenkflächen (als Folge von Wachstumsstörungen). Diese überträgt sich meist auf den medialen Meniskus und weiter auf das vordere Kreuzband.

Eine sorgfältige Entfernung der geschädigten Menisken und der Trümmer des vorderen Kreuzbandes ist also ein absolutes „Muss". Nach einer OP (siehe oben) dürfte es oberste Priorität sein, die Arthritis-Arthrose-Tendenzen zu minimieren. Das kann nach Injektion von Hyaluronat 10 Tage nach der OP gelingen. Hyaluronat ist nichts anderes als „Gelenkschmiere". Hinzu sollte die Anwendung von Glucosamin/Chondroitin – Präparaten kommen.

Die meisten auf dem Markt erhältlichen machen wenig Sinn. Sie sind galenisch völlig absurd konzipiert. So genannte „Extrakte" sind von hieraus auch als „Müll" zu bezeichnen. Anders verhält es sich mit der regelmäßigen Zufuhr von Borsäure. Borsäure, oder auch Borax genannt, ist aber als Medikament wegen seiner (angeblichen) Giftigkeit verboten.

Siehe auch: „Die Borax-Verschwörung“ im Internet.

Von hier aus gesehen ist die vernünftige Anwendung von Borsäure aber ein Segen. Die „Giftigkeit“ dürfte die von Kaffee oder Tee nicht überschreiten.

Und noch etwas: Physiotherapie, richtig angewendet, ist auch segensreich.

Hilfe! Mein Hund kann nicht mehr laufen!

Für die normale tierärztliche Praxis wird’s ungemütlich, wenn ein Hundehalter dies am Telefon sagt. Viel „machen“ kann man ja normalerweise nicht, denn die Diagnostik von Wirbelsäulenerkrankungen (um die es sich meist handelt) liegt heute in den Händen erfahrener CT- oder MRT-Besitzer, die stolz ihre gigantische Apparaturen vermarkten. Daneben hat es sich eingebürgert, dass der „überweisende“ Tierarzt ein schönes finanzielles „feedback“ von ihnen erhält...

Ob das aber zu akzeptieren ist? Und dann die Flut dieser schönen Bilder ... Ja , und was dann? Wirbelsäulenerkrankungen, meist hervorgerufen durch Bandscheibenvorfälle, werden nach einer CT oder einer MRT in den allermeisten Fällen chirurgisch angegangen, wobei sehr schnell existenzbedrohende Kosten entstehen, im Übrigen sehr häufig mit zweifelhaften Resultaten. Es wird aber operiert auf „Deubel-komm-raus“.

Warum sich das diagnostische Verfahren der altbekannten Myelographie bzw. Epidurographie nicht mehr durchsetzt, hängt wohl damit zusammen, dass kaum ein Tierarzt oder eine Tierärztin die Technik beherrscht ohne den Patienten zu gefährden. Schade eigentlich, denn eine derartige Myelographie bzw. Epidurographie in Verbindung mit einem radiologischen Video-Verfahren ist viel preiswerter als ein CT- oder MRT-Einsatz. Hinzu kommt, dass durch den möglichen Einsatz des Epiduralkatheters mindestens 80 Prozent aller „operationswürdigen“ Bandscheibenvorfälle gar nicht operiert werden müssen.

Genau dieses Verfahren wird seit 2001 und auch in Zukunft in unserem Hause praktiziert.

Natürlich hatten und haben wir mit der Skepsis der werten Kollegen und Kolleginnen auch weiterhin zu tun, wobei uns gelegentlich der Satz einfällt: „Was Dumm nicht kennt, will er (oder sie) nicht.“ Auch die tierärztlichen Bildungsstätten sind im Jahre 2014 nicht geneigt das Verfahren der Epiduralkatheter-Therapie anzuwenden. Es interessiert keine Sau.

Darüber zu lachen wäre nicht so gut. Die Erkenntnis, dass Methoden der Diagnostik und Therapie nicht immer oder sehr oft nicht auf dem Boden der Vernunft gegründet sind, entspricht dem Zeitgeist einer Gesellschaft, die immer unkritischer einem Mainstream folgt: Deutschlands Tierärzteschaft pfeift das Lied des schnellen und großen Gewinns.

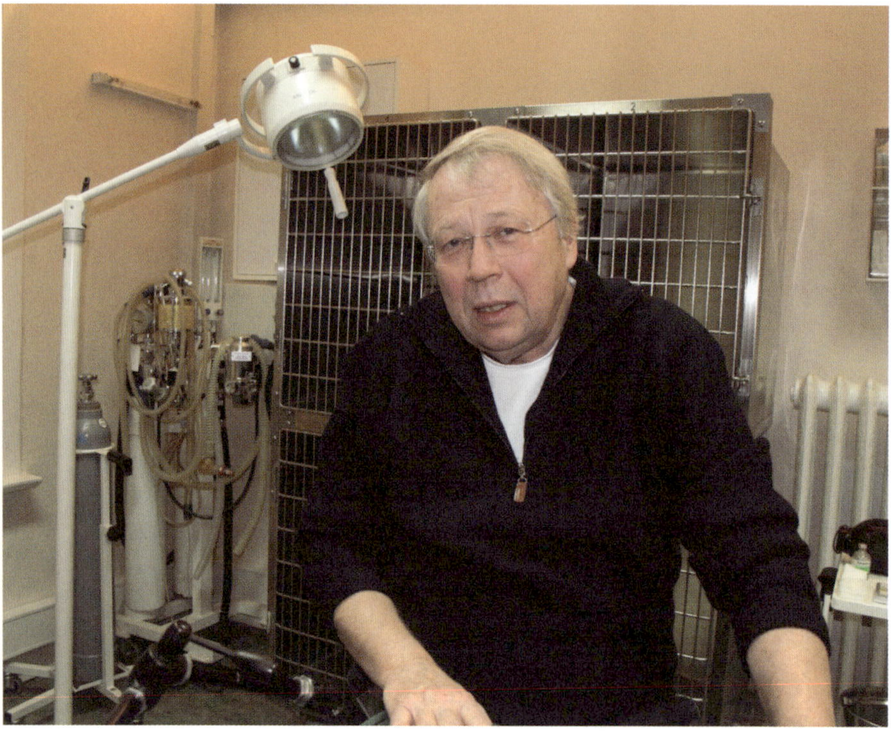

13. WAS NOCH?

Neue (alte) Wege zur erfolgreichen Behandlung von Immunerkrankungen

Die Welt hat es im Jahr 2013 mit etwa 70000 bis 100000 synthetischen Stoffen zu tun, die sich „step by step“ in allen Organismen, in den Pflanzen, Tieren und Menschen anreichern. Mutter Erde hat es da wohl am schlechtesten, denn nicht nur, was der Mensch auf ihr verteilt, sondern auch das, was von „oben“ runter kommt, ist giftig: Feinstaub aus allen Industrieöfen der Welt und, neuerdings vermehrt nachweisbar: Bariumsalze und Aluminiumpulver, welche seit langem schon (von wem eigentlich?) in der Stratosphäre versprüht werden, um die Sonnenenergie zu bremsen. Wer kennt nicht die bei schönem klaren Wetter plötzlich am Himmel erscheinenden wolkenähnlichen Zeichnungen, Chemtrails genannt?

Chemiker gehören wohl zu den intelligenteren Menschen. Abitur, Studium, Chemiefirma. Sie wissen fast „alles“, aber sie können nicht wissen, was ihre 70000 bis 100000 „Stöffkes“ untereinander in den Lebewesen auf diesem Planeten anrichten: Nix Gutes. Was heißen will: Gehirnschäden durch Neurotoxine, chronische Verblödung durch Aluminium - das in den Synapsen in Konkurrenz zu den vorhandenen Transmittern steht und sie verdrängt -, Entzündungen des Darmes und der Haut bis hin zum Krebs in allen Organen.

Eine kollaterale Schädigung durch diese ungeheure Zahl an Giften und ihre völlig unbekannten Interaktionen, ist die sukzessive Störung und Zerstörung des Immunsystems. Der Organismus verliert die Fähigkeit auf Umwelteinflüsse wie Nahrung und Fremdstoffe angemessen und friedvoll zu reagieren: Überreaktionen, wie oben genannt, sind die Folge.

Für die Tiermedizin heißt das: Ständig steigende Immunerkrankungen bei Hund und Katzen, ja auch bei Heimtieren und Fischen. Alle diese bedauernswerten Geschöpfe, denen nur noch mit hohen und höchsten Dosierungen von Kortisonen und Antibiotika kurzfristig Linderung verschafft werden kann, haben eines gemeinsam: Ihre Darmflora, der lebenswichtige Besatz mit „guten“ Bakterien, Quell einer gesunden Immunreaktion, ist „im Eimer“. Statt ihrer lassen sich alle möglichen Fieslinge nachweisen, die Gifte produzieren und den Überlebenden „den Rest geben“.

Tjö, wie kümmt all dat?

Es ist ein Teufelskreis, der mit der unendlichen Zahl von Zusatzstoffen in der Fertignahrung beginnt. Ihre regelmäßige Verabreichung schafft die Möglichkeit der Synthese einer weiteren unendlichen Zahl von giftigen Molekülen, noch giftiger als Dioxin.

Wer das verstanden hat, kann seinem Hund oder seiner Katze usw. eigentlich kein Futter verabreichen, welches über den Ladentisch geht. Aber für ein gesundes Leben unserer Haustiere ist die Kehrtwendung hin zu natürlicher Nahrung die erste Voraussetzung, um zu gesunden bzw. nicht doch krank zu werden.

Und dann ist die Frage: Wie schafft man es, ein einigermaßen gesundes Immunsystem zu erhalten bzw. es wieder herzustellen, wenn die Alarmglocken klingeln?

Die regelmäßige Zufuhr von selbstgemachtem Yoghurt ist immer schon ein Weg, der zu einem gesünderen Leben führt. Da gibt es ja auch Bakterienkonzentrate in Drageeform oder als Paste. Derartige Fertigpräparate sind allerdings eher als „rührend“ oder als „Tüddelkram“ zu bezeichnen: Die enthaltenen Bakterien haben keine oder nur geringe Lebenszeichen, sie sind „abgemurkst“ oder halb tot durch den Herstellungsprozess, in welchem wiederum Chemie und Hitze eine große Rolle spielen. Halbtote oder tote Bakterien als Immunregulatoren? Das können die Hersteller ihrer Oma erzählen…

Die Logik, die in manchen menschlichen Gehirnen aber auch heute noch einen großen Raum einnimmt, brachte japanische Forscher dazu, lebende „gute“ Bakterien als Konzentrat herzustellen. Bei Auflösung von einigen Tropfen in Wasser verlieren diese ihre „Säurestarre“ und fangen wieder zu „krabbeln“ und sich zu vermehren. Regelmäßig eingenommen, schaffen sie es über ihren Kontakt zur Darmwand, gesunde Immunreaktionen auszulösen, die irgendwann die „Überreaktionen“ in den Geweben überdecken oder verunmöglichen.

Wir haben dieses Produkt getestet. Es schafft tatsächlich spürbare Linderung bis hin zum Abklingen immunologischer Krankheitsbilder. Inzwischen nehme ich es selbst immer dann über einige Tage, wenn in unserer Praxis das Husten und Schnupfen angesagt ist: drei bis vier Tage morgens 8 Tropfen auf ein Glas Wasser. Der „Kelch“ der Grippe ist bislang immer an mir vorbeigegangen.

Notwendige Antibiotika werden nur noch zusammen mit dem Bakterienkonzentrat abgeben. Warum? Unsere schönen Antibiotika können die gesunde Darmflora killen.

Noch was. Auf der Autobahn hörte ich kürzlich im Radio, im Deutschlandfunk, davon, dass die Eier des Schweinepeitschenwurms (Trichuris suis) geeignet sind, schwere Immunerkrankungen des Menschen wie zum Beispiel Morbus Krohn für Jahre zu beseitigen. Die Hersteller dieser Wurmeier sind ausgerechnet im Nachbarort Barsbüttel angesiedelt. Eine Anfrage reichte: Wir können zukünftig die Eier des Schweinepeitschenwurms bekommen, um sie in besonders schweren Fällen von Immunerkrankungen einzusetzen. Derzeit wird an vielen Krankenhäusern diese TSO – Therapie ausprobiert.

Eine Chance für die HNO-Medizin bei Hund und Katze

Wer kennt nicht die meist älteren Hunde (und Katzen) die mit ständigem eitrigen Nasenausfluss zum Tierarzt kommen? Meistens sind diese bedauernswerten Geschöpfe schon von etlichen Tierärztinnen und Tierärzten mit allen möglichen Antibiotika oder Antimykotika – mit oder ohne Resistenztest – behandelt worden, mit dem wirklich unangenehmen Nebeneffekt, dass die gesunde Darmflora „im Eimer“ war, sich also ergänzend schwere Magen-Darmstörungen und anderes Fiese eingestellt hatten.

Tjö, mit Endoskopie oder dem Röntgen kann man eventuelle Tumorbildung teilweise erkennen. Der betriebene Aufwand ist gigantisch – aber meist sinnlos. Mit endoskopischer Untersuchung oder Röntgen, selbst mit Gewebeproben ist eine Tumorerkrankung als Ursache aber nicht immer sicher ausschließen, da der Zugang zum Nasenraum und zu den Nebenhöhlen nur sehr begrenzt möglich ist.

Seit Anfang des Jahres 2013 haben wir Patienten ausgewählt, die unter chronisch eitrigem Nasenausfluss litten, der scheinbar nicht behandelbar war. Alle möglichen Antibiotika hatten keine Wirkung entfaltet – auch diejenigen nicht, die gemäss Tupferprobe und Resistenztest hätten wirken sollen.

Eine simple Überlegung führte bei all jenen zu vollständigem Heilerfolg, die nicht an einer verdeckten Tumorerkrankung litten:

Wenn man den Patienten unter Narkose auf den Rücken legt, seinen Kopf etwas anhob, das Foramen nasopharyngeale (die Öffnung im weichen Gaumen) mit einem hierfür konstruierten Stopfen verschließt, dann ist es möglich, mit einer Wirkstofflösung den gesamten Nasenraum inklusive der Nasennebenhöhlen unter Druck zu fluten.

Das haben wir gemacht und Chlordioxidlösung verwendet. Die vollständige Flutung des beschriebenen Raumes des Gesichtsschädels wurde stets mit 10 Minuten Begrenzung vorgenommen, anschliessend alle Flüssigkeit abgesaugt und eine Spülung mit warmer physiologischer Kochsalzlösung vorgenommen.

Zur Beendigung der Prozedur wurde eine wässrige Lösung mit Effektiven Mikroorganismen (EM), mit dem Ziel der Neubesiedelung des Nasenraumes und seiner Nebenhöhlen, durch beide Nasenlöcher eingeflutet.

Die Ergebnisse waren überraschend: Bei 70 Prozent der Patienten war der Nasenausfluss nachhaltig beendet. 20 Prozent der Patienten benötigten eine zweite Spülung nach 14 Tagen mit dem Effekt, dass der Nasenausfluss dann vollständig zum Stehen kam. Bei 10 Prozent der Fälle war diese Behandlung nicht erfolgreich – es muss also von einem nicht erkannten Tumorgeschehen ausgegangen werden.

Alle Patienten erhielten zur Dauermedikation Effektive Mikroorganismen (EM) zum Einnehmen.

Damit konnten wir auch erreichen, dass sich deren Darmflora wieder normalisierte.

Der Witz dabei ist, dass kostspielige Untersuchungen mit ärmlichen Ergebnissen, gepaart mit Unmengen verschiedener Antibiotika in oben genannten Fällen wenig bis gar nichts ausrichten konnten. Das Chlordioxid als äußerst preiswerte Chemikalie brachte bei ein- oder zweimaliger Anwendung den Durchbruch und (natürlich) – die Effektiven Mikroorganismen.

Googeln Sie mal Chlordioxid und Effektive Mikroorganismen. Sie wer´n sich wunnern.

Präventive Chirurgie

Angelina Jolie hat die Männerwelt aufgeschreckt. Es stimmt: Männer, die hübsche Frauen gut leiden können, empfinden bei der Nachricht ihrer beidseitigen Brustamputation Grusel. Die Frage ist natürlich, ob sich Männer hierzu überhaupt äußern dürfen – oder vielleicht Tierärzte?

Es beschleicht mich ein ungutes Gefühl, dass diese attraktive Frau einer medizinischen Beratung folgte, die in ihrer wissenschaftsbasierten Konsequenz auch dazu hätte führen müssen, ihr beide Eierstöcke zu entfernen. Wenn man Angst vor Krebs hat, dann bitte richtig!

In der Veterinärmedizin gibt es ein ähnliches „Ding“: In den späten 70er, Anfang der 80er Jahre verbreitete sich in den tierärztlichen Praxen die Auffassung, dass Hündinnen vor der ersten Läufigkeit die Eierstöcke entfernt werden sollten – um was? Natürlich, um Krebs z.B. in den Milchdrüsen vorzubeugen.

In der Tat hat man in den USA (wo denn sonst?) feststellen können, dass die „Tumorrate im Gesäuge von Hündinnen signifikant niedriger erschien, wenn diese vor der ersten Läufigkeit kastriert worden waren“.

Gut – das mag sein. Aber ein Besinnen auf die Ursachen von Krebs (nicht nur im Gesäuge der Hündin) bringt uns dazu, immer wieder neu zu unterstreichen, dass neben einer möglichen genetischen Veranlagung (?) die wahrscheinlichste Ursache für Krebs immer noch die „Lebensumstände“ sind, die das körpereigene Immunsystem mit den Jahren in Trümmer legen.

So ist nicht von der Hand zu weisen, dass die industriell hergestellte Nahrung für Hunde und Katzen (mit deren Vielzahl von Zutaten, also Fremdstoffen, die die Haltbarkeit in Dosen und Tüten, die Farbe des Produkts und den Geschmack möglichst lange erhalten sollen) die Hauptursache für den rasanten Anstieg von Krebsfällen darstellt.

Na klar, wenn die Amerikaner (schon wesentlich eher als die Europäer) ihre Pet-Nutrition im Supermarkt zu kaufen gewöhnt sind, wen wundert´s, wenn plötzlich parallel zu den Umsätzen dieser Industrie die Krebsrate explodiert?

Der berüchtigte Zeitungsverleger in den USA William Randolph Hearst hat es seinerzeit so ausgedrückt: „Um unsere Umsätze (nämlich die seines Verlages) zu steigern, bleibt unsere Zielgruppe eine Bevölkerung, die lesen – aber nicht denken kann.“

...Denn wenn sie denken könnte, hätte sie „Hearst und Co.“ inklusive nahezu aller Nahrungshersteller von heute in die Hölle geschickt und dazu so manchen Konzern, der auf Verblödung der Bevölkerung setzt, wenn es um seine Umsätze geht.

Tja – und nun sind wir wieder bei dem Thema „Früh-Kastration der Hündin“ als Präventivmaßname gegen Milchdrüsenkrebs.

Ein Berliner Hochschullehrer, Lukas-Felix Müller, hat es mal so ausgedrückt: „Dumm und Faul kauft Fertigfutter". Und wenn „Dumm und Faul" nicht will, dass seine Hündin Krebs im Gesäuge bekommt, dann folgt er dem Ratschlag der Tierärzte, diese möglichst früh zu kastrieren.

Irgendwas unklar?

Blutegel in der Veterinärmedizin

Fast zehn Jahre mussten vergehen, bis plötzlich die Entscheidung fiel: Der Einsatz von Blutegeln bei Entzündungen der Gelenke, der Sehnen und besonders bei den wirklich quälenden Entzündungen der Zwischenzehenräume des Hundes.

Im Jahr 2003 kam der israelische Tierarzt Dr. Eyal Nachmias auf die Idee, Blutegel bei Arthrosen der Ellenbogengelenke des Hundes einzusetzen. Die Erfolge waren „umwerfend" gut, wie er berichtete: Mehrere Monate Schmerzfreiheit, ohne jegliche Schmerzmittel waren garantiert.

Ich habe das nicht geglaubt.

Die Schmerzfreiheit basiert wohl auf dem Biss des Egels, wobei eine akupunkturähnliche Wirkung unterstellt wird (Schmerzumleitung). Hinzu kommen die vielen Substanzen im Speichel des Egels, von denen bislang nur wenige in ihrer Wirkung wissenschaftlich untersucht worden sind: das Hirudin (Blutgerinnungshemmer), das Calin (fördert die Nachblutung), das Eglin (Entzündungshemmer), das Bdellin (Enzymhemmer), die Destabilase (löst Blutgerinsel auf), die Hyaluronidase (hat eine antibiotische Wirkung bei lokaler Gefäßerweiterung), die Apyrase und Kollagenase (hemmen die Thrombozyten-Aggregation).

Heute am Ende des Jahres 2012 und in Zukunft setzen wir Blutegel insbesondere bei Ellenbogengelenksarthrosen, bei Kniegelenksarthrosen und bei der Bizepssehnenentzündung ein – wurde ja nun auch mal Zeit!

Inzwischen haben sich in Deutschland diverse Blutegelzuchten etabliert, die die kleinen Tierchen hauptsächlich an Heilpraktiker und Tierheilpraktiker liefern. Man kann sie zum Beispiel in Potsdam für 4 bis 5 Euro kaufen: Googeln Sie mal Blutegel und Potsdam. Das Interessante: Ein Egel kann natürlich nach einiger Zeit wieder verwendet werden – sozusagen zum Nulltarif – aber man sollte einen Egel nur für einen Patienten verwenden.

Merkwürdig ist es schon, dass ohne Schmerzmittel oder Entzündungshemmer allein durch den Biss eines Blutegels und sein Verweilen am Patienten schmerzhaftes Dasein erheblich gelindert wird – und das tatsächlich für Wochen.

Zum Thema Trockenes Auge des Hundes

Ein kleiner Hund schreibt Veterinärgeschichte

Die French-Bulldog-Hündin „Fenja“ der Familie Burghold aus Hamburg-Rahlstedt ist alt geworden. In ihren zehn Lebensjahren hat sie viele Welpen bekommen (müssen) und hat seit langem ein „trockenes Auge“. Sie zwinkert ständig mit dem linken Auge, dessen Tränendrüsen langsam versiegten. Ihre Hornhaut ist schwer angegriffen, der kleine Hund leidet inzwischen an einer veritablen Hornhautentzündung, einer Keratitis sicca – und die ist schmerzhaft. Das ist wohl auch der Grund, weshalb Fenja letztes Jahr bei Frau Burghold „landete“.

Diverse Augensalben sollen nicht geholfen haben – auch die Tränenersatzflüssigkeit nicht, denn „alle Stunde Augentropfen geben“ kann wohl kaum keiner realisieren

Wir haben Fenja den Speicheldrüsengang der Parotis in den äusseren Augenwinkel verlegt. Man nennt diese OP die „Transposition des Ductus parotideus“. Speichel ergoss sich seither mehr oder minder auf die Hornhaut – aber doch zu wenig.

So entschieden wir uns für das, was seit wenigen Jahren in der Humanmedizin üblich ist: Die Einbringung eines Mini-Silikon-Balls, eines „Soft Plugs“, von ca. 0,5 mm Durchmesser in beide Tränenabflussgänge – quasi als Kugelventil wirksam, welches den Speichel (Tränen) Abfluss vollständig blockiert. Hierdurch wird die Verweildauer des Speichels im Auge von Fenja verlängert. Zunächst angewendete Tränenersatzflüssigkeit aus der Tube zeigt die vollständige und ganztägige Benetzung der Hornhaut, die sich tatsächlich erholt.

Wir sind zuversichtlich und werden zukünftig diese Methode häufiger anwenden, denn sie ist ungewöhnlich preiswert: Zwei Soft Plugs der Firma Domilens in Hamburg kosten cirka 75 Euro. Das Einbringen dieser Wunderteile ist gleichzusetzen mit einer Injektion.

Vielleicht hilft diese Information denen, die daran verzweifeln, dass ihr Hund trotz aller Augensalben „nicht therapierbar“ und eine Augapfelentfernung absehbar ist.

Zum Thema Katzenschnupfen

Liliane B. und ihr Freund Stefan H. wohnen in einer 2-Zimmer-wohnung in Hamburg-Rahlstedt. Sie sind Auszubildende und wollen „ihr Leben“ gemeinsam beginnen. Zwei kleine Katzen aus dem Tierheim sind dabei – und fürchterlich krank: Katzenschnupfen in übelster Form. Augenentzündung, Niesen und Husten.

Liliane hat Angst, man sieht es in ihren Augen. Sie hat kaum Geld für den Tierarzt und fragt, was so eine Behandlung denn kosten würde...

An Stelle einer Antwort hab ich sie gefragt, ob sie bereit sei, an einem Experiment teilzunehmen, was zur Gesundung ihrer Katzen führen sollte:

- Keine Fertignahrung aus dem Laden
- Selberkochen
- Tägliche Gaben von Effektiven Mikroorganismen ins Futter

Liliane B. willigte ein. Sie bekam ein kleines Fläschchen mit Pipette, gefüllt mit EM-Konzentrat. 20 Tropfen davon in 100 Milliliter sauerstoffangereichertes Wasser und davon täglich 10 Milliliter unter das Futter zu geben. Kostenpunkt 5,50 Euro zzgl. MwSt.

Effektive Mikroorganismen, eine japanische „Erfindung“, hatte ich vor Jahresbeginn in dem EM-Fachgeschäft , Wiesendamm 113, in 22303 Hamburg gekauft – zusammen mit vielen Ratschlägen der Mitinhaberin Kirsten Fürstenberg www.em-hamburg.de.

Merkwürdig ist es schon, wenn man als Tierarzt über seinen „Tellerrand“ schaut und von „Laien“ Empfehlungen für bis dato unbekannte Therapien entgegennimmt.

Es war jedoch sofort klar, dass die EM-Verabreichung an immunschwache Patienten eine Sensation darstellen wird. Und so war es auch: Nach einer Woche erschien Liliane B. und bat um eine erneute Flaschenfüllung des sauerstoffangereicherten Wassers, was sie natürlich kostenlos erhielt.

„Wie geht es Ihren Katzen?" war die erste Frage. „Es geht ihnen sehr gut und sie mögen auch das von uns selbst hergestellte Futter."

Na denn – können Tierärzte doch mehr als Antibiotika und Kortison, dachte ich mir.

Inzwischen setzen wir EM bei nahezu allen infektiösen Erkrankungen bei Hunden, Katzen, Meerschweinchen und Kaninchen ein. Auch Ziervögel haben es schon bekommen – immer mit dem eindeutigen Effekt der beschleunigten Gesundung.

Zur Narkose von Hunden, Katzen und Heimtieren

Haben Tierärzte vor 50 Jahren bei Narkosen unserer kleinen Haustieren „die Bratpfanne" verwendet oder gar eine Schaufel oder einen Hammer? Nein. Haben sie nicht.

Zur Verwendung kamen und kommen allerlei Substanzen, die injiziert oder eingeatmet, eine ausreichende Ruhigstellung und Schmerzfreiheit hervorrufen sollen. Das Wort „sollen" muss man sich merken. Ob sie es denn auch taten und heute auch tun, ist natürlich die Frage.

Manche dieser Substanzen sind im Laufe der Jahre vom Markt verschwunden, andere sind hinzugekommen, weil sie angeblich „sicherer" in der Anwendung sind.

Wir haben es überprüft: es gibt heute tatsächlich 14 verschiedene Substanzen, die allein für sich oder in Kombination mit anderen eine Narkose bei unseren kleinen Haustieren hervorrufen. Es gibt aber keine Wirkstoffe, die als besonders „sicher" gelten können. Und deshalb gilt seit jeher und auch heute der Spruch: Diejenige Narkose ist die sicherste, deren Wirkungen (und Nebenwirkungen) der Tierarzt am besten kennt – und überwacht.

Die äußeren Überwachungsmerkmale sind: die regelmäßige Atmung und der Lidreflex der Patienten, die hoffentlich rosa Zunge und die ruhige Lage. Aber sie reichen nicht hin und nicht her. Was ist mit der Sauerstoffspannung in den roten Blutkörperchen, mit dem CO2 in der Luft des Ausatmens, was ist mit dem Puls, der Atemfrequenz und vor allem: was ist mit der Körpertemperatur, dem Blutdruck und der EKG-Aufzeichnung?

Das Problem ist, dass kein Tierarzt diese Parameter ständig überprüfen und somit für die Sicherheit der Narkose sorgen kann. Erst die Herstellung und der Erwerb von Monitoren, die diese Parameter messtechnisch erfassen, brachte und bringt den Durchbruch in Sachen Narkose-Sicherheit:

Wir haben seit circa 15 Jahren verschiedene Monitore in unseren Operationsräumen. Eine Flut von Technik, die ständig erneuert – weil verbessert – wurde. Im Jahr 2007 konnten wir „All-Scanning-Monitore“ der Firma Eickemeyer, Tuttlingen, in Gebrauch nehmen. Es handelt sich um eine Investition von „nur“ 2000 Euro je Monitor, die für die Sicherheit unserer Patienten gut angelegt ist: Sämtliche biologischen Daten, die für die Narkose-Überwachung von Bedeutung sind (s.o.), können auf dem Bildschirm mit einem Blick erfasst werden. Die verschiedensten Warntöne machen auf Imbalancen während der Narkose aufmerksam.

Alles in allem: Eine technische Neuheit, die durch den Tierarzt erwerbbar ist und heute ein absolutes MUSS in jedem OP darstellt. Herzlichen Glückwunsch und Dank an die Familie Eickemeyer!

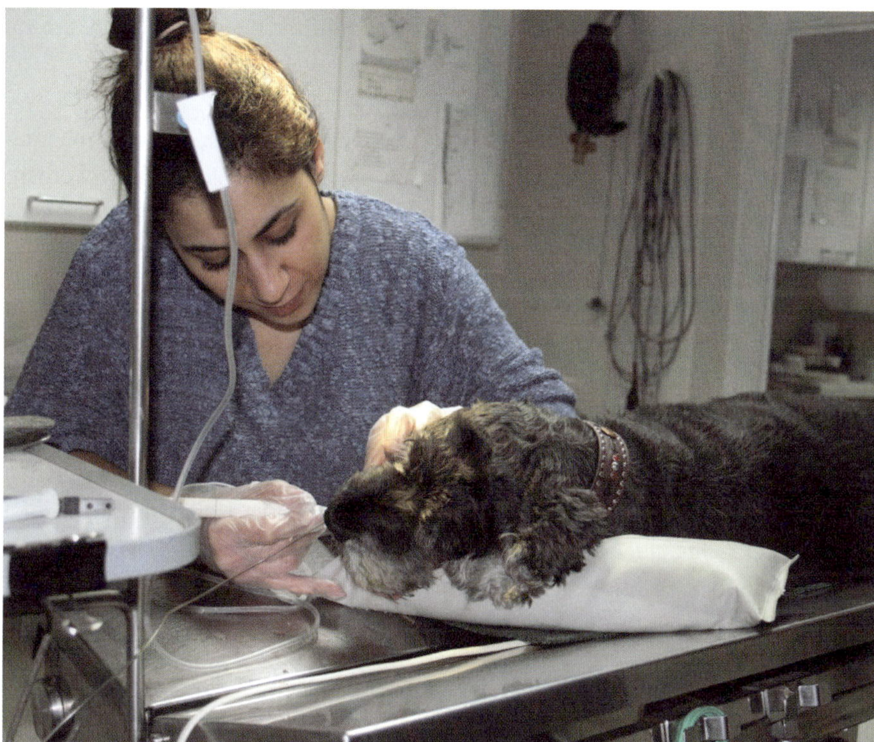

14. DJIHAD IN DER WELT DER VETERINÄRMEDIZIN

Teil I

Djihad – ein Wort, das seit Jahrzehnten in den Medien unseres Landes präsent ist. Nine-Eleven, Osama Bin Laden, Djihadis, die sich nicht nur in Israel, Irak und Afghanistan in die Luft sprengen. Djihadis, die ihr Leben opfern für eine Sache – für ihre gerechte Sache, für ihren Glauben – in voller Überzeugung. Eigentlich bewundernswert und auch furchtbar zugleich. Die wunderbare Seite des Djihad: die Überzeugten kämpfen für „Ihre Sache" auch deshalb, weil sie wissen, dass nach ihrem Tode tausende nackte Jungfrauen auf sie warten, um sie zu erfreuen. Wer könnte da abseits stehen?

In der Welt der Veterinärmedizin gibt es viele Dogmen, die in den Gehirnen der Absolventen tierärztlicher Bildungsstätten zu einer „wahren Religion" werden: Nichts wird geduldet und beachtet, was nicht in den Elfenbeintürmen der Universitäten erdacht worden ist. Das, was außerhalb dieser Trutzburgen der „Wahren Religion" erdacht wurde, wird von den Gläubigen dieser heiligen Institutionen mit Vehemenz „bekämpft", missachtet, mit Misstrauen beäugt und – wenn es ihrem Gewinnstreben nicht dienlich ist – mit allem, was Ungeist und Gemeinheit hergeben, verleumdet und – voll bekämpft.

So geschah es, dass eine Richterin im Amtsgericht Hamburg-Wandsbek den Direktor der Kleintierklinik der Tierärztlichen Hochschule Hannover, Prof. Ingo Nolte, um ein Gutachten darüber bat, ob die Anwendung eines Spinalkatheters bei Bandscheibenvorfällen in der Wirbelsäule des Hundes als therapeutisches Mittel „geeignet" sei. Der Mann verneinte tatsächlich.

Dazu muss man wissen, dass mindestens seit dem Jahre 2001 die Spinalkathetertherapie in der Humanmedizin einen festen Platz hat, wenn es um die Verkleinerung von aufgequollenen Bandscheiben und um die Beseitigung von Schmerzen und Lähmungen geht. Man kann das über Recherchen bei Google sehr leicht herausfinden, wenn man dort die Worte Spinalkatheter, Bandscheibenvorfall, Epiduralkatheter eingibt. Man findet dann auch sofort die Begriffe Epiduralkatheter nach Salim oder auch Spinalkatheter nach Racz. Und man kann getrost diejenigen Praxen und Kliniken finden, die die Spinalkathetertherapie zum Wohle des bandscheibengeplagten Patienten anwenden.

Im Jahre 2002 begegneten sich Dr. Elias Salim, ein Neurochirurg, und der Tierarzt Dr. Ali Hassan in Hamburg-Rahlstedt. Salim hatte gerade vor der Hamburgischen Mediziner-Elite einen Vortrag über seine höchst innovative Methode der ambulanten Spinalkathetermethode zur Beseitigung von Bandscheibenvorfällen beim Menschen gehalten, an dem auch der Hamburger Tierarzt Dirk Schrader teilgenommen hatte. Beide Tierärzte waren in höchstem Maße erfreut über die Möglichkeiten dieser unglaublich preiswerten und überzeugenden Therapie bei bandscheibengeplagten Lebewesen: Was beim Menschen hochwirksam war, musste auch beim Säugetier Hund hochwirksam sein – wahrscheinlich noch besser als gut. Und so war es. Hassan fertigte schnellstens eine wissenschaftliche Schrift über diese Methode und erwarb im selben Jahr damit im Bakschischland Ägypten an der Universität Assiut – eine Professur.

Die Freude und die Nähe zwischen beiden Tierärzten dauerte indes nicht lange: man trennte sich. Beide gingen eigene und ziemlich sicher – verschiedene Wege – im Besonderen in der Anwendung der Spinalkathetertherapie nach Salim beim Hund (und bei der Katze).

Schrader kam zu der Überzeugung, dass mindestens 80 Prozent aller operationswürdigen Wirbelsäulenerkrankungen in seiner Praxis nicht zu einer chirurgischen Maßnahme führen mussten, wenn er diese – dem Himmel sei Dank – leicht und risikolos anzuwendende Spinalkathetertherapie nach Salim zur Anwendung brachte. In der Zeit von 2003 bis 2010 kamen in seiner Praxis, die er heute zusammen mit seinen Söhnen Steven und Rudi und seiner Schwiegertochter Ifat führt, cirka 2000 Epiduralkatheter (und natürlich die notwendigen Medikamente) zum Einsatz. Die Ergebnisse waren überwältigend: von 100 von Schmerzen und Lähmungen geplagten Hunden konnten mindestens 80 nach dieser Therapie wieder ein normales Leben führen.

Eines Tages besuchte ihn ein angesehener Hamburger Altphilologe und Lehrer Dr. Hartwig Wilde aus Barsbüttel mit seinem Hund – und in Begleitung seiner Frau. Der berichtete, unlängst von schwersten Schmerzen und Lähmung seiner Beine geplagt worden zu sein – und dass ihm ein heilpraktisch tätiger Mediziner nach der Methode von Desnizza Kochsalzlösung an die Nervenwurzeln gespritzt habe. Mit dem Ergebnis seiner vollständigen Wiederherstellung und – Schmerzfreiheit. Kurz darauf übergab Dr. Wilde Schrader ein Buch über die Methodik von Deznizza. Es war wie ein Blitz, ein Kugelblitz, der in der tierärztlichen Praxis in der Rahlstedter Straße einschlug: Schrader hatte ohne die Kenntnis der Forschungen von Desnizza dessen Methode zur Beseitigung von Bandscheibenvorfällen beim Hund vermittels des Katheters und der Methodik von Elias Salim schon jahrelang zur Anwendung gebracht.

Das Wissen des Bio-Kurses der 12. Klasse Gymnasium wurde wieder präsent: Das Prinzip der Osmose als Wirkprinzip, um aufgequollene und vorgefallene Bandscheiben „schrumpeln“ zu lassen. Die hierfür notwendige Kochsalzlösung hatte Desnizza per Injektion an die Nervenwurzeln des Rückenmarks (von außen) gebracht – Schrader hatte das über den Epiduralkatheter nach Salim – quasi von innen gemacht: Kochsalzlösung durch Injektion über den Salimkatheter in den Spinalkanal (Epiduralraum) der Wirbelsäule.

Teil II

Nun stellt sich die Frage, ob der berühmte und wackere Professor Nolte aus Hannover den Djihad gegen den Einsatz des Spinalkatheters in dem Institut für angewandte Kleintiermedizin in Hamburg wegen der 1000 nackten Jungfrauen begonnen hat. Eine Bejahung wäre eher als unrealistisch einzustufen. Wahrscheinlich hat er von dem Einsatz eines Spinalkatheters in der Humanmedizin (nach Racz) nur vage etwas gehört. Daneben dürfte es unwahrscheinlich sein, dass er Kenntnisse über den Einsatz des Spinalkatheters nach Salim besitzt, denn er hat weder Salim noch im Institut in Hamburg angerufen, um sich darüber zu informieren. Man bedenke auch, dass die französische Herstellerfirma angibt, dass sie den Epiduralkatheter-Set ausschließlich an Dr. Salim selbst und an das Tierärztliche Institut in Hamburg-Rahlstedt liefert. Und damit muss es andere Gründe für den Djihad des Professors geben.

Die Frage, ob er eventuell zu dumm oder zu faul sei, um sich in der medizinischen Literatur zurechtzufinden, muss eher verneint werden. Ein Döspaddel dürfte nicht zum Direktor eines Tierärztlichen Instituts gemacht worden sein. Vielmehr stellt sich die Frage an den Djihadisten, ob er der ur-alten Triebfeder von Neid und Missgunst Dynamik verleihen wollte, um eine medizinische Innovation zu behindern, die keineswegs von einem Professor in einer Hochschule erdacht und durchgesetzt worden war. War es eventuell auch der berüchtigte Muff von 1000 Jahren unter den Talaren, die seine Wahrnehmungsbefähigung und seine akademischen Urinstinkte implodieren ließ? Oder waren es die Abwehrreflexe eines etablierten Systems auf den Ruf nach Veränderung? Man wird ihn öffentlich fragen und Journalisten bitten, ihm genau zuzuhören.

Dringend erforderlich indes ist es einmal gründlich zu klären, worum es bei dem Einsatz des Epiduralkatheters nach Salim überhaupt geht. Die Basis ist, dass Salim nicht etwa wie der emeritierte Prof. Racz aus Amerika seinen Katheter durch den Hiatus sacralis des Menschen schiebt, also durch eine natürliche Endöffnung des Steissbeins, sondern mittels eines von ihm erdachten gebogenen

Trokars, der nicht nur eine Spitze, sondern auch eine Löffelfunktion hat. Es handelt sich dabei gewissermaßen um die „Pistole, deren Lauf gebogen ist" und mit der man um die Ecke schießen kann. Salim ist seiner Herkunft nach Palaestinenser, aber auch Israeli und – Deutscher. Bekannt ist, dass gerade die Palaestinenser, „das Volk der Handwerker und Lehrer", der Welt unendlich viele praktische Innovationen bescherten – so auch den Trokar, den Salim erdachte. Mit ihm kann er durch nahezu jede natürliche Öffnung in der Wirbelsäule einen Zugang zum Epiduralraum schaffen und ohne Verletzungen seinen Epiduralkatheter bis zum Geschehen des Bandscheibenvorfalls schicken. So legt er ihn nicht nur in die Halswirbelsäule, sondern auch in die Brustwirbelsäule und natürlich in die Lendenwirbelsäule.

Beim Hund und bei der Katze hat sich gezeigt, dass der Zugang für die Anwendung des Salim-Katheters ausschließlich das Foramen lumbosacrale, eine natürliche Öffnung zwischen dem 7. Lendenwirbel und dem Steißbein, sein kann. Durch die Einbringung des Salim-Katheters besteht die Möglichkeit, den gesamten Epiduralraum vom 1. Halswirbel bis zum letzten Rutenwirbel nicht nur mit Kontrastmittel für die Diagnostik zu fluten, sondern auch mit Wirkstoffen, die – wie sich aus der Literatur der Humanmedizin ergibt – wahlweise Kochsalzlösung, Mannitollösung, physiologische Kochsalzlösung, Kortisone und Enzyme sind.

Es stellt sich bei jedem Wirbelsäulenpatienten natürlich die Frage, welchen Therapie-Cocktail er durch den Salim-Katheter erhält – und wie lange? In den vergangenen Jahren konnte festgestellt werden, dass das Einbringen und Liegenlassen eines Spinalkathethers auch über 14 Tage keine Nachteile schaffen kann. Auch der angsthasigen Anwendung von Antibiotika während der Therapie wurde eine Absage erteilt: Wer den Katheter steril einbringt, hat nichts zu befürchten.

Die Bandscheibenpatienten werden je nach Schweregrad (Schmerz und Lähmung) mit unterschiedlichen Inhalten der physiologischen Kochsalzlösung versorgt: Soll die Therapie nach Desnizza im Vordergrund stehen, wird 10 %ige oder 5 %ige oder 3 %ige Kochsalzlösung geflutet.

Durch das Wiederanspringen der Kalium-Natrium-Pumpe (Funktionsprinzip der Nervenleitung) kommt es zu einer Eindämmung und Beseitigung der Lähmungen von Nervenbahnen. Gleichzeitig wird durch den Vorgang der Osmose das vorgefallene Bandscheibengewebe zum „Schrumpeln" gebracht, was das Rückenmark vom Bandscheibendruck entlastet. Bei Ödemverdacht im Periduralraum wird hochprozentiges Mannitol und zur Verbesserung der Wirkungen Hyaloronidase angewendet.

Zurück zum Djihad: Wer das Wirkprinzip des Epiduralkatheters nach Salim, die unterschiedlich angewendeten Stoffe und ihre Wirkung verstanden hat, kann sich guten Gewissens nicht darauf berufen, dass Schulmedizin eben „die Operation" verlangt. Natürlich gibt es Fälle von Bandscheibenerkrankungen mit Rückenmarkskompression, die operiert werden müssen. Gleichwohl verharrt ganz Deutschland in der von den tierärztlichen Bildungstellen gepredigte Notwendigkeit der Chirurgie – ungleich finanziell aufwendiger und ungleich gefährlicher.

Und genau das Erstere scheint mit ein Grund zu sein, weshalb unser Djihadist aus Hannover sein Nein zur Anwendung des Spinalkatheters verkündet. Das hat Wirkung wie die Verkündung des Kondomverbots durch den Papst. Aber auch die hehre Gemeinschaft der Rechtgläubigen, die sich als Mitglieder des veterinärmedizinisch-industriellen Komplexes verstehen, sehen in dem „Nein" ihres Oberindianers eine Bestätigung ihrer Freiheit auf Kosten von Mensch und Tier richtig Kohle zu machen. Man muss sich nur mal einen Kostenvergleich gestatten: die Wirbelsäulenchirurgie schafft Verdienstmöglichkeiten, die in die Tausende gehen, eine 10-tägige Spinalkatheteranwendung kostet höchstens 500 Euro.

Wie sagte ein Historiker kürzlich über den Djihad: „Er war in der Geschichte nicht unbedingt ein religiöses Phänomen, sondern die Möglichkeit des Plünderns und Raubens bei den Ungläubigen war die eigentliche Triebfeder der Djihadisten – mit Krummsäbel oder Schwert.

Aber die Welt dreht sich bekanntlich weiter und gute Erfindungen können nicht durch religiösen Wahn oder Djihad ausgebremst werden. Schön, dass wir das noch erleben dürfen.

Anm. des Autors: Das Wort Djihad wurde in diesem Text nicht eingesetzt, um die religiösen Gefühle der Gläubigen des Islam zu verhöhnen. Gemeint ist die Wortklärung durch Wikipedia. Im Übrigen setzt sich der Verfasser für die Religionsfreiheit aller Menschen – auch der Moslems in Deutschland ein. Da in der Wissenschaft der Veterinärmedizin eher Religionsabstinenz vorherrschend ist (der Verfasser hat in seiner Studienzeit bis heute keinen Tierarzt und keine Tierärztin getroffen, die an Gott glaubt), wird das Wort Djihad oder Djihadist eher im Sinne von Loriot gebraucht – nämlich humorvoll.

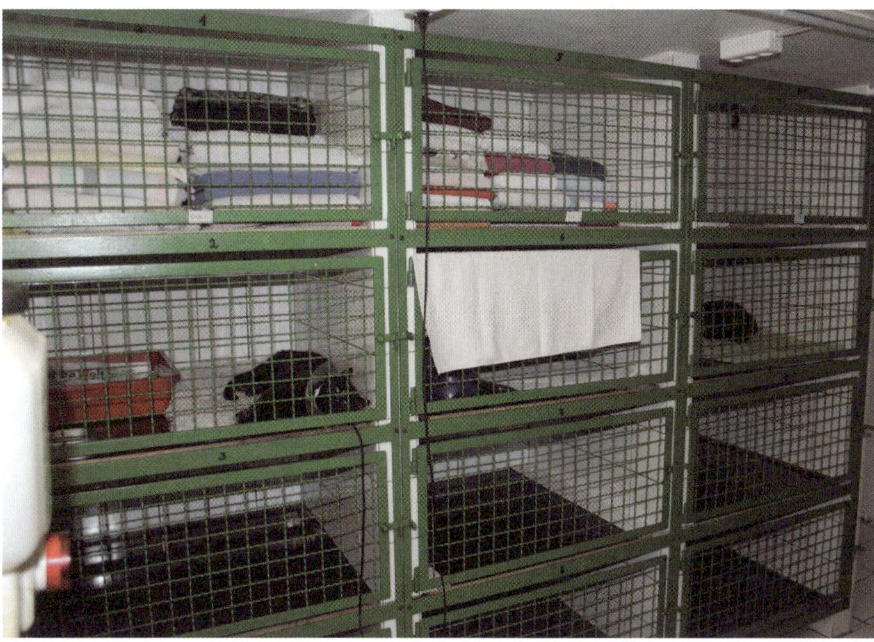

15. DANKE HERR SCHRADER

Es war in November 2015 als ich folgende Erfahrungen dank Herrn Schrader machen durfte.

Gesundheitlich fit, die letzte 36 Jahre, oder vielleicht noch länger, keinen Arzt mehr gesehen, bemerkte ich anfangs Oktober, dass mein rechtes Bein schmerzte wenn ich auftrat.

Natürlich habe ich mir nichts dabei gedacht und bemerkte erst nach ein paar Tagen, dass es immer schlimmer wurde. Die Schmerzen strahlten nun vom Rücken in mein Bein aus. Ich erinnerte mich, dass ich in September eine Fahrradtour mit meiner Tochter in Amsterdam gemacht hatte, wobei nach 2 Stunden Fahrradfahren meine Knie beim Laufen wackelten. Da wurde mir klar wie wichtig es wohl ist regelmäßig Fahrrad zu fahren, damit die Beine fit bleiben.

Obwohl ich durchgängig viel und oft spazieren gehe, früher auch in den Bergen, und zwischendurch mehrmals im Jahr am Bau arbeite, hatte ich durchs Fahrradfahren bemerkt, dass meine Kraft in den Beinen ziemlich abgenommen hatte.

Als ich so zuhause mehr am Rumhumpeln als am Laufen war, kam eines Tages ein Kollege vorbei und als er mich so beobachtete, fragte er mich, ob ich wohl wisse, was mir am Bein fehle. Ich erzählte ihm von meiner Fahrradtour und er sagte, er habe das vor Jahren auch mal gehabt und bei ihm hätte man damals Bandscheibenvorfall diagnostiziert. Mit viel Ruhe ist es dann nach langer Zeit weggegangen.

Mit diesem Bescheid war ich nicht sehr glücklich, denn ich kannte viele Geschichten über Bandscheibenvorfälle mit den schlimmsten Torturen. Inzwischen erging es mir ja auch schon fast so.

Auf sein Anraten habe ich versucht das Bein noch mehr zu verschonen als ich es schon tat. Aber ohne wesentliche Besserung.

Ende Oktober flog ich wieder nach Uganda, das inzwischen zu meiner zweiten Heimat geworden ist. Hier arbeite und baue ich an einem Gesundheits-Ressort, in das später krebskranke Menschen für einige Wochen zum Gesunden und um Afrika kennen zu lernen, hinkommen können.

Doch diesmal hatte ich Mitleid mit mir selbst. Auf der Baustelle konnte ich überhaupt nichts mehr. Und die Arbeiter machten sich schon große Sorgen um mich.

So konnte es also nicht weitergehen.

Ich hatte mich absolut gegen den Gedanken gewehrt in Deutschland einen Arzt aufzusuchen. Meine Parole bis dahin war immer: „Was von alleine kommt, geht auch wieder von alleine". Doch diesmal scheiterte ich vielleicht an meinen eigenen Glauben.

Wo ich in Uganda wohne, haben wir um der Ecke eine „Klinik". Ich war die Situation so leid, dass ich mich entschloss zur Klinik zu gehen und mir Fotos von den Gelenken machen zu lassen.

Ob es Führung oder nur Glück war, aber es war gerade zufällig ein Physiotherapeut anwesend, der mich schon aus der Türangel beobachtete, wie ich mich humpelend der Rezeption näherte.

Ich erzähle ihm mein Leid und er machte sofort einige Röntgenbilder. Auf den Bilder war zu sehen, dass der Knorpel in den Gelenken ziemlich abgenutzt und nur noch eine dünne Schicht vorhanden war. Dabei erkläre er mir, dass mein Beinmuskel ziemlich an Masse verloren hatte, und mein Ruhen wohl das meist Falscheste gewesen war das ich machen konnte.

Fazit: Ich musste nun jeden Abend zu ihm kommen, wo er mit meinem Bein die schmerzvollste Übungen machte und den Beinmuskel mit Schwachstromtherapie behandelte.

Im Laufe der Therapie merkte ich, dass mein Bein stärker wurde, aber der Schmerz blieb. Wie konnte das auch, denn der Knorpel regeneriert sich ja nicht so schnell, wenn überhaupt.

Weil ich nur noch selten auf der Baustelle war, hatte ich Zeit genug im Internet zu surfen und mich schlau zu machen. Dabei fiel mir ein, dass ich schon mal vor fast 20 Jahre gehört hatte dass es keinen Hund mehr gäbe, der keine Hüftprobleme hätte. Dabei kam ich nun auf Herrn Schrader, der beim Spirit of Health Kongress in Kassel, das ich am Anfang des Jahres organisiert hatte, einen Vortrag gehalten hatte.

Weil wir alles gefilmt und auf YouTube veröffentlicht hatten, war ich nun selbst in der Lage mir mal die Filme mit den Vorträgen anzuschauen.

Tags darauf kontaktierte ich Herrn Schrader per Email und erklärte ihm meine Situation. Herr Schrader bot mir an, mir eine Dose Arthridonum H, ein Gemisch aus Chondroitinsulfat, Glukosamin, MSM und noch einige Vitamine und Aminosäure, zukommen zu lassen. Weil meine Zeit in Uganda wieder langsam zu Ende ging, und ich mich gedanklich schon auf das kalte Deutschland vorbereitete sagte ich dies zu. Bei meinem Eintreffen in Deutschland konnte ich dann direkt mit der Einnahme anfangen.

Als ich mir jedoch den Vortrag von Herrn Schrader auf YouTube ansah, hatte ich aber eine vielleicht noch wichtigere Erkenntnis bekommen.

Auf den Land wo ich am Bauen bin, haben wir inzwischen auch schon einige Tiere, darunter auch unsere Kuh Emma.

Emma war keine glückliche Kuh, und ich wusste ihr auch nicht zu helfen weil ich meine Prinzipien hatte, die ich nicht umstoßen wollte.

Emma ist keine lokale Kuh, so wie wir sie mit den großen Hörnern aus afrikanischen Filmen kennen. Emma ist eine schwarz-weiß gefleckte Kuh, wie wir die hier in Deutschland haben. Ihre Eltern dürften aber schon über viele Generationen in Afrika sein, denke ich mir.

Die Kühe der Rasse, der Emma entstammt, liefern mehr Milch als die lokalen Kühe, sind aber dafür schwächer und anfälliger für Krankheiten. Jetzt war Emma aber nicht krank, sondern sie litt sehr unter Zecken, die überall im Gebüsch auf Beute lauern.

Nun sind Zecken auf Kühen für afrikanische „Otto Normalverbraucher“ kein großes Problem, denn es gibt genügend Chemie, mit der man die Kühe einspritzt, damit die Zecken fernbleiben. Es ist aber so, dass ich jedem, der bei mir arbeitet, auf das Strengste untersagt habe Gift oder Chemie auf meinen Grund und Boden, bei Mensch, Tier oder Pflanze, anzuwenden.

Emma tat mir sehr leid. Ich ging noch immer davon aus, wenn das Immunsystem stark ist, werden die Zecken von alleine ablassen. Hieran glaube ich übrigens auch heute noch, denn bei all meinen vielen Spaziergänge durch Wald und Weide, habe ich in meinem ganzen Leben noch nie eine Zecke auf mir gehabt.

Doch Emma wurde geplagt durch viele Zecken, die sich an ihr Blut ranmachten. Zählen konnte man sie bald nicht mehr. Ich glaube, es müssen schon an die hundert gewesen sein. Bei all dem Elend zweifelte ich sehr daran, ob sie das durchhalten könnte.

Folgendes passierte nun: Als ich mir den Vortrag von Herrn Schrader anschaute, sprach er über Hunde, denen er DMSO verabreichte und dass die glücklichen Hundebesitzer bei einer späteren Sprechstunde dankbar berichteten, dass die Hunden, solange sie DMSO bekamen, keine Zecken mehr hatten.

Das hatte ich nicht nur verstanden, ich hatte als MMS-Anwender auch DMSO bei mir in Uganda.

Am nächsten Tag mischte ich 50ml DMSO in 5 Liter Wasser und spritzte die Kuh damit ein. Damals habe ich ihr die Mischung auch ins Maul gespritzt. Drei Tage später fragte ich Hassan, den Aufseher, wie es der Kuh denn ginge. Er sagte mir, dass ich es nicht glauben würde, aber es seien fast alle Zecken abgefallen und die Kuh habe sogar letzte Nacht noch auf der Weide gestanden und sich satt gefressen.

Am nächsten Tag bin ich hingefahren und wollte Emma sehen. Obwohl ich Emma nie „moe moe“ habe schreien hören, hörte ich ihr nun schon von ferne schreien. Emma fühlte sich wahrscheinlich das erst mal wohl in ihr Fell.

Es waren nur noch vereinzelte Zecken auf ihr. Emma wurde ab nun zweimal wöchentlich mit einer sehr geringen Konzentration DMSO eingespritzt. Wir wussten kein Mischverhältnis und haben bei dem Erfolg die Konzentration immer weiter verringert.

Heute ist Emma nicht nur eine glückliche Kuh sondern auch eine glückliche Mutter, die mit ihrem zweites Kälbchen schwanger ist. Von den lokalen Menschen bekommen wir viel Staunen über Emma entgegengebracht, denn ihr Fell glänzt wie ein Spiegel.

Neben der Anwendung von Chemie und Gift, sprich Medikamenten, gilt es ebenfalls als höchstes Verbot die Tiere zu Impfen. Täglich kommt der Milchmann um 5 Liter von Emmas Milch abzukaufen. Sein Kommentar. Er hat schon Jahre nicht mehr solche sämige Milch gesehen.

Was ich aus dieser Geschichte gelernt habe, ist, dass man nicht zu schnell aufgeben darf. Auch wenn Probleme manchmal unüberbrückbar sind, kommt es nur darauf an, ob man irgendwann doch menschhörig wird oder nicht. Es ist oft als ob man auf der Probe gestellt wird. In Emmas Fall wäre sie irgendwann an den Zecken gestorben, denn ich hätte sie niemals mit Chemie behandeln lassen. Und so wurde mir die Erkenntnis über DMSO geschenkt.

Wie ging es nun mit meinem Bein weiter?

Vielleicht hatte ich das Problem mit dem Bein nur Emmas wegen bekommen, um herauszufinden, dass DMSO als Zeckenschutz dienen kann. Doch als ich wieder in Deutschland war, fand ich unter der vielen Post und den vielen Paketen, auch das Paket von Herrn Schrader mit zwei Dosen Arthridonum H.

Nach einer Woche merkte ich so gut wie gar keine Probleme mit meinem Bein mehr. Das ist nun schon über ein Jahr so geblieben.

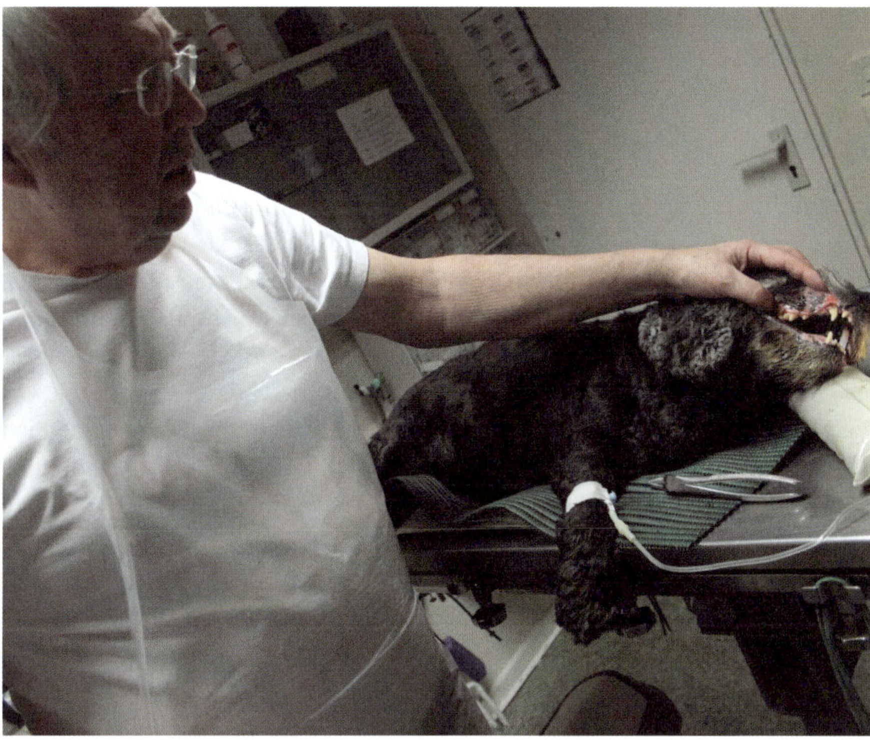

NACHWORT

Hunde und Katzen leben in Deutschland nicht sehr gesund. Die meisten von ihnen erhalten eine mit unzähligen chemischen Stoffen versetzte Nahrung – damit sie gut schmeckt, gut aussieht und jahrelang haltbar ist. Die Wirkungen auf den Organismus sind nicht erforscht, die Zusatzstoffe werden nicht genannt. Soweit aber alles rechtens.

Die meisten von der Futtermittelindustrie entwickelten Zusatzstoffe sind weder in der bekannten Konservierungsstoffverordnung noch in Verordnungen über Lebensmittelfarbstoffe zu finden. Eigentlich gibt es sie deshalb gar nicht, und schon gar nicht die geschmacksteuernden Zusätze, die bestgehüteten Geheimnisse der Futtermittelfirmen.

Hunderte Stoffe landen dann im Verdauungstrakt von Hund und Katze. Was machen die da? Sie beeinflussen die Vermehrung der für das Immunsystem so wichtigen Darmflora. Die nützlichen Bakterien, die Nahrungsmittel zerlegen und gesunde Immunreize darstellen sollen, können sich nicht mehr vermehren. Sie „verschwinden" zu großen Teilen und machen den Bakterien Platz, die für den Organismus eine Gefahr darstellen. Auch niederträchtige Parasiten wie Giardien finden im „entvölkerten" Darm neuen Lebensraum. Ihre Vermehrung und die Produktion von Toxinen schädigen den Darm, mal kommt es zu Durchfällen mal zu Darmlähmungen. Die Bakterientoxine landen in Leber und Nieren und setzen dort ihr Zerstörungswerk fort.

In der Tierheilkunde werden alle möglichen Antibiotika eingesetzt. Die Auswahl ist ziemlich willkürlich und Tierärzte verlassen sich da meist auf die Werbeaussage der Pharmafirmen. Beliebt ist z.B. Enrofloxacin, da kann man nichts falsch machen, denken viele.

Das Problem: Immer mehr Krankheitserreger sind gegen die gebräuchlichen Antibiotika resistent. Gegen Toxine helfen Antibiotika aber nicht.

Was tun?
Jeder Tierarzt, der bei Youtube den Film „Tiermedizin der Zukunft" gesehen hat, könnte auf die Idee kommen seinen Patienten sicher vor weiterem Niedergang und Tod zu bewahren. Es bräuchte nur etwas Mut.

Ihr Dirk Schrader, Hamburg

ANHANG I NIE WIEDER ZUM TIERARZT

Arthrosetherapie – vernünftig, effektvoll, preiswert

Die regelmäßige Anwendung von Arthridonum H, Borsäure und DMSO hat sich in den vergangenen Jahren wirksamer erwiesen als alle bekannten Antiphlogistika und Ergänzungsstoffe der Phytotherapie.

DMSO (Dimethylsulfoxid) und Borsäure (Borax) sollten nur verdünnt zum Einsatz kommen.

Borsäure
auch Borax genannt, ist in Apotheken erhältlich. Apotheker dürfen es jedoch nicht als „Arzneimittel" abgeben. Bekannt ist, dass sich Borax hervorragend zur Ameisenbekämpfung im Haushalt eignet. Insofern beachte man bei der Bestellung seine „Dual-Use-Funktion".

6 g werden unter Vorsicht in 1000 ml Leitungswasser gelöst. Als Behältnis ist eine Braunglasflasche mit Gießrand zu wählen.

Für einen Hund von ca. 30 kg Körpermasse ist 3/4 Teelöffel täglich unter das Futter zu geben) völlig ausreichend, um die Bormenge einzunehmen, die er z.B. in Israel täglich als Vegetarier mit der dort geernteten pflanzlichen Nahrung einnehmen würde (ein Denkmodell).

Bitte lesen Sie „Die Boraxverschwörung" in www.kritische-tiermedizin.de

DMSO
ist ebenfalls in der Apotheke (oder auch im Internet) zu bekommen. Es sollte für die Einnahme 1:1 mit Leitungswasser verdünnt werden. So füllt man z.B. in eine 100 ml Braunglasflasche mit Gießrand 50 ml DMSO und füllt sie dann mit 50 ml Leitungswasser auf. Die Flüssigkeit wird warm!

Nach Abkühlung sollte ein Hund von 30 kg etwa ½ bis ¾ Teelöffel täglich unter das Futter bekommen. Der typische DMSO-Geruch des Hundes ist nicht unangenehm. Man gewöhnt sich sehr schnell an ihn. Ggf. ist die tägliche Menge von DMSO zu halbieren.

In der warmen Jahreszeit gibt es einen Zusatzeffekt: Ihr Hund hat keine Zecken!

Arthridonum H

Nach einem bewährten einmaligen Rezept aus Israel werden Chondroitin, Glucosamin und MSM in Mindestmengen so kombiniert, dass die Wirkstoffe in ausreichender Menge in das kranke Gelenk gelangen können. Die drei Stoffe sind unverzichtbar, um bei einem ausgewachsenen Organismus eine Reparatur des beschädigten Knorpels möglich zu machen.

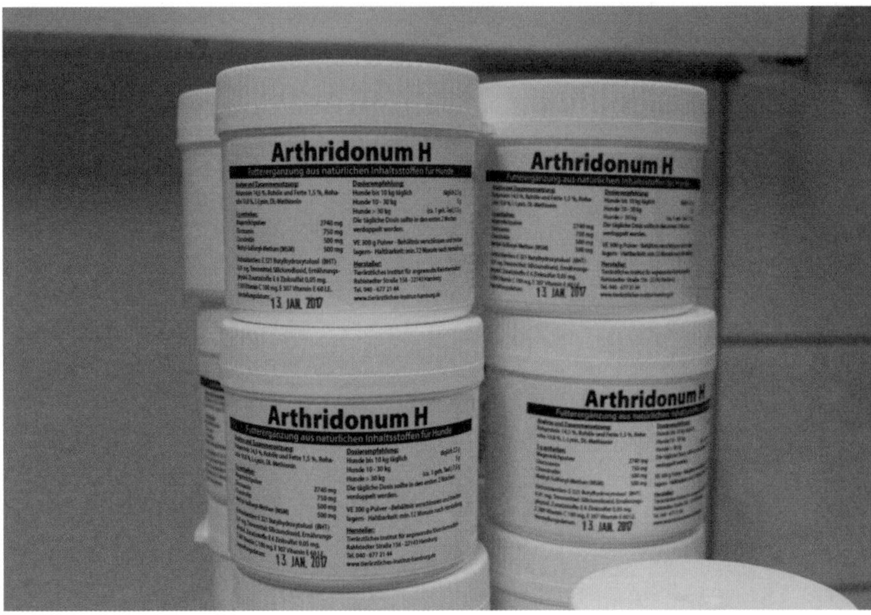

Keine Zecken, keine Flöhe

Es gibt mehrere Möglichkeiten, Flöhe und Zecken vom Haustier fernzuhalten:

1. Folgendes Zecken- und Flohmittel kann man selber machen oder bei der Schlossapotheke Koblenz fertig bestellen.

   Es beinhaltet:
   1 Teil Borrelia Nos. SDF D30
   1 Teil Borrelis Nos. SDF D200
   1 Teil Echinacea D4
   1 Teil Ferrum Phosphoricum D12
   1 Teil Hypericum D12
   1 Teil Lachesis D12
   1 Teil Ledum D30
   1 Teil Pyrogenium Nos. D30
   1 Teil Vicetoxicum D8

Mischung nach Vorschrift 50 g von Staufen-Pharma Göppingen
Verwendbar 4-5 Jahre.

Anwendung je nach Witterung ab März bis Oktober/November

ab 25 kg Hund:
1. Woche 1-2 x täglich 5-10 Globuli
ab 2. Woche 2x wöchentlich 5-10 Globuli

unter 25 kg Hund oder Katze:
1. Woche 1-2 x täglich 2-3 Globuli
ab 2. Woche 2x wöchentlich 2-3 Globuli
Bekannt sind Überempfindlichkeiten gegenüber Echinacea.

2. Als Alternative (nur zeckenwirksam) sollten Sie Ihrem Hund oder Ihrer Katze entweder Schwarzkümmel-Öl, erhältlich in Reformhäusern, geben (½ bis 1 Teelöffel täglich ins Futter).
3. Oder Dimethylsulfoxid (DMSO) – Verdünnung, je nach Größe des Hundes (½ bis 1 Teelöffel täglich ins Futter). DMSO 100 %, erhältlich bei S3-Chemicals, ist als 100ml Flasche erwerbbar. Es muss jedoch mit Wasser verdünnt werden (Braunglausflasche benutzen). Bei einem mittelgroßen oder großen Hund verwenden Sie DMSO 50% oder bei Katzen oder kleinen Hunden 20-30%. Bei der Verdünnung gibt es eine Wärmereaktion. Die Verdünnung ist nach dem Erkalten anwendbar.

Kein Märchen – Über Chlordioxid

Bücher, Bücher, Bücher – zum Lesen natürlich. Nachts kamen die Geister, die ich las –, und dann die Erkenntnis: Wenn das stimmt, was da zu lesen war – oha – dann haben wir den Zauberstab von Cinderella tatsächlich gefunden. Ich spreche von dem Wirkstoff Chlordioxid, ClO_2, einem Molekül aus einem Chloratom und zwei Sauerstoffatomen. Chemiker können Chlordioxid auf ganz verschiedene Weise herstellen – als Gas ist es wohl sehr gefährlich für die Lunge, wenn man es einatmet, als Sprengstoff bestens geeignet, Widerlinge und Mistkerle endlich in die Hölle zu jagen...

Löst man das Gas in Wasser, Chemiker sprechen von Hydrolisierung, dann – oh Wunder – ist Chlordioxid gar nicht gefährlich. Was haben die Amerikaner mit Assads Giftgas gemacht? Genau dasselbe.

In der weltberühmten Mayo-Klinik in den USA hat man die Wirkung von Chlordioxid untersucht und kam zu dem Ergebnis: Es handelt sich um einen Stoff, der geeignet ist, alle Bakterien, Viren, Pilze, einzellige Parasiten, auch Prionen und viele Tumorzellen in Millisekundenbruchteilen durch Oxidation zu zerstören – ohne den Körper des Patienten zu schädigen. Das war vor mehr als 25 Jahren.

Chlordioxid hat aber einen gewaltigen Nachteil: Es passt nicht in die schöne Welt der auf große Gewinne erpichten internationalen Pharmakonzerne. Es ist einfach zu billig. Wenn es frei verkäuflich wäre, gingen viele von ihnen in nullkommanix pleite. Das käme einer Zerstörung des anglo-amerikanischen Imperiums gleich. Ronald Reagan und Maggy Thatcher, George Dabbelju Bush und der Obama hätten das gar nicht gut gefunden.

Vernünftig und nach den Regeln der Chemie und Mathematik zubereitet, kann man aus 22,5 %iger Natriumchloritlösung und 3,5 %iger Salzsäure eine Chlordioxidlösung herstellen, die exakt den PH-Wert von 7 aufweist.

Lässt man 20 Tropfen Natriumchlorit 22,5 % und 20 Tropfen Salzsäure 3,5 %ig 1 Minute reagieren und gibt die Reaktionsflüssigkeit in 60 ml kaltes Wasser, so ist das geboren, was oben beschrieben worden ist – für die äußere Anwendung.

Für den inneren Gebrauch lässt man 1 oder 2 oder 3 Tropfen einer 22,5 %igen Natriumchloritlösung mit 1 oder 2 oder 3 Tropfen einer 3,5 %igen Salzsäurelösung 1 Minute reagieren (es dürfen aber nur gleiche Mengen zur Verwendung kommen!), löst das Reaktionsgemisch in etwas Wasser, es darf auch ein Glas Wasser sein, und trinkt es.

Bei Hunden und Katzen beschränkt man sich auf 2-3 ml Wasser, um es in die Wangentaschen zu bringen.

Begabte Wissenschaftler haben errechnet, dass bei einem Hund von 35 kg Körpergewicht und einer Körperoberfläche von etwa 1 Quadratmeter und der Nutzung von 2 Tropfen einer 22,5 %igen Natriumchloritlösung und 2 Tropfen einer 3,5 %igen Salzsäurelösung im optimalen Fall 1,4 x 10 hoch 20 ClO_2-Moleküle entstehen, die im Körper wirksam werden können.

Nehmen wir vergleichsweise das Medikament Endoxan 250 mg, dann sind es bereits 5,4 x 10 hoch 20 Moleküle.

Die Frage, ob dieses ClO2 auch gesunde Zellen oxidieren kann, ist mit NEIN zu beantworten. Wissenschaftler der Mayo-Klinik haben herausgefunden, dass ClO2 gesunde Zellen nur mit einem wesentlich höheren Oxidationspotenzial schädigen könnte, wenn es das denn hätte. Eine andere Frage ist, ob z.B. Tierärzte ClO_2, das als Arzneimittel bislang keine „Zulassung“ erfuhr, als Heilmittel in besonderen Fällen anwenden dürfen. Das Arzneimittelgesetz (AMG) bejaht dies.

Herstellung von Chlordioxid für die innere Anwendung

Besorgen Sie sich 1 Flasche Natriumchlorit 22,5 %ig und eine Flasche Salzsäure 3,5 %ig, bei S3-Chemicals.

1. Sie befüllen 2 Pipettenbraunflaschen 20 ml mit jeweils einer dieser Flüssigkeiten.
2. Dafür benötigen Sie ein Glasgefäß mit einer Gießnase, denn beide Flüssigkeiten lassen sich sonst nur schwer umfüllen. Das Glasgefäß muss sauber und trocken sein.
3. Etikettieren Sie die beiden Pipettenflaschen. Schreiben Sie drauf, was drin ist. Vorsicht: Verwechslungsgefahr.
4. Für die Herstellung von Chlordioxid benutzen Sie ein Schnapsglas (kleines Glas mit einer Mulde).
5. Geben Sie 2 Tropfen Natriumchlorit hinein, dann 2 Tropfen Salzsäure.
6. Die Stoffe dürfen nur 1 Minute lang reagieren. Uhr mit Sekundenzeiger benutzen.
7. Dann geben Sie mit einer 5 ml Spritze, auf ca. 3 ml gefüllt, Leitungswasser hinzu und ziehen die Reaktionsflüssigkeit sofort wieder auf.
8. Sie haben jetzt eine grünliche Chlordioxidlösung mit einem PH-Wert von 5,6 entsprechen dem PH-Wert eines Rotweines wie Trollinger-Lemberger in ihrer Spritze und verabreichen diese umgehend in die Backentasche Ihres Tieres. Bei entschiedener Abwehr geben Sie künftig eine Prise Natriumbicarbonat (Kaiser Natron) in das Reaktionsgefäß. Eine Behandlung kann 2- bis 3-mal am Tag durchgeführt werden.
9. Der Patient sollte dabei nicht nüchtern sein.
10. Sollten Sie selbst für sich Chlordioxid herstellen, so geben Sie die Reaktionsflüssigkeit in ein Glas gefüllt mit Leitungswasser. Der PH-Wert liegt dann bei 7. Ein Erwachsener trinkt 2- bis 3-mal am Tag ein Glas.
11. Wählen Sie die Tropfmenge 1 plus 1 für eine Katze oder einen kleinen Hund, die Tropfmenge 2 plus 2 für einen mittelgroßen Hund und die Tropfmenge 3 plus 3 für einen großen Hund oder für die Behandlung eines Menschen.

Herstellung von Chlordioxid für die äußerliche Anwendung

1. In einem gut belüfteten Raum (möglichst Fenster öffnen).
2. Eine Braunglasflasche 100 ml wird mit 60 ml Leitungswasser befüllt.
3. In ein Glasgefäß mit Gießnase geben Sie zunächst 20 Tropfen einer 22,5 %igen Natriumchloritlösung. Vorsicht! Natriumchlorit greift Metall an, weshalb eine Kunststoffunterlage sinnvoll ist.
4. Dann geben Sie 20 Tropfen einer 3,5 %igen Salzsäure dazu und lassen das Ganze genau 1 Minute reagieren. (Stoppuhr!) Das Gas, welches sich bildet, dürfen Sie nicht einatmen.
5. Nach 1 Minute geben Sie etwas Leitungswasser (etwa 1 Esslöffel) dazu und gießen das Ganze in die vorbereitete Braunglasflasche. Deckel umgehend schließen.
6. Sie haben jetzt eine Wirkflüssigkeit mit einem PH-Wert von 5,6 welcher dem eines Rotweines wie Trollinger-Lemberger entspricht.
7. Mit Watte betupfen Sie die erkrankten Hautstellen.
8. Schließen Sie die Braunglasflasche möglichst schnell. Aufbewahrung im Kühlschrank.
9. Sorgen Sie dafür, dass Unbefugte das Produkt nicht verwenden. Kinder dürfen es nicht in die Hand bekommen!

ANHANG II
Staatsanwaltliche Entscheidung in Kroatien bezüglich MMS

REPUBLIK KROATIEN
GEMEINDESTAATSANWALT
BÜRO IN DUBROVNIK
Ref. Nr. KMP-DO-7/16
Dubrovnik, 10. Juni 2016
MK/ MK

Entscheidung

Das Büro der Gemeindestaatsanwaltschaft in Dubrovnik, vertreten durch die städtische Staatsanwältin für Jugendsachen Marija Kiridija, im Strafverfahren gegen Helena Schlachter und Roger Schlachter in Bezug auf die Straftaten nach Artikel 177 Absatz 2 des Strafgesetzbuches, hat am 10 Juni 2010.

Entschieden

Die Strafanzeigen gegen Helena Schlachter und Roger Schlachter in Bezug auf Straftaten nach Artikel 177 Absatz 2 des Strafgesetzbuches sind zurückzuweisen, gemäß Artikel 206, Absatz 1 Nummer 4 der Strafprozessordnung.

Erklärung Zur Entscheidung

Die Kriminalpolizei erstattete die Strafanzeige Nr. K-9/16 am 4. Februar 2016 gegen Helena Schlachter und Roger Schlachter in Bezug auf Straftaten gemäß Artikel 177 Absatz 2 des Strafgesetzbuches.

Wie darin angegeben, sind Helena Schlachter und Roger Schlachter, Eltern der minderjährigen Kinder Daniel, in 2009 geboren, und Filip, im Jahre 2008 geboren, beide mit Autismus diagnostiziert, und von Kalista Maria, in 2011 geboren. Trotz des Wissens die weitergehende geistig-körperliche Entwicklung und die Gesundheit ihrer Kinder zu gefährden, geleitet durch wissenschaftlich unbegründete Anleitungen aus dem Internet, die versichern, dass Autismus keine Krankheit, sondern ein durch Darmparasiten verursachter Zustand sei, welcher durch das sogenannte CD-Protokoll geheilt werden kann, haben sie über Aquarius pro Life's Webseite ein Produkt namens „Maltesian Solution - Classic +" erworben, welches zur Trinkwasser Desinfektion verkauft wird. Den Inhalt des Paketes, bestehend aus einer Flasche von 100 ml, die 25% Natriumchlorid

($NaClO_2$) enthält, und einer Flasche von 100 ml, die 4% Salzsäure (HCL) enthält, kombinierten sie mit destilliertem Wasser, um eine Lösung herzustellen, welche sie dem minderjährigen Filip mehrmals täglich im Zeitraum von Ende November 2015 bis zum 3. Februar 2016 oral verabreichten.

Sie verabreichten die Lösung auch ihren beiden anderen Kindern, Daniel und Kalista, am 2. Februar 2016, trotz des Wissens, dass die oben erwähnten Substanzen nicht durch den zuständigen Kinderarzt oder einem anderen zuständigen Arzt verschrieben worden waren, und dass die genannten Substanzen auf dem Territorium der Republik Kroatien nicht als Lebensmittel, Nahrungsergänzungsmittel oder Arzneimittel zugelassen sind, und somit die Gesundheit der minderjährigen, Daniel, Filip und Kalista Maria, gefährdeten. Darüber hinaus empfahl Helena Schlachter das Produkt und ermutigte mehrmals öffentlich durch die Medien (Internet, Radio und TV-Shows) andere Eltern, deren Kinder an Autismus leiden, die CD-Protokoll-Lösung zu verwenden, trotz des Wissens über die Schädlichkeit des Verzehrs der genannten Erzeugnisse, wie auf den Webseiten der Agentur für Arzneimittel und Medizinprodukte (HALMED) veröffentlicht.

Expertise

Laut Expertise des kroatischen Instituts für öffentliche Gesundheit vom 17. Mai 2016 wird die Probe von "AQUARIUS" PROLIFE, Maltesian Mineral No 1, CLASSIC, 1 $NaClO_2$ + HCL -Aktivator, 2 x 100 ml, nach den Anweisungen des Herstellers für den menschlichen Verzehr hergestellt. Die erhaltenen Ergebnisse der Analyse zeigen, dass die Konzentration von <0,01 mg/l Chlorit (ClO_2) und die Konzentration von <00,1 mg/l Chlorat (ClO_3) zu Beginn der Analyse, nach einer Stunde, nach 3 Stunden und schließlich nach 24 Stunden, weit unterhalb der maximal zulässigen Konzentration (MDK-0,4 mg/l) liegt, wie durch das Regelbuch für Parameterkonformität und Methoden zur Analyse von Wasser für den menschlichen Verzehr vorgeschrieben (kroatisches Gesetzblatt NN 125/13, 141/13). Nach den Anweisungen des Herstellers wird die chemische Lösung durch Eingießen von 1 Tropfen $NaClO_2$ und 1 Tropfen Aktivator in 150 ml Wasser (oder 2 Tropfen im gleichen Verhältnis) hergestellt. Die auf diese Weise hergestellte Lösung enthält eine Konzentration von -56 mg/l Chlorit (ClO_2^-) und eine Konzentration von -0,24 mg/l Chlorat (ClO_3^-). Weiterhin ist es gemäß Anweisungen des Herstellers notwendig, wenn das Wasser für den menschlichen Verzehr bereitet wird, einen so hergestellten Tropfen aktivierter Lösung zu nehmen und ihn in 1-2 Liter Wasser aufzulösen.

Die Konzentrationen solcher analysierter Lösungen zu Beginn der Analyse, nach einer Stunde, nach 3 Stunden und nach einem Tag sind etwa: - <0,01 mg/l für die Chlorite und - <0,01 mg/l für die Chlorate, und liegen weit unter den maximal zugelassenen Konzentrationen (MDK-0,4 mg/l), wie sie durch das Regelbuch für Parameterkonformität und Methoden zur Analyse von Wasser für den menschlichen Verzehr vorgeschrieben sind (kroatisches Gesetzblatt NN 125/13 und 141/13). Gemäß des oben Dargestellten und soweit das Produkt AQUARlUS Pro Life Maltesian Mineral Solution nach Herstelleranweisungen für die Verwendung von Wasser für den menschlichen Verzehr verwendet wird, geht keine Gefahr für den Verbraucher, in Hinblick auf die Konzentrationen der Chlorite und Chlorate, aus, wobei diese weit unter den maximal zulässigen Konzentrationen (MDK -0,4 mg/l) liegen, wie sie durch das Regelbuch für Parameterkonformität und Methoden zur Analyse von Wasser für den menschlichen Verzehr vorgeschrieben sind (kroatisches Gesetzblatt NN 125/13, 141/13).

Beschluss

lm Anschluss an das oben Dargestellte und entsprechend der Expertise des kroatischen Instituts für öffentliche Gesundheit zur Verwendung des Produktes Aquarius pro life Maltesian Mineral Solution, gemäß Anweisungen des Herstellers für menschlichen Verzehr geeignetes Wasser, geht keine Gefahr für den Verbraucher aus. Da die Konzentrationen der Chlorite und Chlorate unterhalb der maximal zugelassenen Konzentrationen liegen, ergibt sich aus der Prüfung der medizinischen Dokumentation, dass keine gesundheitlichen Störungen bei den Kindern beobachtet wurden, die auf die inkorrekte Verwendung des Produktes Aquarius pro life Maltesian Mineral Solution, entgegen den Anweisungen des Herstelleis, hinweisen könnten.

Die durch das Zentrum für Sozialfürsorge in Dubrovnik zur Verfügung gestellten Daten geben keine Hinweise darauf, dass die Eltern ihre Kinder vernachlässigen, missbrauchen oder gefährden. Gemäß der Zeugenaussage der Kinderärztin Dr. Nada Markovic ist die Zusammenarbeit mit den Eltern, seitdem die Schlachter-Kinder ihre Patienten wurden, stets gut gewesen, sie seien gewissenhafte Eltern. Andere befragte Personen hatten keinerlei Informationen, die darauf hindeuten würden, dass die minderjährigen Kinder Daniel, Filip und Kalista Maria vernachlässigt oder missbraucht würden. Die Kinder befanden sich unter ärztlicher Kontrolle.

Filip besucht die Schule, während Daniel und Kalista Maria den Kindergarten besuchen. Das Zentrum für Sozialfürsorge in Dubrovnik wurde von der familiären Situation informiert und hat in ihrer Zuständigkeit Maßnahme durchgeführt. Es kann demnach vernünftigerweise nicht für möglich angesehen werden, dass Helena Schlachter und Roger Schlachter Straftaten gemäß Artikel 177 Absatz 2 des Strafgesetzbuches begangen haben, oder, mit anderen Worten, die Daten in Bezug auf die Straftaten und die Täter bieten nicht genug Gegenstand Anklage zu erheben und daher wurde die Strafanzeigen der Polizei gemäß Artikel 206, Absatz 1, Punkt 4 der Strafprozessordnung abgelehnt.

Es wurde obiter dictum entschieden.

STELLVERTRETENDE STAATSANWALTIN
FÜR JUGENDSACHEN
MARIJA KIRIDIJA

ANHANG III
Ernährung unserer Hunde

Skeletterkrankungen
Fütterungsbedingte Ursachen und Empfehlungen zur Prophylaxe

Wachstums- und Entwicklungsstörungen des Skeletts von Hunden sind in der Praxis ein wichtiges Problem. Dementsprechend sind viele Hundehalter – insbesondere großer Rassen – hinsichtlich der „richtigen" Ernährung ihres Hundes verunsichert und suchen tierärztlichen Rat.

Da die Skelettentwicklung durch endogene (genetische) Faktoren und von außen einwirkenden Faktoren (Fütterung, Haltung) beeinflusst wird, ist bei Auftreten einer Erkrankung häufig eine eindeutige ätiologische Erklärung nicht möglich. Gleichwohl kommt der Ernährung in der Prävention große Bedeutung zu. Optimierte Fütterung und Haltung werden im Interesse des Einzeltieres angestrebt, können jedoch in gewissem Umfang negative Veranlagungen überspielen, so dass die Selektion erbgesunder Tiere letztendlich sogar erschwert wird. Optimierte Fütterung impliziert somit die Verpflichtung verbesserte diagnostische und züchterische Verfahren anzustreben, um Skeletterkrankungen wie z.B. die Hüftgelenkdysplasie zu bekämpfen.

Ernährungsbedingte Einflüsse auf die Skelettentwicklung
- Die Energieversorgung steuert als wesentlicher Faktor die Wachstumsgeschwindigkeit. Einer restriktiven Futterzuteilung kommt in der Fütterung großwüchsiger Rassen besondere Bedeutung zu.
- Die optimale Versorgung mit spezifischen Nährstoffen, insbesondere Eiweiß, Mischungen aus Spurenelementen sowie Vitaminen muss gewährleistet sein. In der Ration soll weder Mangel noch Überschuss vorliegen. Insbesondere muss die Nährstoffaufnahme in Relation zum Energieverbrauch stimmen.

In die ersten 3-6 Lebensmonate fällt die Hauptwachstumsphase von Junghunden, hier liegt das größte Risiko für die Entstehung von orthopädischen Entwicklungsstörungen. Betroffen sind meist Junghunde großwüchsiger Rassen. Die Wachstumsgeschwindigkeit wird bei einer ausgewogenen Futterzusammensetzung durch die **Energieaufnahme** nachhaltig beeinflusst.

Ein Junghund, der sein Futter zur freien Verfügung angeboten bekommt, wächst schneller und erreicht sein vorgegebenes Endgewicht früher als verhalten gefütterte Hunde. Die Endgröße unterscheidet sich jedoch nicht, da diese genetisch vorgegeben ist. Die aus tierärztlicher Sicht gefährlichste Konsequenz eines schnelleren Wachstums in den ersten Lebensmonaten liegt in der Überlastung des noch nicht ausgereiften Skeletts. Hier sind sowohl verstärkte statische Druckbelastungen durch die auf einem gegebenen Knochenquerschnitt lastende höhere Körpermasse anzuführen als auch die kurzfristig einwirkenden viel höheren dynamischen Hebelwirkungen, die sich bei Bewegungsvorgängen (Beschleunigungs- und Bremskräfte) ergeben. Dadurch wird die Entstehung von **Mikroverletzungen** begünstigt, die sich insbesondere in den empfindlichen Wachstumszonen oder auch im Bereich des Gelenkknorpels manifestieren.

Neben diesen biomechanischen Vorgängen konnte experimentell gezeigt werden, dass eine hohe Energieaufnahme nicht nur zu einer schnelleren Wachstumsintensität, sondern auch zu hormonellen Umstellungen im Organismus von Junghunden führt. Hier ergeben sich insbesondere Rückwirkungen auf die Sekretion von Wachstumshormon, insulinähnlichem Wachstumsfaktor, sowie auf die Schilddrüsenhormone, die wiederum für die Steuerung und Koordination von Wachstumsvorgängen im Skelett von größter Bedeutung sind. Erhöhte Blutspiegel mit insulinähnlichem Wachstumsfaktor können zu vermehrter Aktivität der teilungsaktiven Knorpelzellen in der Wachstumszone führen, sodass sich diese empfindliche Zone verbreitert. Die Schilddrüsenhormone scheinen für die Umwandlung von Knorpel- in Knochengewebe bedeutsam zu sein.

Eine Fehlregulation, dieser im Normalzustand in feiner Abstimmung mit weiteren, im Knorpelgewebe lokal gebildeten Faktoren wirkenden hormonellen Mechanismen, kann zur Entstehung von Entwicklungsstörungen im Skelett beitragen, insbesondere die Anfälligkeit des jugendlichen Skeletts für biomechanische Einwirkungen verstärken. Histologische Untersuchungen von Knochen zeigen, dass bei Energieüberversorgung die Gelenkknorpel weniger gut durch knöchernes Gewebe abgestützt werden. Dadurch können sich u.U. Knorpelschuppen ablösen und zum Krankheitsbild der **Osteochondrosis dissecans (OCD)** führen. Fütterungsbedingte Einflüsse wirken sich auch auf das Hüftgelenk aus, wobei in verschiedenen Untersuchungen die besondere Bedeutung der Energieaufnahme nachgewiesen wurde. Überversorgung mit Energie und daraus resultierendes schnelles bzw. gegenüber dem Rassendurchschnitt forciertes Wachstum können bei entsprechend veranlagten Hunden nachgewiesenermaßen die Hüftdysplasie verschlimmern. Umgekehrt zeigte sich in verschiedenen Untersuchungen ein günstiger Effekt einer moderaten Aufzuchtintensität, sowohl bei

Schäferhunden als auch bei Labradorretrievern. Kohlenhydrate bzw. Fette als Energiequellen weisen kein spezifisches Risiko auf, allerdings steht der Energiegehalts eines Futters und in gewissem Umfang auch seine Schmackhaftigkeit in positiver Beziehung zu seinem Fettgehalt.

Die Proteinversorgung scheint für die Skelettentwickung weniger entscheidend zu sein. Ein Proteinmangel kann die Wachstumsvorgänge insgesamt beeinträchtigen, Junghunde verfetten und setzen weniger Muskulatur an. Andererseits scheint eine – in der Praxis fast regelmäßig anzutreffende – Überversorgung mit Eiweiß keine Nachteile für die Knochen zu haben.

Wachsende Doggen zeigen nach Verabreichungen von Futtermischungen mit Eiweißgehalten von 13, 21 bzw. 30 Prozent in einem Trockenfutter keine Unterschiede hinsichtlich der Frequenz orthopädischer Entwicklungsstörungen.

Neben der adäquaten Energieversorgung kommt der **Kalzium- und Phosphoraufnahme** in der Praxis ebenfalls große Bedeutung zu. Ein Mangel an Vitamin D, Phosphor und/oder Kalzium führt zur Rachitis. Diese ist die vermutlich bekannteste Skeletterkrankung, unter heutigen Bedingungen allerdings kaum noch anzutreffen. Wichtiger ist der sekundäre nutritive Hyperparathyreoidismus, eine Erkrankung, die sich infolge eines Phosphorüberschusses im Futter entwickelt und durch eine fortschreitende Entmineralisierung des Skeletts mit bindegewebigem Umbau gekennzeichnet ist.

Es entwickeln sich im Endstadium weiche, biegsame Knochen. Die Erkrankung tritt auf, wenn Fleisch, Getreide bzw. Getreideprodukte ohne Ergänzung mit Mineralstoffen gefüttert werden und das Kalzium/Phosphorverhältnis in der Ration unter 1:1 liegt (relativer Kalziummangel).

In den letzten Jahren wurde zudem ein Krankheitsbild diskutiert, das infolge eines erheblichen Kalziumüberschusses im Futter auftritt. Nach vorliegenden experimentellen Befunden können Entwicklungsstörungen des Skeletts bei großwüchsigen Hunden auftreten, wenn die Kalziumaufnahme den Bedarf erheblich, d.h. um das 2,5 – 3-fache überschreitet.

Eine derartige Situation kann z.B. bei unkritischer Zufütterung von Futterkalk in der Praxis eintreten. Die Erklärung ist einmal in einer durch Kalziumüberdosierung gestörte Absorption anderer Nährstoffe (z.B. Phosphor, Zink, Kupfer) zu sehen, andererseits reagiert der Organismus auf eine hohe Kalziumanflutung aus dem Darm mit verstärkter Ausschüttung von Calcitonin. Dieses Hormon kann die Knorpelzellen negativ beeinflussen und verhindert zudem den normalen Ab- und Umbau von Knochensubstanz durch Knochenfresszellen (Osteoklasten). Dadurch wird die Fähigkeit des Skeletts beeinträchtigt auf wechselnde Beanspruchungen während des Wachstums mit Umbau und Anpassungsvorgängen zu reagieren. In diesem Zusammenhang ist auch vor unkritischer Überdosierung von Vitamin D zu warnen, wobei für den wachsenden Hund ein Bedarf von rd. 20 IE/Kg Körpermasse zu veranschlagen ist.

Weitere unter praktischen Aspekten aber weniger bedeutsame fütterungsbedingte Ursachen für Skeletterkrankungen gehen von der Relation von Natrium und Kalium zu Chlorid, auch als Elektrolytverhältnis des Futter bezeichnet, aus. Bei einer Studie mit 167 Welpen verschiedener Rassen zeigte sich eine Tendenz zu vermehrter Gelenkinstabilität bei Aufnahme eines Futters mit einem weiten Elektrolytverhältnis, wobei Effekte auf die Zusammensetzung und Menge der Gelenkflüssigkeit verantwortlich sind.

Der Kupfer-, Zink- und Manganaufnahme kann in Einzelfällen Bedeutung zukommen, allerdings sind Mangelsituationen unter üblicher Rationsgestaltung kaum anzutreffen, es sei denn, die Ration besteht aus einer Eigenmischung ohne entsprechende Mineralstoffergänzung. Bei extremer Kalziumüberversorgung kann allerdings die Absorption der Spurenelemente beeinträchtig werden, sodass trotz scheinbar ausreichender Konzentrationen im Futter ein sekundärer Mangel entstehen kann.

Empfehlungen zur Prophylaxe

Für die Fütterung von Junghunden lassen sich folgenden Empfehlungen geben:

1. Das Futter sollte insbesondere bei großen Rassen nicht zur freien Verfügung gegeben werden. Eine verhaltene Fütterungsintensität ist nach heutigen Erkenntnissen optimal. Der Junghund sollte selbstverständlich nicht „großgehungert“ werden.
2. Die Zusammensetzung des Futters sollte in Relation zum Energiegehalt ausgewogen sein. Nicht nur Mangel, sondern auch Überschuss kann bei einigen Nährstoffen problematisch sein. Eine ausgewogene Nährstoffversorgung ist sowohl mit kommerziellen Futtermischungen als auch durch Eigenmischungen möglich.
3. Bei Verwendung eines kommerziellen Alleinfutters für Junghunde sollte eine zusätzliche Gabe von Mineralstoffen oder Vitaminen auf jeden Fall unterbleiben, bei Gabe von Eigenmischungen sind vitaminierte Mineralfutter – fast immer – unerlässlich.

Erkrankungen, bei denen es deutlich Hinweise dafür gibt, dass sie durch eine zu reichhaltige Zufuhr von Energie und Kalzium mit verursacht werden können, sind die Hüftgelenkdysplasie, der isolierte Processus anconaeus, der frakturierte Processus coronoideus, die hypertrophe Osteodystrophie, die Osteochondrosis dissecans, die eosinophile Panositits sowie Gliedmaßenfehlstellungen.

Richtwerte zur Zusammensetzung von Trocken- bzw. Feuchtfutter für wachsende Hunde bei 1.6 bzw. 0.5 MJ umsetzbare Energie/100g.

In 100 Gram		Trockenfutter	Feuchtfutter
Kalzium	g	0.8-1.2	0.3-0.4
Phosphor	g	0.6-1	0.2-0.4
Natrium	g	0.2-0.3	0.06-0.1
Kalium	g	0.2-0.3	0.06-0.07
Zink mg	g	9-10	3
Selen	µg	11	3-4
Jod	µg	50-60	13-15
Vit. A	IE	500-600	160-200
Vit. D	IE	40-50	13-15
Vit. E	mg	4-5	1
Vit. B1	mg	0.130.14	0.04

Empfehlungen zur Versorgung wachsender Hunde mit umsetzbarer Energie, verdauliche Rohproteine sowie Kalzium und Phosphor (pro kgKM/Tag)

Lebensmonat		3-4	5-6	7-12
Ums. Energie	MJ	0.6-0.7	0.4-0.6	0.3-0.4
Verd. Rohprotein	g	6-8	4-6	3-4
Kalzium	mg	355-520	240-305	130-145
Phophor	mg	170-345	130-160	85-90

Auch Eigenmischungen können durchaus so zusammengestellt werden, dass sie die Ansprüche des wachsenden Hundes in jeder Hinsicht erfüllen. Wichtig ist, dass keine einseitige Fütterung z.B. mit Schlachtabfällen oder Fleisch betrieben wird. Eine bedarfsgerecht zusammengesetzte Mischung besteht immer aus einer eiweißreichen Komponente, die mit kohlenhydrat- und fettreichen Futtermitteln kombiniert wird.

Beispiel I

49,5% Blättermagen, 40% Nudeln, 3% Pflanzenöl, 5% Weizenkleie (Ballaststoffe) 1% vitaminisiertes Mineralfutter mit rd. 20% Kalzium und 10% Phosphor, 1% Kalziumkarbonat, 0,5% Kalziumphosphat, gelegentlich mit Zugabe Jodsalz. Die umsetzbare Energie (MJ/110g) beträgt 1.01, vRP (g/100g) beträgt 12.1

Beispiel II

39% Kopffleisch Rind, 30% Labmagen, 25% gekochte Kartoffeln, 2% Pflanzenöl, 2,75% Weizenkleie, 1% vitaminisiertes Mineralfutter mit rd. 20% Kalzium und 10% Phosphor, 0,75% Kalziumkarbonat, 0,5% Kalziumphosphat,
Die Umsetzbare Energie (MJ/110g) beträgt 0,85, vRP (g/100g) beträgt 10.5

Empfehlungen zur Körpermassenentwicklung von Junghunden
(Angaben in % des Adultgewichtes)

Körpermasse des ausgewachsenen Tieres	2. Monat	4. Monat	5.-6. Monat	Ende 6. Monat	Ende 12. Monat
5 kg	24	52	70	80	100
10 kg	19	48	65	75	95
20 kg	16	45	61	70	95
35 kg	13	41	57	65	88
60 kg	11	34	50	60	80

BONI - „MMS – GIFT ODER MEDIZIN?“

Vortrag von Teresa Forcades i Vila, Spirit of Health Kongress 2015

Anmoderation Leo Koehof:

In den letzten Wochen hat es sehr viele Tumulte wegen MMS in den Medien gegeben. Jim Humble hat voriges Jahr in Hannover die Warnung geäußert, dass, wenn die Medien jetzt berichten, dass MMS eine Bleiche sei, dann könne es sehr leicht passieren, dass Leute die Bleiche einnehmen und glauben, sie hätten MMS eingenommen. Das ist natürlich sehr gefährlich und darum wollen wir die Leute warnen und die Informationen richtigstellen. Und daher ist es für mich auch eine Ehre, Ihnen heute Morgen Teresa Forcades, Ärztin und Benediktiner Ordensschwester aus Spanien, vorzustellen. Sie ist eine erfahrene Ärztin, die Ihnen viel über Chlordioxid mitteilen und Sie darüber auch aufklären kann. Ich wünsche Ihnen einen angenehmen Morgen!

Teresa Forcades

Ich werde auf Deutsch reden, aber mein Deutsch ist nicht so gut. Also vielleicht brauche ich Hilfe bei ein paar Worten, aber ich versuche, meinen Vortrag auf Deutsch zu halten. In der Einleitung geht es zuerst kurz um mich.

Ich komme aus Barcelona in Spanien, habe dort Medizin studiert und 1990 absolviert und bin danach in die USA gereist, um mich dort auf Innere Medizin zu spezialisieren. Das habe ich 1995 absolviert.

Danach bin ich Benediktiner-Schwester im Kloster geworden. Dort im Kloster studierte ich weiter Medizin, habe meinen P.h.D., meine Doktorarbeit, über „Public Health Medicine“ gemacht, wie heißt das auf Deutsch? Öffentliche Medizin? (Anm.: Allgemeinmedizin).

Ich habe gerade keine eigene Praxis, aber viele Kollegen, die mit mir zusammenarbeiten wegen meiner Bekanntheit in meinem Land und wegen meiner Ausbildung. Und wenn mich Leute um Rat fragen, dann habe ich Kollegen, die ihnen direkt in der Praxis helfen können.

Meinen Vortrag heute werde ich in fünf Teile gliedern. Der erste Teil ist ein Bericht über meine eigene Erfahrung mit MMS. Sie haben, glaube ich, einen Titel wie „Alternative Medizin in der Praxis“ gewählt, aber ich glaube, ein genauerer Titel für meinen Vortrag wäre „MMS – Medikament oder Gift?“ Um meine Erfahrung mit MMS geht es also im ersten Teil.

Im zweiten Teil kommt „Was ist eigentlich MMS?“, im dritten Teil „Wirkt MMS? Haben wir einen Beweis, dass es wirkt?“

Im vierten Teil geht es um die Frage „Ist MMS gefährlich?“ Denn vielleicht ist es ja wunderbar, aber wir haben Nebenwirkungen, die ganz schlecht sind.

Letzter Teil: Meine Fragen. Ich habe Fragen, die ich öffentlich stellen werde.

So, ich beginne also mit meinen eigenen Erfahrungen mit MMS.

Zum ersten Mal habe ich 2009 über MMS gehört. Damals war ich in Berlin, aber nicht wegen medizinischer Aktivitäten, ich bin nämlich nicht nur Ärztin, sondern auch promovierte Theologin, und ich war wegen meiner Post-Doc-Ausbildung in Berlin an der Humboldt-Universität.

Damals, 2009, ging es um die Schweinegrippe und ich wollte über die Schweinegrippe forschen, weil ich in meinem Land einen Vortrag darüber halten sollte.

War das so gefährlich, wie gesagt wurde? Und hatten diese Impfungen Nebenwirkungen? Als ich mich darauf vorbereitete, habe ich im Internet ein Interview gesehen über Schweinegrippe. Und von derselben Gruppe, das ist Camelot-Project, hatte ich auch ein anderes Interview gesehen, nicht über die Schweinegrippe, aber über etwas, das für mich 2009 ganz neu war, das war ein Interview mit Jim Humble und er hat in diesem Interview über MMS geredet.

Ich habe das ganze Interview eine Stunde lang im Internet gehört und danach hatte ich Interesse daran, MMS besser kennenzulernen und habe es bestellt, zwei Flaschen.

Ich habe es zuerst für mich selbst benutzt bei einer Erkältung und es hat eine gute Wirkung gehabt, später mit meinen Schwestern im Kloster auch mit Erkältungen und ich habe wieder gute Erfahrungen gemacht, dann bei Allergien und erneut gute Erfahrungen gemacht, auch mit „Wunderheilungen“ wiederum gute Erfahrungen gemacht. Doch die größte Erfahrung, über die ich berichten kann, war, als eine Schwester aus Kenia zu uns ins Kloster gekommen ist und sie hatte Symptome von Malaria. Ich weiß bis heute nicht, ob diese Schwester wirklich Malaria hatte oder nicht. Ich habe nicht die Prüfung gemacht. Sie hatte Malaria-Symptome und war aus einem epidemischen Gebiet für Malaria gekommen und sie selbst hatte viele Male zu Hause in Kenia Malaria und hat zu mir gesagt „Ich habe Malaria“, aber als Ärztin kann ich das nicht behaupten.

Ich habe ihr von MMS berichtet und sie wollte das versuchen, hat eine Dosis von 15 Tropfen MMS bekommen – und wenn jemand hier noch nicht weiß, was MMS ist, ich sage es sofort, das ist nur eine Einleitung –, sie hat also 15 Tropfen MMS genommen und einige Stunden später war sie symptomfrei.

Sie war so begeistert davon und hat mich gebeten, ob sie diese zwei Flaschen mit zurück nach Kenia nehmen könnte. Und diese Schwester lebt heute nicht in Kenia, aber in Barcelona in Spanien, aber die Mutter von dieser Schwester ist jetzt die „Ärztin" in ihrem Dorf geworden, weil die Leute zu ihr kommen und sie heilt sie von Malaria-Symptomen.

Das war natürlich besonders beeindruckend für mich als Ärztin. Mir ist bewusst, und vielen von Ihnen ist auch bewusst, Malaria tötet mehr als eine Million Menschen pro Jahr.

Haben wir denn in der Schulmedizin keine Mittel gegen Malaria? Doch, die haben wir, aber diese Mittel sind nicht so billig. Diese Mittel sind in Afrika nicht überall zu finden. Und diese Mittel wirken auch nicht zu hundert Prozent. Das Potenzial von etwas in der Medizin, das so billig ist, kann man sich vorstellen.

Vielleicht wissen Sie, dass man sich die Fläschchen für etwa 20 Euro kaufen kann, also mit zwei Fläschchen, die zu mixen sind, kann man potenziell Hunderte von Menschen behandeln. Ich rede jetzt von Malaria. Das war alles in meinem Kopf 2009, als ich diese Erfahrung gemacht habe. Oder das war schon 2010. So, das Potenzial war so groß, so dass ich MMS wirklich gut erforscht habe und mit Leuten, die mit MMS zu tun haben, in Kontakt gekommen bin und das bis heute. Das war meine Einleitung und jetzt komme ich dazu, was MMS eigentlich ist.

Dieser Name MMS wurde von Jim Humble formuliert, nachdem er 1996 eigene Erfahrungen in Südamerika, in Gyuana, gemacht hat. Das wurde entdeckt, weil er ein Mittel bei sich hatte, das schon in den USA, unter den Namen „Stabilisierter Sauerstoff" zu kaufen war, zwar nicht um Malaria oder andere Krankheiten zu heilen, sondern um mit stabilisiertem Sauerstoff Wasser zu reinigen.

Stabilisierter Sauerstoff kann ein sehr breites antimikrobielles Spektrum haben, also Bakterien, Parasiten und Viren töten. Diesen stabilisierten Sauerstoff konnte man also mit nach Südamerika nehmen, um etwas davon in das Wasser zu geben, etwas zu warten, eigentlich vielleicht bis zum nächsten Tag, und dann zu trinken. Deswegen hatte Jim Humble diesen stabilisierten Sauerstoff mitgenommen. Aber was passiert ist, um es kurz zu machen, Jim Humble und seine Begleiter waren mitten im Dschungel und zwei seiner Kollegen hatten Symptome von Malaria. Sie hatten keine Malaria-Medikamente dabei und schickten jemanden, um Medikamente zu besorgen, aber darauf mussten sie mindestens zwei Tage warten. Während dieser Wartezeit ist Jim Humble auf die Idee gekommen, mit dem stabilisierten Sauerstoff vielleicht etwas helfen zu können. Die betroffenen Menschen waren damit einverstanden, das einzunehmen und einige Stunden später waren sie geheilt von den Malaria-Symptomen.

Das war der Anfang und Jim Humble hat dann recherchiert und auch bei anderen Fällen die Beobachtung gemacht, dass Malaria-Symptome verschwanden. Deswegen wollte er mehr darüber wissen und er hat dieser Substanz den Namen MMS gegeben, das am Anfang bedeutete „Miracle Mineral Solution", Miracle von „Wunder", Mineral wegen des enthaltenen Natriums und Solution für Lösung. Später nannte man es „Master Mineral Solution" und anders. Aber das ist, was MMS ursprünglich bedeutete, die bekannte Bezeichnung. Aber chemisch betrachtet heißt es auf Deutsch Natriumchlorit mit „t" wie Tübingen. Man darf Natriumchlorit nicht verwechseln mit Natriumchlorid mit „d" wie Deutschland.

Natriumchlorid mit „d" ist Kochsalz. Das ist das, was man in der Küche oder zum Kochen nicht immer, aber oft benutzt. Natriumchlorit mit „t" wie Tübingen, ist das, worüber wir hier reden. Es muss auch ganz stark unterschieden werden von Natriumhypochlorit, auch mit „t" wie Tübingen. Natriumhypochlorit ist ein Bleichmittel. Aber wir reden hier nicht über Natriumhypochlorit, sondern über Natriumchlorit mit „t".

Natriumchlorit kann man als Pulver kaufen und man kann das Pulver natürlich in Wasser lösen und dann hat man eine Lösung. Und wenn man sich MMS kauft, bekommt man eine Flasche mit Natriumchlorit und erhält eine Lösung von 28 %. Das bedeutet, man hat mit Natriumchloritpulver und Wasser eine Lösung von 28 % hergestellt.

Nur muss man wissen, dass dieses Natriumchloritpulver nicht zu hundert Prozent rein ist. Es enthält normalerweise 80 % Natriumchlorit. Wenn man aus diesem 80 %igen Pulver eine 28 %ige Lösung herstellt, bekommt man tatsächlich nicht eine 28 %ige Lösung von Natriumchlorit, sondern eine 22,4 %ige.

Ich möchte das ganz klar darstellen, denn mir ist bewusst, dass manche Leute unsicher sind, ob man Natriumchlorit in einer Konzentration von 28 % finden muss oder ob 22,4 % reichen. Das ist die Erklärung dafür. Eigentlich liest man also auf der Flasche 28 % und das ist nicht falsch, denn sie haben genau vom Pulver eine 28 %ige Lösung durch Titration hergestellt. Nur das Pulver selbst ist nur zu 80 Prozent rein und da kommt am Ende nur eine Lösung mit 22,4 %iger Konzentration heraus.

Jim Humble hat in seinen frühen Forschungen nicht immer eine gute Wirkung der früheren Lösung MMS beobachtet. Viele Menschen wurden frei von Malaria-Symptomen, aber nicht alle. Und dann hat er weiter geforscht und entdeckt, dass das Natriumchlorit aktiviert werden muss und zwar durch Säure. Und deswegen bekommen Sie jetzt, wenn Sie MMS kaufen, eine Flasche mit Natriumchlorit und eine andere Flasche mit entweder Zitronensäure oder einer anderen weichen Säure, die mit dem MMS zu mixen ist. Aus dieser Mischung entsteht Chlordioxid.

Das Natriumchloride – es enthält Natrium und Chlorid, löst sich vom Chlorid, wenn eine Säure dazukommt, weil Säuren eine größere Affinität für diese Chloridgruppen haben. Wenn keine Säure da ist, bleiben Natrium und Chlorid zusammen stabil. Kommt hingegen Säure dazu, verursacht sie eine Trennung zwischen Natrium und Chlorid, chemisch eine Lyse, und Chlorid wird zu Chlordioxid. Natriumchlorit, was wir in der Chemie als Chlorid-Gruppe bezeichnen, setzt also Chlordioxid (ClO_2) frei. Aber mit der Säure, die in diese Mischung kommt, kann das Chlordioxid auch eine Verbindung eingehen und wenn das passiert, nennt man das auf Deutsch, glaube ich, chlorige Säure, eine der sauerstoffhaltigen Säuren des Chlors.

Wenn man MMS erforscht, findet man verschiedene Metaboliten, das bedeutet Zwischenprodukte, wie Chlordioxid oder chlorige Säure oder auch andere, das hängt davon ab, was man dazugibt. Aber wichtig ist, dass alle diese Metaboliten, von denen ich spreche, Oxidationsmittel sind, also eine oxidative Reaktion im Körper verursachen. Und oxidative Reaktionen sind ganz entscheidend im Körper. Darauf basiert, wie wir zu unserer Energie kommen. Nahrung muss oxidiert werden im Körper, um uns Energie zu geben. Wenn wir eine Kerze abbrennen, ist das eine Oxidation. Sie wissen, ohne Sauerstoff brennt eine Kerze nicht. Darum benutzt man z.B. in Minen Kerzen, um zu sehen, ob noch Sauerstoff vorhanden ist oder nicht. Zum Beispiel auch, um Autos schnell fahren zu können, braucht man Benzin und damit aus diesem Benzin Energie wird, erfordert es auch eine oxidative Reaktion.

Auf oxidativen Reaktionen beruht das Leben aller aeroben Zellen, also Zellen, die Sauerstoff brauchen, um zu leben und unsere Zellen im Körper gehören zu dieser Art von Zellen. So bis hierher ist deutlich, wie MMS wirkt. Wir haben also die theoretischen chemischen Reaktionen, aber das ist noch kein Beweis dafür, dass es tatsächlich heilen bzw. wirken kann. Das behandle ich im dritten Teil, doch zuerst sollte klar werden, dass Natriumchlorit weder Chlorbleiche, noch Kochsalz ist. Und, was sehr wichtig ist, wenn diese chemischen Reaktionen schon in Gang sind, kommen am Ende dieser Reaktionen mit Natriumchlorit keine Chlorate, also Salze heraus, die gefährlich werden könnten, weil sie zum Beispiel Krebs verursachen könnten.

Vielleicht haben einige von Ihnen gehört, dass man mit Chlor etwas Gesundheitsgefährdendes herstellen kann. Das passiert also nicht, wenn man Natriumchlorit am Anfang hat, denn was dabei an Metaboliten herauskommt, kann alles im Körper ohne jede Gefahr verstoffwechselt werden.

Wie wirkt MMS? Was kann man dazu sagen? Haben wir Studien? Wissen wir, ob MMS wirkt? Um darüber zu reden, ob MMS wirkt oder nicht, ist für mich wichtig, Sie auf einen Artikel aus 1989 zu verweisen. 1989 haben die Ärzte Habermann und Müller in einer Zeitschrift namens „Klinische Wochenschrift“ in Berlin etwas veröffentlicht, was sehr wichtig für unser heutiges Thema ist.

Sie merken, 1989, das war einige Jahre, bevor Jim Humble MMS entdeckt hat. Habermann und Müller haben eine Studie veröffentlicht, eigentlich eine Vergleichsstudie, zwischen etwas mit dem Namen Oxoferin® und Natriumchlorit. Oxoferin® ist eine andere chemische Substanz, also tatsächlich nicht Chlordioxid, sondern Tetrachlorodecaoxide (TCDO). Chlordioxid ist, wie schon gesagt, das, was wir bekommen, wenn wir Natriumchlorit zusammen mit Säure mischen. Chlordioxid ist chemisch also, wie erwähnt, ClO_2. Aber jetzt spreche ich über eine andere Chemikalie, die eben nicht ClO_2 ist, aber ähnliche Valenzen (Wertigkeiten) hat. ClO_2 hat ein Chlor- und zwei Sauerstoffatome, Tetrachlordecaoxide hingegen hat vier Chlor- und zehn Sauerstoffatome, ist also ähnlich wie ClO_2. Die beiden Autoren und deutschen Ärzte Habermann und Müller haben 1989 ClO_2 und TCDO verglichen.

Wie wir nun wissen, ist ClO_2 der wichtigste Metabolit der Reaktion zwischen MMS und Säure. Was ich Ihnen jetzt sage, können Sie alle selbst nachlesen auf “PubMed“ (US National Library of Medicine at the National Institute of Health). PubMed steht für „Public Medicine“ und die größte medizinische Datenbank medizinischer Fachartikel, die alle Ärzte in der Forschung benutzen, um herauszufinden, ob etwas gut erforscht ist oder nicht. Die Vergleichsstudie von Habermann und Müller findet man also auf PubMed und sie kommt zu dem

Ergebnis, dass ClO_2 und TCDO im menschlichen Körper im Wesentlichen identisch wirken. Das voranzustellen, ist mir sehr wichtig, weil zu TCDO viel geforscht wurde und ich werde über diese Forschungen kurz, aber präzise berichten, denn aus dieser Vergleichsstudie können wir die Wirksamkeit von MMS ableiten.

Was also über TCDO erforscht wurde, kann man, wenn auch nicht ohne weiteres, aber doch wissenschaftlich durchaus begründbar, für ClO_2 mindestens vermuten und zwar nicht aus der Luft gegriffen, sondern wissenschaftlich fundiert. Bevor ich näher auf die Wirkung von ClO_2 eingehe, war mich wichtig, auf die Forschungen zu TCDO hinzuweisen, denn bevor Jim Humble MMS entdeckt hat, war die Forschung schon in Gang und zwar hier in Deutschland und besonders in der Schweiz, wo 1991 ein kleiner Pharmakonzern klinische Studien über Oxoferin® machte bei Wunden, die nach Bestrahlungen aufgetreten sind und zu wunderbaren Resultaten kam, nämlich zu mehr als 75 Prozent Heilungen dieser Wunden. Aber nicht nur das. Sie haben auch zu Blasenentzündungen und bestimmten Krebsarten geforscht und ein Patent für das Produkt bekommen, das ein Potenzial für die Heilung von Autoimmunerkrankungen hat, darunter Hepatitis C und Aids.

Ich habe auch gefunden, dass 2011 in Heidelberg an einer wichtigen medizinischen Fakultät eine Doktorarbeit über TCDO gemacht wurde und in dieser Doktorarbeit von Dr. Kühne wurde erforscht, wie TCDO wirkt. Nach diesen Forschungsergebnissen hat die Wirkung etwas mit Makrophagen („Killerzellen") zu tun. Das sind Zellen unseres Immunsystems, die fast immer ganz entscheidend sind, wenn wir bzw. unser Körper gegen Krankheiten kämpft. Man braucht diese Makrophagen, wenn man eine Vergiftung hat, man braucht sie bei allen Entzündungen, egal welche Ursachen sie haben. Und auch bei Infektionen, ob durch Parasiten, Bakterien oder Viren ausgelöst, braucht man Makrophagen, damit das Immunsystem sie bekämpfen kann, und auch bei Krebs.

Das Immunsystem hat nicht verschiedene „Abteilungen", um verschiedene Krankheiten zu bekämpfen. Es hat zwar verschiedene Möglichkeiten, um Krankheitserreger zu bekämpfen, aber es gibt dabei ein wesentliches Element und die Makrophagen, die natürlichen Killerzellen, gehören dazu. Und Dr. Kühne hat in Heidelberg erforscht, inwieweit TCDO die Makrophagen immunmodulieren könnte. Immunmodulierend in diesem Sinne bedeutet, eine Steigerung ihrer Aktivität zu verursachen. Also letztendlich geht es in dieser Doktorarbeit darum, wie sich das Immunsystem stärken lässt.

Ich halte es für sehr wichtig, dass alle, die sich mit MMS beschäftigen, über die Existenz dieser Forschungen Bescheid wissen.

Gibt es denn auch konkrete Hinweise bzw. Anwendungen und Ergebnisse direkt über entweder Natriumchlorit oder über Chlordioxid? Ja, die gibt es auch. In Deutschland, in Europa und auch in den USA ist Chlordioxid seit einigen Jahren das wichtigste Mittel, um Lebensmittel vor dem Verkauf zu reinigen, also Chlordioxid bzw. Natriumchlorit.

Auf Englisch wird das als Acidified Sodium Chlorite, kurz ACS, bezeichnet und das ist chemisch nichts anderes, als mit Säure aktiviertes Natriumchlorit, denn „Sodiumchlorite" ist Natriumchlorit.

So, wie wir anfangs schon sagten, hat Jim Humble entdeckt, dass wir Säure brauchen, um die Wirkung von Natriumchlorit zu verbessern. Jetzt haben wir also eine sehr umfangreiche Forschung über Natriumchlorit mit Säure und das ist genau das, was man macht, wenn man diese zwei Fläschchen bekommt, also MMS und Zitronensäure, und sie miteinander mischt. Als ich 2009 zwei Fläschchen erhielt, war in einem Natriumchlorit, im anderen Zitronensäure, was ich mischte und einnahm. Und das Ergebnis ist genau Acidified Sodiumchlorite.

Es gibt heute in der Forschung keinerlei Zweifel daran, dass ASC, also Natriumchlorit mit Säure, das am breitesten wirksame und sicherste Mittel ist, um Bakterien, Viren, Parasiten, Mikroben etc. zu töten. Chlorbleiche (Natriumhypochlorit) kann das auch, aber das ist natürlich nicht das geeignete Mittel für den menschlichen Organismus. Wenn man ein Lebensmittel mit Chlorbleiche behandeln würde, blieben im Lebensmittel, zum Beispiel in einem Stück Fleisch, Gemüse oder Obst, Metaboliten, die ganz gefährlich für die Gesundheit sein könnten, zurück. Deshalb unterstütze ich ganz stark, was Leo Koehof in der Anmoderation gesagt hat, denn die Unterschiede zwischen Natriumchlorit und Chlorbleiche müssen transparent gemacht werden.

Würde man also Lebensmittel mit Chlorbleiche desinfizieren, wäre der Verzehr des Lebensmittel gefährlich und zwar unabhängig davon, ob man es vor dem Verzehr wäscht. Daher wird Chlorbleiche zur Desinfektion von Lebensmitteln von der Industrie nicht benutzt. Aber was benutzt die Industrie? Also ich spreche von der großen Lebensmittelindustrie und nicht von kleinen alternativen Gruppen. Die große Lebensmittelindustrie benutzt heute nahezu überall auf der Welt Natriumchlorit mit Sauerstoff, also MMS, um Nahrungsmittel zu reinigen. Welche Nahrungsmittel? Ich habe schon Fleisch erwähnt, aber auch Gemüse und Obst werden mit einem Spray behandelt und anschließend mit Wasser abgespült. Aber diese Produkte sind natürlich durchlässig und deshalb können Rückstände von ASC im Produkt enthalten bleiben und darum muss man sicher sein, dass das, was man zur Desinfektion benutzt, nicht gefährlich ist. Und bei Fleisch ist es so, dass es nach der Behandlung nicht gewaschen werden kann, weil das natürlich zu schnellerem Verderben führen könnte. Fleisch wird daher industriell in eine Lösung von Natriumchlorit gegeben und danach für den Verkauf weiterverarbeitet.

Das ist wichtig, um Ihnen weitere Fakten zu diesem Thema zu geben. Aber es gibt noch etwas, denn Sie sollten auch wissen, dass Chlordioxid chemisch sehr instabil ist. Darum können wir ClO_2 nicht direkt kaufen, weil es eben nicht stabil ist. Man muss zur Herstellung von Natriumchlorit beide Komponenten separat kaufen und mischen, bevor man es einnehmen möchte. Das, was ich Ihnen aber nun zum Beispiel über den nahezu weltweiten Einsatz von ASC bei der Lebensmitteldesinfektion erzählt habe, ist noch kein ausreichender Beweis dafür, dass es nicht auch gefährlich sein könnte oder dass es wirkt. Es tötet zwar Mikroben im jeweiligen Nahrungsmittel, aber was es im Körper des Menschen macht, ist damit noch nicht erklärt.

2013 hat die Europäische Arzneimittel-Agentur (EMA) Natriumchlorit als so genanntes „Orphan Arzneimittel“ zugelassen, auf Englisch heißt das „Orphan Drug“, d.h. in Europa ist Natriumchlorit von der größten relevanten Agentur bereits als Arzneimittel anerkannt. Arzneimittel für was? Für eine Krankheit namens Amyotrophe Lateralsklerose (ALS). Viele von Ihnen kennen die Multiple Sklerose, die leider häufiger vorkommt, aber es gibt eine sehr viel weniger häufige Variante dieser Krankheit und die ist ALS. Weniger häufig bedeutet, dass diese Krankheit weniger als 240.000 Menschen pro Jahr in Europa betrifft.

Die Kriterien für „Orphan-Arzneimittel“ sind nicht einheitlich auf der Welt definiert. In Europa bedeutet eine Krankheit, die weniger als fünf Menschen pro 10.000 Einwohner betrifft, keinen lukrativen Markt für Pharmakonzerne, um Gewinne zu erwirtschaften. Und das führt uns zu der Bezeichnung „Orphan Arzneimittel“. Orphan bedeutet ursprünglich „verwaist“, also ohne Eltern, die sich um jemanden kümmern. Den Begriff hat die Medizin für Medikamente oder potenzielle Medikamente bzw. Substanzen übernommen, die zwar einen Nutzen in der Medizin bzw. Therapie haben, deren nähere Erforschung aber zu kostenintensiv in Bezug auf potenzielle Gewinne wären. Denn bis eine Substanz vom Anfang bis zum Ende von allen anerkannt ist, erfordert es viele Studien und einen langen Weg. Doch Studien hinsichtlich TCDO liegen ja bereits vor. Ich erinnere an den 1989 erschienenen Artikel von Habermann und Müller. Und wir erinnern uns daran, dass TCDO im Wesentlichen dasselbe wie Chlordioxid ist.

Ab jetzt rede ich konkret über Natriumchlorit. Also ist Natriumchlorit von der EMA schon anerkannt als Orphan-Arzneimittel. Was bedeutet das? Das bedeutet, dass ein Pharmaunternehmen, das Mittel dieser Art erforscht, einen gesonderten Bonus vom Staat bekommt, um diese Forschungen durchführen zu können. Dieser Bonus beinhaltet zudem, dass das Unternehmen vom Staat zugesichert bekommt, dieses jeweilige Mittel für zehn Jahre vermarkten zu dürfen.

Das ist so ähnlich wie bei Patenten. Normale Patente gelten für zwanzig Jahre ab dem Zeitpunkt der Registrierung des Patents, aber in diesem Fall gibt es eben eine andere Regelung. Das bietet einen Anreiz für Unternehmen, für einen gewissen Zeitraum solch ein Produkt exklusiv zu verkaufen. Wenn ich also ein Medikament als „Orphan Drug" zugelassen habe, habe ich die Sicherheit, dass ich es unabhängig davon, wie lange die Forschungsphase dauert, für eine gewisse Zeit verkaufen kann. Wenn hingegen Pharmakonzerne ein Patent anstreben, forschen sie so schnell wie möglich, um den Zeitraum des exklusiven Verkaufs zu erhöhen. Bei Orphan-Arzneimitteln verhält es sich also so, dass man ab dem Moment der offiziellen Anerkennung (Registrierung) des Mittels nicht, wie etwa bei Patentierungen, unter dem großen Forschungsdruck steht, da man ab dem Moment des Verkaufs sowieso eine zeitlich begrenzte Möglichkeit der exklusiven Vermarktung hat.

Das heißt, man bekommt Geld vom Staat, um zu forschen und wenn man dann bereit ist, das Mittel auf den Markt zu bringen, hat man zehn Jahre Zeit für die exklusive Vermarktung. Und diese Prozedur ist bei Natriumchlorit bereits erfolgt. Natürlich wird das nicht ohne entsprechende Prüfung ermöglicht, also ein Pharmaunternehmen kann nicht irgendeine Substanz als Orphan-Arzneimittel anmelden, Gelder vom Staat kassieren und abwarten. Man braucht also gute Gründe dafür, um zu belegen, dass eine heilende Wirkung eines Mittels belegbar ist. So hat das erwähnte Pharmaunternehmen genau das für Natriumchlorit gemacht.

Sie können sich darüber selbst im Internet informieren. Und die Belegbarkeit in Bezug auf die Wirkungsweise von Natriumchlorit beruht wiederum auf den Erkenntnissen über TCDO und dessen Wirkung auf die Makrophagen, dass nämlich die Makrophagen durch TCDO immunmoduliert werden. Die Vermutung bei der Krankheit ALS ist, dass die Makrophagen zu sehr immunmoduliert sind, was zu einer Überproduktion von Zytokinen führt. Das sind Proteine, die das Wachstum und die Differenzierung von Zellen regulieren. Und diese Zytokine können den Nerven im Gehirn und im Rücken schaden.

Aber wenn Sie kritisch denken, werden Sie fragen: Moment, haben Sie vorher nicht gesagt, dass Natriumchlorit eine Optimierung der Makrophagen verursacht und bei ALS will man demnach eine Verminderung der Makrophagen-Aktivität? In der Forschung nennt man diese Substanzen deshalb immunmodulierend und nicht als immunstimulierend. Modulierend bedeutet, wenn die Makrophagen zu wenig sind, das Immunsystem also nicht ausreichend arbeitet, verstärkt die Oxidation die Wirkung und unterstützt die Makrophagen in ihrer Funktion.

Ist aber die Makrophagenaktivität zu hoch, wie im Fall von ALS vermutet wird, dann führt die Oxidation zu einem Gleichgewicht der Makrophagenaktivität, bremst deren Funktion also etwas aus, denn eine Oxidation führt dazu, dass Zellen wieder zu einem Gleichgewicht geführt werden. Das sagt die Forschung. Und wichtig zu wissen ist, dass Natriumchlorit nicht über die Haut oder oral zu verabreichen ist, sondern intravenös als Infusion – ich rede jetzt konkret von Natriumchlorit, das von der EMA als Orphan-Arzneimittel registriert ist, Es ist also als Infusion registriert.

Bis hierher war es das, was ich über die Wirkung von Natriumchlorit sagen wollte. Jetzt kommen wir zu der Frage – ist das gefährlich? Daher möchte ich Sie darüber informieren, was ich selbst im Rahmen meiner Forschung entdeckt habe zu der Frage, ob MMS gefährlich ist.

Wenn Sie auf Pub.Med unter dem Suchbegriff MMS nachsehen, kommt nur ein Beitrag. Darauf gehe ich später noch ein. Aber wir wissen bereits, dass MMS chemisch nicht offiziell MMS genannt wird, sondern Natriumchlorit ist. Wenn Sie also Natriumchlorit auf PubMed eingeben, oder besser auf Englisch „Sodiumchlorite“ eingeben, denn viele dieser Beiträge sind auf Englisch, dann kommen drei Artikel, wo Sodiumchlorite als gefährlich eingestuft wird.

Dabei geht es um drei Fälle von Intoxikationen (Vergiftungen), um einen vierten Fall von einer Intoxikation durch Chlordioxid und letztendlich einen fünften Fall, bei dem es durch eine Intoxikation durch MMS – so genannt – geht.

In dieser medizinischen Datenbank ist also von einem Fall einer Vergiftung durch Natriumchlorit 1993 die Rede. Das war, bevor Jim Humble MMS entdeckt und so benannt hat, wobei das Mittel zu dem Zeitpunkt, wie ich anfangs sagte, schon als Wasserdesinfektionsmittel „Water Prurifier“ längst bekannt war, damals seit bereits etwa 80 Jahren sogar. Wenn Sie zum Beispiel Kontaktlinsen tragen, haben Sie dafür ein Reinigungsmittel. Sehen Sie ruhig nach, denn in diesen Reinigungsmitteln für Kontaktlinsen ist immer Natriumchlorit enthalten. Das ist die wichtigste Komponente in diesen Mitteln, denn ohne das könnten Sie nicht sicher sein, dass Ihre Augen nicht von den Kontaktlinsen infiziert werden.

Wir wissen nun also, dass Natriumchlorit schon existierte, bevor Jim Humble es entdeckte. 1993 haben wir nun einen ersten dokumentierten medizinischen Fall, wo Natriumchlorit zu einer Vergiftung führte. Das passierte in China.

Die Autoren Lin und Limm berichten über einen 25 Jahre alten Mann, der versuchte, sich umzubringen und er nahm dazu mehr als 10 g Natriumchlorit. 10 g sind nicht mal annähernd in der Nähe der Dosen, die Menschen empfohlen werden, die sich selbst mit MMS behandeln wollen, sondern etwa hundertmal höher, aber dieser Mann wollte sich nicht heilen, sondern töten. Er nahm also mehr als 10 g und wurde sehr krank davon mit Symptomen wie Durchfall und Erbrechen, wurde zum Krankenhaus gebracht und er hatte akutes Nierenversagen. Deswegen brauchte er eine Hämodialyse.

Innerhalb von zwei Monaten war er aber wieder ganz gesund und ohne bleibende Schäden. Das war der erste Fall.

Zum zweiten Fall, der etwa 20 Jahre später, nämlich 2012, auftrat: In diesem Beitrag sagen die Autoren selbst, sie würden den zweiten offiziell bekannten Fall beschreiben, der gleichzeitig der einzige den Autoren bekannte Fall ist. Bei dem Fall geht es um einen 65-jährigen Mann in Kanada.

Die Autoren sprechen in diesem Zusammenhang nicht von MMS, obwohl Informationen über MMS 2012 schon sehr verbreitet waren, aber ich vermute selbst, es könnte sich um MMS gehandelt haben, weil es um eine 28 %ige Lösung von Natriumchlorit gegangen sein könnte. Dieser Mann wollte keinen Selbstmord begehen, aber er machte einen Fehler. Der Fehler war, dass er sein Gemüse und Obst mit Natriumchloritlösung reinigen wollte, so ähnlich, wie es die Industrie auch handhabt.

Er nahm also Natriumchlorit in einer unbekannten Konzentration aus seinem Gefäß, um Gemüse damit zu desinfizieren und daneben hatte er auch ein Glas Wasser zum Trinken. Versehentlich trank er dann reichlich Natriumchloritlösung anstelle des Wassers. Er wurde auch krank, kam ins Krankenhaus und hatte ebenfalls akutes Nierenversagen. Auch er brauchte eine Hämodialyse. Innerhalb von zwei Monaten konnte dieser Mann als geheilt entlassen werden. Geheilt bedeutet, und das ist sehr wichtig, mit einem normalen Kreatininniveau, d.h., dass die Nierenfunktion wieder völlig normal war.

Definitiv aber war er krank und ohne Hämodialyse wäre vielleicht etwas Schlimmeres passiert, was man nicht wissen kann, zumindest wurde er so in Kanada behandelt.

Zum dritten Fall: Der dritte Fall geschah 2014 in der Slowakei. Geschildert wird der Fall von Dr. Gwardlova: Ein 55-jähriger Mann wollte sich auch mit Natriumchlorit umbringen und hat auch überlebt.

Ich möchte mit dem Selbstmord natürlich keine Witze machen, aber falls Sie sich umbringen wollen, dann nicht mit Natriumchlorit.

Also dieser Mann hat mehr als 100 ml direkt aus der Flasche mit der Lösung getrunken, was wiederum mehr als hundertmal höher als die z.B. bei Malaria normalerweise empfohlene MMS-Dosis von etwa 15 Tropfen ist. Später kann man weitere Dosen nehmen, aber einmalig sind 15 Tropfen die maximale Dosis z.B. bei Malaria. Und 15 Tropfen entsprechen ungefähr 1 ml.

Aber wie ich schon sagte, ist die Lösung instabil, denn in ein paar Stunden zersetzt sie sich in Salz, Wasser und Sauerstoff. Eine zweite Dosis verursacht somit keinen akkumulierenden (anhäufenden) Effekt.

In der gesamten mir bekannten medizinischen Forschung gibt es keine gegenteilige Auskunft dazu. Nicht zuletzt deshalb benutzt die weltweite Industrie Sodiumchlorite, also Natriumchlorit, um Lebensmittel zu desinfizieren. Andernfalls könnte man maximal einmal pro Monat MMS nehmen, wenn sich schon regelmäßig etwas davon in den zuvor behandelten Nahrungsmitteln akkumulieren würde und zu schädlichen Metaboliten führen könnte. Dann wäre man am Jahresende womöglich vergiftet, aber nicht von MMS, sondern von den Lebensmitteln, deren Zulassung von den Behörden erlaubt ist.

Zurück zu unserem dritten Fall. Dieser Mann nahm also 100 ml, was mehr als hundertmal höher ist als die empfohlene maximale Einzeldosis. Dazu trank er fast einen Liter Whiskey und, das war noch nicht alles, er nahm 12 Tabletten Ibuprofen (400 mg) und zuletzt erhängte er sich auch noch. Die Familie hat ihn aber gefunden und gerettet und zum Krankenhaus gebracht. Ich rede hier also über Leute, die mehr als hundertfach höhere Dosen Sodiumchlorite genommen haben, um sich zu töten – und sie überlebten ohne jegliche bleibende Schäden! Wenn Sie mehr als 100 Aspirin nehmen, überleben Sie nicht! Das gilt auch für Paracetamol, das zu Leberversagen führt.

Ich habe zu Beginn gesagt, dass der Titel meines Vortrages die Frage behandelt, ob MMS Gift oder ein Medikament ist. In der Pharmakologie unterscheiden sich Medikamente von Giften in Bezug auf die Dosis. Nahezu jedes Medikament, das Sie in der Apotheke bekommen, kann bei einer deutlich überhöhten als der empfohlenen Dosis zu Vergiftungen und anderen Schäden führen. Also dieser Mann hat, wie gesagt, überlebt. Er brauchte auch eine Hämodialyse, aber er war psychisch nicht sehr stabil. Dennoch war er innerhalb von zwei Wochen wieder physisch gesund, wenngleich auch nicht völlig stabil aufgrund seiner psychischen Verfassung.

Er verließ das Krankenhaus auf eigene Verantwortung. Darum liegen uns keine weiteren Daten über den Folgeverlauf vor.

Bei diesen drei Fällen handelte es sich zusammenfassend also um zwei Selbstmordversuche und um einen Unfall im Zusammenhang mit Natriumchlorit, also Sodiumchlorite.

Über einen vierten Fall wurde 2013 berichtet. Dabei handelte es sich um eine Intoxikation mit Chlordioxid. Bis zum Zeitpunkt dieses Falles dachte man, einem akuten Nierenversagen ausgelöst durch ClO_2 könne man nicht entkommen.

Berichtet wird von einem 20-jährigen Mann in Indien, der so viel ClO_2 einnahm, dass es akutes Nierenversagen zur Folge hätte haben können. Wie die anderen brauchte er eine Hämodialyse und wurde daraufhin gesund.

Zum fünften Fall, der der einzige beschriebene Fall ist, in dem MMS direkt genannt wird. Der Artikel erschien 2014 im bekannten „British Medical Journal" und er beschreibt einen Fall in Singapur. Hier handelt es sich um eine 60-jährige Frau, die eigentlich MMS genommen hat. Ein Bekannter aus Neuseeland besuchte sie und empfahl es ihr, weil er es selbst einnahm. Sie nahm also MMS und bekam einige Tage später Fieber und einen Lymphknoten. Die Dosis, die sie nahm, war nach unseren Kenntnissen über MMS richtig, obwohl sie nicht mehr genau wusste, wie viel sie einnahm. Diese Frau litt an einer Lymphknotenentzündung, die zu einer Nekrose (Absterben einzelner Glieder durch Schädigung der Zellstruktur) führen kann.

Die Ärzte, die diese Frau untersuchten, zogen in Betracht, dass das von MMS gekommen sein konnte. Allerdings litt diese Frau sowieso vorher schon an einer Erkrankung, die als Kikuchi Fujimoto bzw. als „Necrotizing Lymphadenitis" bezeichnet wird und noch wenig erforscht ist und deren Ursachen man in der Schulmedizin nicht kennt.

Das ist eine Entzündung von Lymphknoten, die zur Nekrose führen kann. Die Autoren des Artikels schreiben selbst, dass sie den Fall wiedergeben, falls andere Menschen ähnliche Erfahrungen machen würden; einen Zusammenhang zwischen MMS und den Symptomen konnten sie nicht überprüfen. Ich berichte von diesem Fall der Vollständigkeit halber, aber wir können nicht behaupten, dass die Symptome ursächlich auf die Einnahme von MMS zurückzuführen waren, da diese Frau eben sowieso an einer lymphatischen Erkrankung litt.

Jetzt komme ich zum letzten Teil meines Vortrags, in dem ich Fragen stellen will. Ich möchte nochmals wiederholen, dass ich selbst gute Erfahrungen mit MMS gemacht habe und auch im Zusammenhang mit Malaria. Wir erinnern uns: Malaria tötet mehr als eine Million Menschen pro Jahr auf der Welt. Nun habe ich ausführlich über die vorliegenden Forschungen zu Natriumchlorit berichtet. Wieso gibt es weltweit Behörden und Pharmakonzerne sowie Laboratorien, die alle in der Lage wären, diese Forschungen fortzusetzen, das aber nicht tun? Warum wird nicht alles getan, um zu klären, ob MMS nicht nur für alles, worüber ich schon gesprochen habe, wirksam sein kann, und besonders bei Malaria?

Es gibt noch Daten, die ich Ihnen am Ende geben möchte. Wenn Sie im Internet nachsehen, können sie eine Studie finden, die 2011 in Uganda durchgeführt wurde, eine Studie vom Roten Kreuz, durchgeführt mit Menschen, die an Malaria erkrankt waren. Ich weiß nicht, ob ich nun alle Einzelheiten richtig erinnere, aber ich glaube, es waren 154 Menschen, die an dieser Studie teilnahmen. Zunächst wussten sie nicht sicher, ob ihre Symptome auf Malaria hindeuteten oder nicht. Sie hatten Fieber und andere Symptome und ließen sich beim Roten Kreuz untersuchen.

Die Leute vom Roten Kreuz haben zwei verschiedene Malaria-Tests durchgeführt, zuerst einen so genannten Schnelltest. War das Ergebnis hiervon negativ, konnte dieser Mensch nicht an der Studie teilnehmen. War der Test positiv, erfolgte ein weiterer mikroskopischer Test zur Prüfung, um nach Malaria-Erregern zu suchen. Nach dieser doppelten Prüfung standen diese 154 Menschen als positiv getestete Personen zur Verfügung. Man gab ihnen 15 Tropfen MMS und bat sie, am nächsten Tag zurückzukommen, um eine erneute Prüfung durchzuführen und sich nach dem Befinden der Menschen zu erkundigen.

Die Patienten haben das gemacht und nach 24 Stunden waren alle – bis auf, ich glaube, 11 Patienten – laut erneutem Bluttest parasitenfrei und sie fühlten sich viel besser.

Diese 11 Patienten bekamen eine zweite Dosis, denn man wusste nicht, wieso das MMS bei ihnen nicht auf Anhieb gewirkt hatte. Vielleicht hatten sie nicht die ganze Dosis am Vortag genommen, das wissen wir nicht. Diese 11 Menschen kamen am nächsten Tag zurück, um sich erneut untersuchen zu lassen und sie waren dann auch ausnahmslos von Malaria geheilt.

Wieso habe ich diese so wichtige Studie nicht schon am Anfang erwähnt, denn im dritten Teil meines Vortrages ging es ja darum, ob MMS wirkt oder nicht? Wieso also habe ich diese Studie zuvor nicht genannt und mache das erst jetzt? Das mache ich deshalb, weil ich diese Studie nicht als „offizielle medizinische Studie“ angeben darf, denn das Rote Kreuz sagt heute, diese Studie sei nicht gemacht worden.

Sie können im Internet ein Video dazu finden und das Logo des Roten Kreuzes ist überall zu sehen. Leo Koehof war dabei und ist einer von jenen, die direkt darüber berichten können. Ich war nicht dabei, habe aber das Video gesehen und das Rote Kreuz sagt heute, nichts damit zu tun zu haben. Darum erwähnte ich diese Studie nicht eher, sondern erst jetzt im Zusammenhang mit meinen Fragen. Und selbst, wenn diese Studie in Uganda nicht stattgefunden hätte, gäbe es anhand der anderen Forschungsergebnisse schon Gründe genug, um Natriumchlorit weiter zu erforschen.

Warum also wird da nicht schnell, dringend und ganz wesentlich geforscht, wo weltweit so viele Menschen in Afrika und teilweise in Südamerika so sehr leiden? Wieso ignoriert die medizinische Forschung MMS? Und wieso wird von einer sehr erfolgreichen Studie heute seitens der Behörden und des Roten Kreuzes behauptet, sie habe nicht stattgefunden – warum?

Moderator Prof. Dr. Michael Vogt im Gespräch mit Teresa Forcades

Prof. Dr. Michael Vogt: Ein paar Fragen zu dem Vortrag. Ich glaube, es war sehr wichtig, dass du auf den Unterschied zwischen „t“ und „d“ hingewiesen hast, also auf den Unterschied zwischen Chlorbleiche und Natriumchlorit und dass du MMS, das nützlich ist, nochmal herausgestellt hast. Menschen, die das in einen Topf werfen, gefährden andere, denn wenn man den Unterschied nicht kennt, könnten manche schlussfolgern, anstelle von MMS Chlorbleiche zu nehmen – oder wie siehst du das?

Terese Forcades: Ich hoffe, und das ist meine Erfahrung bis jetzt, in Spanien und auch woanders, dass die Menschen, die bereit sind, MMS für sich selbst zu nehmen, intelligent genug sind, um MMS von Chlorbleiche zu unterscheiden. Ich mache jeden Tag die Erfahrung, dass Menschen nachfragen, weil sie Unterstützung haben wollen, dass sie mich also fragen, was ich über MMS zu sagen habe und dann, wie gesagt, schicke ich diese Menschen zu meinen praktizierenden Kollegen. Bisher habe ich noch keinen Fall erlebt, dass jemand MMS nehmen wollte und stattdessen Chlorbleiche eingenommen hat. Theoretisch ist es möglich, dass jemand das vertauscht, aber ich habe es noch nie erlebt. Ich halte es für eine verbrecherische Unverantwortlichkeit über MMS so zu sprechen, als sei es Chlorbleiche.

Prof. Dr. Michael Vogt: Danke für die Darstellung. Ich habe das gefragt, weil wir hier vor der Tür pseudowissenschaftliche Demonstranten stehen haben, die genau das tun, nämlich versuchen vorzutragen, dass es bei MMS um Chlorbleiche geht und weil damit genau sie diejenigen sind, die mit einer solchen Falschdarstellung Menschen gefährden. Teresa, noch eine zweite kurze Frage: Du hast auf die Notwendigkeit oder auf die Wirkung als Oxidanz hingewiesen. Wenn wir im Bereich Krebstherapie etwas lesen oder hören, ist immer die antioxidanzielle Wirkung wichtig. Warum ist es hier genau das Gegenteil von dem, was medizinisch gut und wichtig ist.

Teresa Forcades: Wir wissen natürlich nicht alles und genau das ist der Punkt, denn wir brauchen eine medizinische Atmosphäre, die die freie Forschung immer weiterführt. Ich kann hier natürlich darüber sprechen, was ich weiß und erfahren habe, aber das ist nicht das letzte Wort. Niemand kann das in der Wissenschaft. Eine Definition in der Wissenschaft ist immer professionell – bis wann? Bis die nächste, bessere Prüfung kommt. Offenheit, „open minded" zu sein, ist daher so wesentlich für die Medizin, die Forschung, die Wissenschaft. Jetzt haben wir eine Atmosphäre der Verdächtigungen und der Verfolgung und das ist keine gute Sache für die Medizin. Dann zu deiner Frage: Was der Körper braucht, ist das richtige Gleichgewicht. Das beruht auf dem schon von Claude Bernard entdeckten Konzept der Homöostase. „Stasis" bedeutet zu sein oder zu bleiben und „homo" bedeutet „gleich". In diesem Sinne bedeutet es, wie für einen bestimmten Menschen die idealen Bedingungen geschaffen werden können, um Gesundheit zu erreichen. Manchmal braucht man Oxidation, um etwas zu töten. Das ist so, wie das normale Immunsystem den Körper verteidigt – gegenüber Entzündungen, Infektionen, Trauma, Strahlungen, chemischen Irritationen usw., egal wovon, wenn es um eine kranke Zelle geht, muss diese Zelle weg. Das machen die Makrophagen auf natürliche Weise, aber damit sie das können, brauchen wir Oxidation. Aber, wenn das erledigt ist, können „freie Radikale", die durch oxidative Prozesse verursacht werden, zur Übersäuerung führen. Das ist nicht gut, weil das die normalen Zellen stören kann. Und Antioxidantien sind sehr hilfreich, um das zu korrigieren. Also es geht darum, immer die Verantwortung für die eigene Gesundheit zu übernehmen. Aber ich empfehle, sich in Heilungsprozessen von jemandem, dem man vertraut und der sich medizinisch gut auskennt, begleiten zu lassen, denn es gibt hier Faktoren, die zwar nicht gefährlich sein müssen, aber es gibt ein Potenzial zur Heilung, das manchmal fein nuanciert sein sollte, und dazu ist eine professionelle Begleitung hilfreich.

Prof. Dr. Michael Vogt: Spannend fand ich im letzten Teil deines Vortrages die sehr gründliche Aufzählung der fünf Fälle. Wenn ich mir überlege, was die Onkologie in diesem Land pro Jahr umbringt, da reicht dieser Saal nicht aus. Du hast dir jetzt die Mühe gemacht fünf Fälle zu schildern, unter denen zwei Selbstmordkandidaten und ein Irrtum waren, aber kein einziger Todesfall – alle sind nach Hause gegangen. Dann wundert es einen, warum man diese Aufregung und dieses ganze Theater erlebt. Du hast aber die Antwort schon gegeben. Es ist einfach zu preiswert und zu wirksam und das mag die Pharmaindustrie gar nicht.

Terese Forcades: Beispielsweise sind mir Zahlen bekannt, die sich auf Krankenhäuser in Frankreich beziehen, wo von Fällen die Rede ist, bei denen der Tod durch Nebenwirkungen von Behandlungen auftritt. Und das sind mehr Tode als jene, die pro Jahr durch Verkehrsunfälle verursacht werden. Deswegen kann man sagen, dass es gefährlicher ist, ins Krankenhaus zu gehen als auf der Autobahn zu fahren.

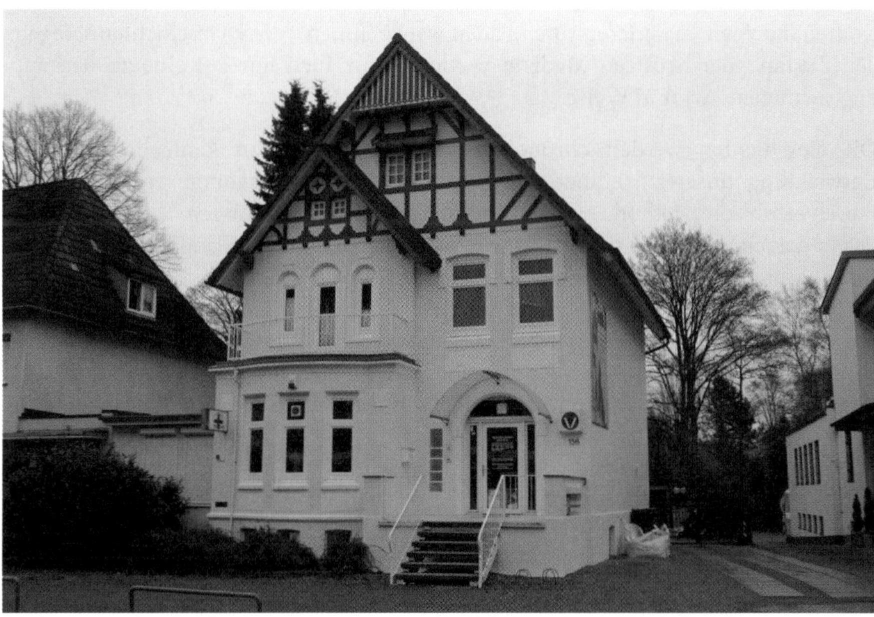

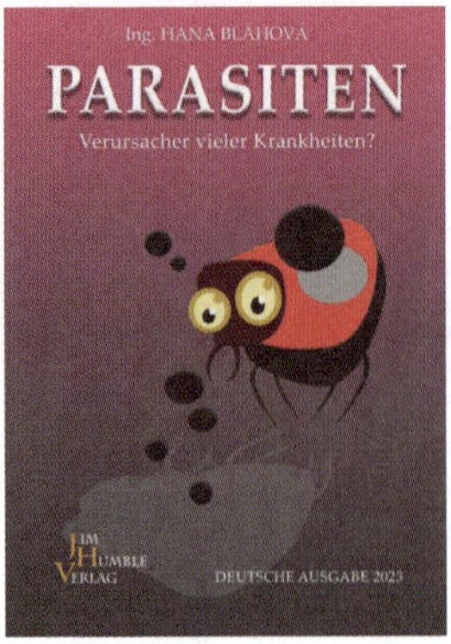

Parasiten

Verursacher vieler Krankheiten?

Ing. Hana Bláhová

Die dritte Fortsetzung der Geschichten von meinen Klienten umfasst Fälle von 2014 bis 2020. Obwohl meine Gegner es nicht wahrhaben wollen, dass diese Geschichten von realen Personen geschrieben wurden, sind diese doch authentisch. Solch eine Prinzessin Scheherezade bin ich nicht.

Ein aufmerksamer Leser wird im Hintergrund der Geschichten über heroische und anstrengende Wege einfacher Menschen zur Gesundheit, und zwar mit eigenen Kräften, noch einen anderen roten Faden wahrnehmen - diese Geschichten spiegeln den Zustand der heutigen Medizin wieder, wenn auch nur auf eine zauberhauft ungezwungene Art und Weise.

Die Geschichten werden chronologisch erzählt und man kann in ihnen die Entwicklung unserer Heilmethode Schritt für Schritt erkennen. In den letzten Jahren erfuhr die Methode einige Änderungen und Präzisierungen.
Es gilt jedoch weiterhin, dass Parasiten zu einer bedeutenden Krankheitsursache bei Erkrankungen mit unbekannter Ätiologie, bei Autoimmunkrankheiten, allgemein chronischen Krankheiten und bei den für die ärztliche Wissenschaft "geheimnisvollen" Krankheiten zählen. Dem spielt in die Karten, dass die offizielle Parasitologie beinahe Null an Parasitenbefunden liefert. Dies wird dann nur noch durch die miserable Arbeit unserer Laboratorien beim Testen von Viren und Bakterien gekrönt.

Dann kann man sich nicht wundern, dass die Kortikoideneinnahme zu einer der wichtigsten Standard- und Hauptmethoden der klassischen Medizin wurde. Sie wird irgendwie bei allen Sachen verschrieben. Die Sehnsucht der Ärzte nach Entdeckung der Krankheitsursachen scheint komplett verschwunden zu sein. Jedoch nicht aus meinem Herzen.

Brno, Mai 2020

ISBN: 978-90-8879-1-871 * Hardcover * 275 Seiten

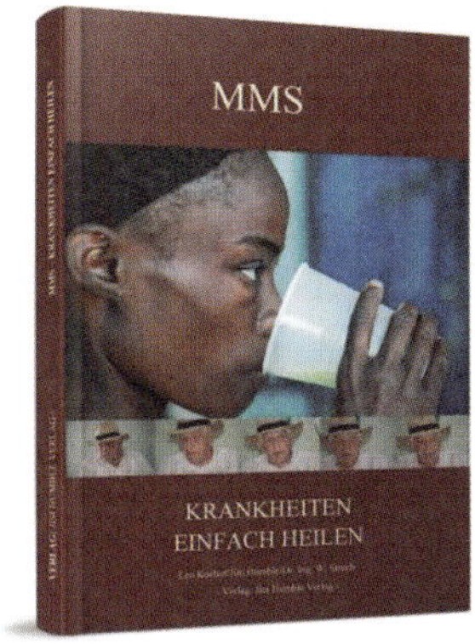

MMS

KRANKHEITEN EINFACH HEILEN

Leo Koehof

Unser MMS-Bestseller: mehr als 20.000 verkaufte Exemplare innerhalb eines Jahres. Nach der ersten Auflage von Jim Humbles Buch „MMS – Der Durchbruch“ im Jahre 2007 hat Jim Humble nicht still gesessen, sondern die Anleitungen von MMS weiterentwickelt. In diesem Buch, in dem Jim Humble als Co-Autor mit gearbeitet hat, finden Sie die neuesten Anleitungen und Anwendungsverfahren mit MMS, einfach und detailliert beschrieben und mit vielen Fotos illustriert.

Jim Humble sagt zu diesem Buch:

Leo Koehof, der Autor dieses Buches, hat viel Zeit mit mir in verschiedenen Ländern dieser Erde verbracht. Zunächst besuchte er mich für eine Woche in Malawi, Ostafrika, wo er Zeuge wurde, wie wir dort in einer Klinik viele Menschen mit MMS von Krankheiten wie HIV/AIDS und ihren vielen Begleiterkrankungen heilten.
Obwohl er in Mozambique schon viele Menschen mit MMS behandelt hatte, besuchte er mich in der Dominikanischen Republik, um an meinem ersten Seminar über MMS teilzunehmen.

Obwohl MMS einfach in der Anwendung ist, ist dennoch ein solides Wissen notwendig, Leo hat in diesem Buch die verschiedenen Anwendungsbereiche und Anleitungen von MMS in einer einfachen aber präzisen Sprache verfasst, die auch für Laien verständlich ist ....
Jim Humble

ISBN: 978-90-8879-0-027 * Hardcover * 178 Seiten

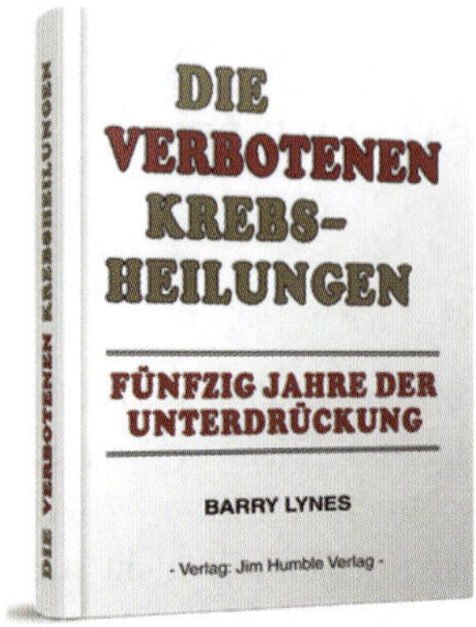

DIE VERBOTENEN KREBSHEILUNGEN

FÜNZIG JAHRE DER UNTERDRÜCKUNG

Barry Lynes

„Ein faszinierender Bericht über ein engagiertes wissenschaftliches Genie, das eine Ursache und eine Heilung für den Krebs gefunden hat – und die Ge-schichte der mächtigen Männer, die versuchten, den Menschen und seine Arbeit zu vernichten.“
Dr. med. Alan Cantwell

„Barry Lynes ist einer der wichtigsten Medizinjournalisten in unserem Land. Mit Unterstützung von John Crane, einem langjährigen Freund und Assistenten von Roy Rife, hat Barry ein Meisterwerk geschaffen ... Die Ursache für Krebs und die Möglichkeit der Heilung waren bereits in den dreißiger Jahren bekannt. Dieses Geschenk an die Menschheit wurde all diese Jahre von den Mächtigen innerhalb der Medizin und der Pharmaindustrie unterdrückt. Wir sollten Barry dabei helfen, Rifes großartige Arbeit wieder in Erinnerung zu rufen.“
Dr. med. Roy Kupsinel

„Ich halte dieses Buch für überragend – viel besser als alles, was wir Wissenschaftler schreiben könnten ... Ich habe erst vor Kurzem vom Mikroskop von Rife erfahren ... Ich bin wirklich froh, dass es nicht ganz verloren ging. Wir sollten alles tun, was in unserer Macht steht, um diese Sache zu unterstützen. Ich bin dem Autor dieses Buches wahnsinnig dankbar.“
Dr. phil. Florence B. Seibert

ISBN: 978-90-8879-0-829 * Hardcover * 182 Seiten

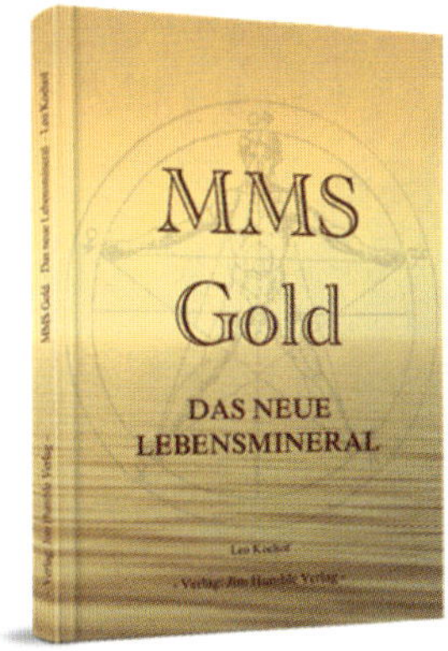

MMS-GOLD®

DAS NEUE
LEBENSMINERAL

Leo Koehof

Mineralstoffe spielen eine essenzielle Rolle in zahlreichen lebenswichtigen Prozessen im Organismus. MMS-Gold® präsentiert eine vielseitige Kombination von über 60 Mineralstoffen und Spurenelementen in flüssiger, ionischer Form. Diese spezielle Form ermöglicht es dem Körper, die Mineralstoffe direkt über die Haut aufzunehmen.

Unterstützung des Stoffwechsels und Prävention
Die in MMS-Gold® enthaltenen Mineralstoffe sind entscheidend für die Förderung eines reibungslosen Stoffwechsels. Sie dienen als Grundlage für optimale Körperfunktionen und können dazu beitragen, möglichen ernährungsbedingten Defiziten vorzubeugen, die in Verbindung mit bestimmten gesundheitlichen Leiden stehen könnten.

ISBN: 978-90-8879-0-348 * Hardcover * 154 Seiten

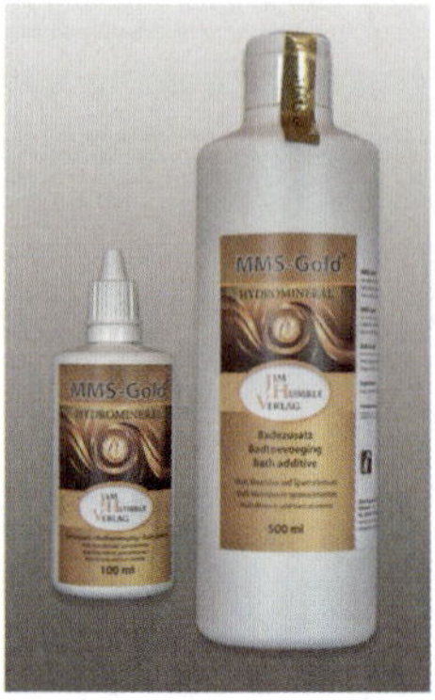

MMS-GOLD®
Hydromineral

Unterstützung des Stoffwechsels und Prävention:
Die in MMS-Gold® enthaltenen Mineralstoffe sind entscheidend für die Förderung eines reibungslosen Stoffwechsels. Sie dienen als Grundlage für optimale Körperfunktionen und können dazu beitragen, möglichen ernährungsbedingten Defiziten vorzubeugen, die in Verbindung mit bestimmten gesundheitlichen Leiden stehen könnten.

Die Vorteile von MMS-Gold®
- Unterstützung der Zellaktivität
- Ausscheidung unerwünschter Stoffe
- Wasseroptimierung
- Vollständige Spurenelement-Palette
- Positive Effekte auf den Körper
- Steigerung der Sauerstoffzufuhr und Nährstoffaufnahme
- Anregung der Zellaktivität
- Bei oxidativem Stress
- Tiefgreifender Wasserwechsel
- Verbesserung enzymatischer Funktionen
- Positiver Einfluss auf Hormone

Bitte beachten Sie, dass es sich bei MMS-Gold® um ein Produkt handelt, das zur Förderung des allgemeinen Wohlbefindens entwickelt wurde. Die beschriebenen Vorteile basieren auf der Bedeutung von Mineralien für den Körper, das Produkt selbst ist nicht als Heilmittel zu verstehen.

100 ml Bestellnr.: 1400077

500 ml Bestellnr.: 1400078

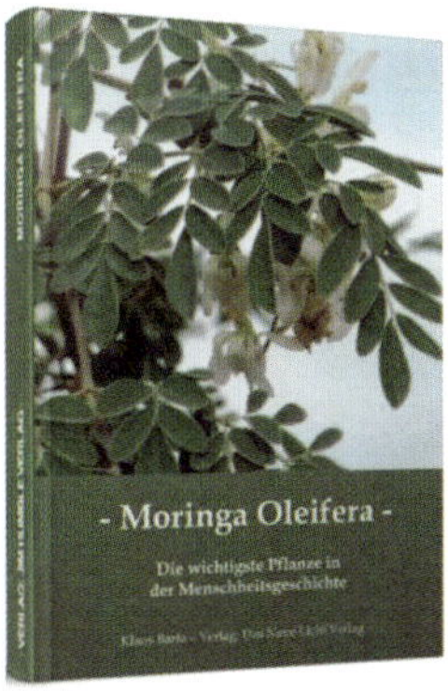

MORINGA OLEIFERA

Die wichtigste Pflanze in der Menschheitsgeschichte

Claus Barta

Der Autor Claus Barta hat nach jahrelangen und akribischen Recherchen über Moringa Oleifera ein großartiges Sammelwerk über diesen Außergewöhnlichen „Wunderbaum“ zu Stande gebracht.

Dieses Buch hat als Sach-, Fach-, und Lehrbuch bei Ärzten, Heilpraktikern und Nahrungswissenschaftlern große Begeisterung und Faszination ausgelöst.

Durch die einfache und sorgfältige Art der Erläuterungen und die vielen schönen Fotoaufnahmen des Moringabaumes ist dieses Buch auch geeignet für Laien und all diejenigen, die sich aus Interesse gerne mit dem Thema Nahrung und Gesundheit befassen möchten.

Gab es im Jahr 2008 im Internet noch keine deutschsprachigen Informationen über Moringa Oleifera, so können Sie heute schon vieles über diese Pflanze finden. Immer wieder hören wir die gleiche Frage: „Warum habe ich nicht eher von Moringa gehört?“ Vielleicht ist für Sie der Name „Moringa“ auch noch ein Fremdwort. Unser Rat: Lesen Sie das Buch „Moringa Oleifera - Die wichtigste Pflanze in der Menschheitsgeschichte“, und lassen auch Sie sich von der wundervollen Heilkraft der Natur inspirieren.

Dank einiger engagierter Personen, wobei auch der Name von Prof. Dr. Klaus Becker nicht fehlen darf, konnte Moringa Oleifera in weniger als zwei Jahren bei einer großen Zahl von gesundheitsbewussten Menschen in Deutschland bekannt werden.

ISBN: 978-90-8879-0-133 * Hardcover * 368 Seiten

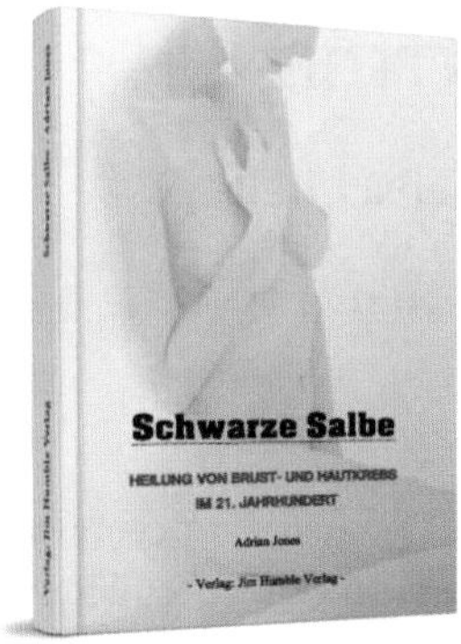

SCHWARZE SALBE

HEILUNG VON BRUST- UND HAUTKREBS IM 21. JAHRHUNDERT

Adrian Jones

Die Schwarze Salbe ist eine neu entdeckte, aber altbewährte „Salbe“, die leider in Vergessenheit geraten ist.

Bei dem Wort „Salbe“ denkt man sofort an eine medizinische Creme zur Behandlung von Hautkrankheiten. Bei der „Schwarzen Salbe“ handelt es sich jedoch um eine Diagnosemöglichkeit, ob Sie Krebs haben oder nicht.

Tragen Sie die „Schwarze Salbe“ einfach für 24 Stunden auf die vermutete Krebsstelle auf. Danach können Sie die Salbe mit warmem Wasser abwaschen.

Die meisten Menschen spüren die ersten Tage nichts. Der Nachweis, ob es sich um vermuteten Brust- oder Hautkrebs handelte, vollzieht sich oft in der Tiefe des Gewebes. Innerhalb von ca. 14 Tagen fällt das Krebsgeschwür aus der Haut heraus. Nun wissen Sie, dass es sich um einen bösartigen Tumor handelte.

Differenzierung:
Hat sich ein Krebsgeschwür gebildet, dann werden die Krebszellen von der gesunden Haut getrennt, und das kranke Gewebe löst sich und fällt aus der Haut heraus.

Lesen Sie alles dazu in diesem ungewöhnlichen Buch!

ISBN: 978-90-8879-0-218 * Hardcover * 194 Seiten

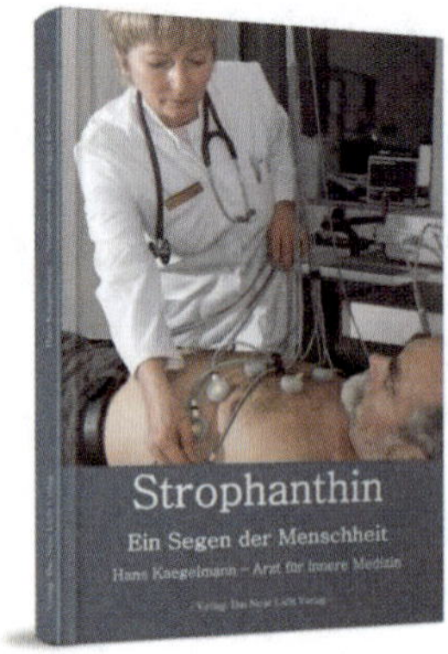

STROPHANTHIN

Ein Segen der Menschheit

Hans Kaegelmann, Arzt

Seiner Meinung nach sind mit der präventiven peroralen Medikation von Strophanthin fast alle so genannten Herzreinfarkte und Angina-Pectoris-Beschwerden vermeidbar.

Doch leider wurde, wie viele andere natürliche Heilmittel, auch dieses hochwirksame natürliche Medikament durch wirtschaftliche Interessen der Pharmaindustrie stillschweigend vom Markt verdrängt. Das Ergebnis ist, dass seitdem weltweit viele Menschen in einer Größenordnung unvorstellbaren Ausmaßes qualvoll und unnötig an Herzkrankheiten leiden und am Herzinfarkt sterben. Auch heute noch können viele Ärzte und Tausende Patienten die segensreiche Wirkung von Strophanthin bestätigen.

Die durch die Weltgesundheitsorganisation (WHO) statistisch belegte Pandemie der Herzinfarkte und übrigen Herzkrankheiten wird somit künstlich am Leben gehalten und könnte, laut Aussage des Arztes und Wissenschaftlers Hans Kaegelmann, bei der richtigen Anwendung von Strophanthin in kurzer Zeit beendet sein.

In diesem Buch informiert Hans Kaegelmann auf eine für jeden Betroffenen leicht verständliche Art und Weise, was er tun kann um sein unnötiges Leiden zu beenden.

ISBN: 978-90-8879-0-157 * Hardcover * 128 Seiten

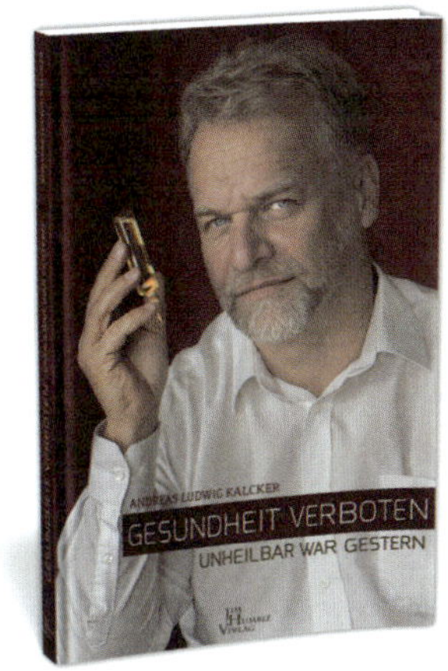

GESUNDHEIT VERBOTEN

Unheilbar war gestern

Andreas Ludwig Kalcker

Sie werden sich jetzt vielleicht fragen, wie Gesundheit verboten sein kann, da dies zunächst nicht logisch klingt.

Die Absicht dieses Buches ist es, all denjenigen die Augen zu öffnen, die programmiert und vom System ausgebildet wurden, von einem Bildungssystem, das auf dem Gehorsam aufbaut, wissenschaftliche Tatsachen zu »glauben« und diese niemals in Frage zu stellen. Man muss sich ganz klar vor Augen führen, dass alle großen Veränderungen des menschlichen Wissens zu Beginn vehement abgelehnt, verlacht, bekämpft und verurteilt wurden.

Dieses Buch besteht aus drei Teilen:

1. Einleitung und einfache, simple Erklärung, damit auch Laien ohne medizinische Vorkenntnisse das Konzept verstehen.
2. Ausführliche Krankheiten mit Fallbeispielen von A bis Z und dem Protokoll, das die Patienten benutzt haben.
3. Wissenschaftliche Dokumentation und mögliche pharmazeutische Funktionsweise von Chlordioxid und anderen Mitteln.

Dieses Buch versucht Lösungen für unser wertvollstes Gut zu bieten: unsere Gesundheit. Man muss bedenken, dass die Gesundheit zum größten Geschäft der Menschheit geworden ist, denn früher oder später wird jeder Mensch »Kunde« und tut alles nur Erdenkliche, um Genesung zu erreichen.

ISBN: 978-90-8879-1-567 * Softcover * 488 Seiten

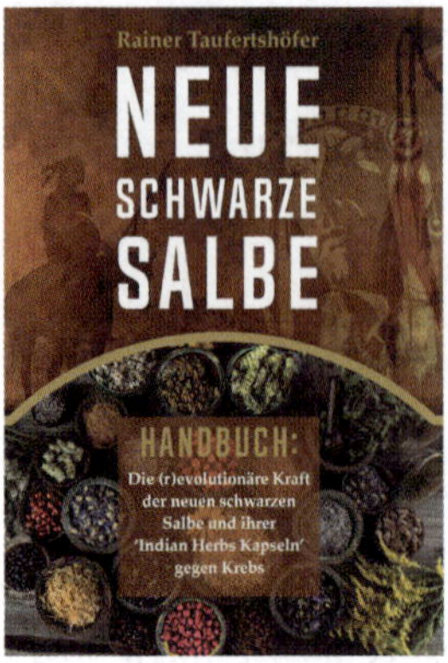

Neue Schwarze Salbe

HANDBUCH:
Die (r)evolutionäre Kraft der neuen schwarzen Salbe und ihrer 'Indian Herbs Kapseln' gegen Krebs

Rainer Taufertshöfer

Ein Paradigmenwechsel in der alternativen Krebstherapie!

Warum dieses Buch unverzichtbar ist:

• Tradition trifft Innovation:
Eine einzigartige Symbiose aus jahrzehnte-langer Expertise und bahnbrechender Forschung.
• Wissenschaftlich fundiert:
Gestützt auf 68 renommierte Studien diverser Fachbereiche.
• Speziell ausgerichtet:
Ideal für Menschen, die sich nicht ausschließlich auf konventionelle medizinische Ansätze verlassen möchten.

Was Sie im Buch erwartet:
• Vielfältige Einsatzmöglichkeiten:
Natürliche Therapieansätze für äußere und innere Anwendungen.
• Wirkstoff-Portfolio:
Tiefgehende Analysen zu Graviola, Chaparral, Kanadische Blutwurz und weiteren potenten Naturstoffen, ergänzt durch Erkenntnisse zu ihrer synergistischen Wirkung.
• Kapitelstruktur:
Von kritischen Vergleichen zwischen Schulmedizin und Naturheilkunde bis hin zu leicht verständlichen Studienzusammenfassungen. Ausgewählte, aussagekräftige Fotografien veranschaulichen die präsentierten Herstellungsverfahren und Anwendungsprotokolle.

• Bonusmaterial:
Eine wissenschaftliche Abhandlung über Irisdiagnose, ergänzt durch eindrucksvolle

Fotografien.